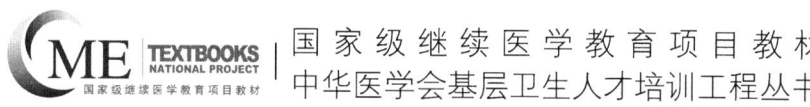

国家级继续医学教育项目教材
中华医学会基层卫生人才培训工程丛书

内科护理教程

总主编	吴欣娟	李　莉	赵艳伟	
主　编	赵艳伟	张宪英	王　舒	
副主编	余旻虹	陈　艳	李　梅	支　媛
	王秀金	冯国玲	关　楠	李秋娟

编　委　（以姓氏笔画为序）

王　舒	王金秀	王珍茹	支　媛
尤丽丽	冯国玲	乔　曼	关　楠
李　妍	李　欧	李　莉	李　梅
李秋娟	余旻虹	张红梅	张春燕
陈　艳	陈立焕	赵艳伟	相　敏
姚　佳	姚玉莹	贺子夏	郭　娟
顾　晴			

中华医学电子音像出版社
CHINESE MEDICAL MULTIMEDIA PRESS
北　京

图书在版编目（CIP）数据

内科护理教程/赵艳伟等主编． —北京：中华医学电子音像出版社，2019.8
ISBN 978-7-83005-268-3

Ⅰ.①内…　Ⅱ.①赵…　Ⅲ.①内科学－护理学－教材　Ⅳ.①R473.5

中国版本图书馆 CIP 数据核字（2019）第 135918 号

内科护理教程
NEIKE HULI JIAOCHENG

主　　编：	赵艳伟　张宪英　王　舒
策划编辑：	赵文羽　宫羽婷
责任编辑：	宫羽婷
校　　对：	龚利霞
责任印刷：	李振坤
出版发行：	中华医学电子音像出版社
通信地址：	北京市西城区东河沿街 69 号中华医学会 610 室
邮　　编：	100052
E - mail：	cma-cmc@cma.org.cn
购书热线：	010-51322675
经　　销：	新华书店
印　　刷：	廊坊市团结印刷有限公司
开　　本：	787mm×1092mm　1/16
印　　张：	16.85
字　　数：	330 千字
版　　次：	2019 年 12 月第 1 版　2019 年 12 月第 1 次印刷
定　　价：	65.00 元

版权所有　侵权必究

购买本社图书，凡有缺、倒、脱页者，本社负责调换

内容提要

本书由多位多年从事内科护理且具有丰富教学和管理经验的护士长共同编写，主要包括基层内科护理基础、患者生命体征的护理、内科常见病护理、内科急症护理、内科常用护理技术等内容。本书秉承现代科学护理观，突出内科常见病、多发病护理的专业特色，主要对基层内科疾病的临床表现和治疗，以及各种疾病的护理要点、护理评估、护理诊断、护理措施和健康教育做了经典总结，突出内科的核心护理要点，侧重实用性，力求详尽准确。该书语言简洁，内容丰富，既包括了国内外的新理论和新知识，又密切结合临床护理工作实践，适合基层实习护士及临床护士参阅，可作为护士继续教育培训的参考用书。

前　言

为解决基层医院临床护士实践经验不足的问题，针对临床实践中常遇到的问题及解决方法，本书主编组织多位具有丰富教学和管理经验的护士长在秉承现代科学护理观、围绕内科各系统疾病患者的护理需求、确定结构体例和教学内容的前提下精心编写各章内容。

本书突出"以人为本"和"整体护理"的理念，紧跟临床实际工作的发展，反映医学和护理学的新知识、新技术，汲取国外护理学发展的先进之处，同时立足于基层实际，使本书符合基层护理专业的教程特色，反映基层内科护理服务向预防、康复、健康指导、社区人群干预、家庭护理等领域的扩展。全书共7章，第1章为护理学基础，主要介绍了护理的基本内容和概念；第2章主要讲述内科常规护理；第3章讲述了生命体征护理；第4章重点讲述了内科常见疾病护理；第5章讲述内科急症症状护理；第6章讲述内科常用护理技术；第7章介绍了护理研究和护士法规。本书突出实用性，按照内科护理的临床路径，加入了基层内科各系统疾病患者的一般常规护理内容，这一创新可使基层护理人员的知识技能更切合临床工作实际需要；突出技能性，对每个系统疾病的介绍以临床表现和护理措施为重点，将内科护理技能要求有机地融入护理的实际操作过程中，扎实了护理技能的培养；突出在临床工作中贯彻以患者为中心的整体护理，在内科护理中夯实基础护理，适合基层护理人员及护理专业学生阅读。

本书编者们在临床繁忙的工作之余，利用休息时间多方查阅资料、总结经验，最终完成了本书的编写，引用的资料大部分列入书末的参考文献，但仍有部分因引用源不确切，无法逐一列入文献，在此，对原作者深表感谢。受医学专业迅速发展和编者水平所限，书中的不妥或错误之处敬请广大读者予以批评指正。

编　者
2019年3月

目 录

第1章　护理学基础 (1)
  第一节　概论 (1)
  第二节　基本概念 (3)

第2章　内科常规护理 (9)
  第一节　卧位护理 (9)
  第二节　头发护理 (11)
  第三节　口腔护理 (13)
  第四节　晨晚间护理 (14)
  第五节　压力性损伤的预防及护理 (15)
  第六节　患者跌倒的预防及护理 (18)

第3章　生命体征护理 (22)
  第一节　测量体温 (22)
  第二节　测量脉搏 (24)
  第三节　监测呼吸 (26)
  第四节　测量血压 (27)

第4章　内科常见疾病护理 (29)
  第一节　呼吸系统疾病患者的护理 (29)
  第二节　循环系统疾病患者的护理 (50)
  第三节　消化系统疾病患者的护理 (79)
  第四节　内分泌代谢性疾病患者的护理 (109)
  第五节　血液及造血系统疾病患者的护理 (122)
  第六节　泌尿系统疾病患者的护理 (137)
  第七节　神经系统疾病患者的护理 (152)
  第八节　风湿性疾病患者的护理 (163)
  第九节　物理与化学损伤患者的护理 (167)

第5章　内科急症症状护理 ……………………………………………… (177)

第一节　昏迷护理 ………………………………………………… (177)

第二节　心搏骤停与猝死 ………………………………………… (178)

第三节　心肺复苏 ………………………………………………… (184)

第四节　脑出血护理 ……………………………………………… (191)

第五节　急性呼吸窘迫综合征护理 ……………………………… (192)

第六节　大咯血护理 ……………………………………………… (194)

第七节　急性左心衰竭护理 ……………………………………… (195)

第八节　急性心肌梗死护理 ……………………………………… (196)

第九节　高血压急症护理 ………………………………………… (197)

第十节　急性上消化道出血护理 ………………………………… (199)

第十一节　低血糖危象护理 ……………………………………… (201)

第十二节　糖尿病酮症酸中毒护理 ……………………………… (202)

第十三节　急性肝衰竭护理 ……………………………………… (203)

第十四节　急性肾衰竭护理 ……………………………………… (205)

第十五节　呼吸衰竭护理 ………………………………………… (207)

第十六节　内科急症常规护理 …………………………………… (209)

第6章　内科常用护理技术 ……………………………………………… (217)

第一节　给药技术 ………………………………………………… (217)

第二节　注射技术 ………………………………………………… (219)

第三节　雾化吸入治疗技术 ……………………………………… (222)

第四节　药物过敏试验 …………………………………………… (223)

第五节　导尿术 …………………………………………………… (226)

第六节　灌肠法 …………………………………………………… (228)

第七节　静脉输注技术 …………………………………………… (229)

第7章　护理研究和护士法规 …………………………………………… (236)

第一节　护理研究概论 …………………………………………… (236)

第二节　护理论文的撰写 ………………………………………… (241)

第三节　护士条例 ………………………………………………… (245)

第四节　医疗事故处理条例 ……………………………………… (250)

参考文献 …………………………………………………………………… (261)

第1章

护理学基础

第一节 概 论

一、护理学的历史

1. 现代护理学　护理学是医学领域中的一门综合性应用科学,它的产生和发展与社会发展和医学科学进步密切相关。它主要经历了自我护理(远古时代)、家庭护理(古代)、宗教护理(中世纪)、医院护理(中世纪末)、近代护理(19世纪中叶)、现代护理(20世纪)漫长的历史演变过程。现代护理学的诞生从19世纪中叶开始,南丁格尔首先开辟了科学的护理事业,被尊为现代护理的创始人。

2. 现代护理学的发展　20世纪护理学进入了迅速发展时期。现代护理学主要经历了3个发展阶段。

(1)以疾病为中心(19世纪60年代至20世纪40年代):护理工作主要是协助医师诊断和治疗疾病,执行医嘱和护理常规,但忽略了人的整体性。

(2)以患者为中心(20世纪40年代至20世纪70年代):确立了人是一个整体的概念。1948年,世界卫生组织(world Health Organization,WHO)提出新的健康观。"护理程序"的提出使护理有了科学的工作方法。1977年,美国医学家恩格尔(Engel G.L.)提出"生物-心理-社会医学模式",强化了人是一个整体的思想。但护理的研究内容仍局限于患者,工作场所限于医院内。

(3)以人的健康为中心:1977年,WHO提出"2000年人人享有卫生保健"的目标,对护理学的发展起到了非常重要的作用。护理的任务扩展到了对所有人、生命周期所有阶段的护理。护理工作场所不再局限于医院。

3. 南丁格尔的贡献　南丁格尔首创了科学的护理专业,护理学理论逐步形成和发展。1854—1856年在克里米亚战争中,护理使伤员的死亡率由50.0%下降到2.2%。1860年,南丁格尔在英国创办了世界上第一所正式的护士学校——南丁格尔护士训练学校,为护理教育奠定了基础。护理学最著名的著作是《护理札记》和《医院札记》。1912年,国际护士会确定将南丁格尔的诞辰日5月12日作为国际护士节,确定设立南丁格尔奖章,并于1912年在伦敦首次颁发南丁格尔奖。

二、中国护理学发展

1. 近代护理学　中国近代护理事业的发展是在鸦片战争前后,1835年在广州开设了第一所西医院。1888年,美国护士Johnson E.(约翰逊)在福州一所医院里开办了我国第一所护士学校。中华护理学会成立于1909年。

2. 现代护理的发展

(1)1950年,第一届全国卫生工作会议将中等专业教育作为培养护士的唯一途径。1983年,天津医学院首先开设护理本科专业。1992年,北京医科大学开设了护理学硕士研究生教育,并逐渐在全国建立了数个硕士学位授权点。

(2)自1950年以来,临床护理工作一直以疾病为中心,护理技术操作常规多围绕完成医疗任务而制定,医护分工明确,护士为医师的助手,护理工作处于被动状态。随着我国的改革开放,逐渐引入整体护理。护理工作的内容和范围不断扩大。

(3)1982年,原国家卫生部医政司设立了护理处,负责统筹全国护理工作,制定有关政策法规。1993年3月,原国家卫生部颁发了我国第一个关于护士执业和注册的部长令和《中华人民共和国护士管理办法》,1995年6月首次举行全国范围的护士执业考试,考试合格获执业证书方可申请注册,护理管理工作开始走向法制化轨道。

(4)1990以后,随着高等护理教育培养的学生进入临床、教育和管理岗位,护理研究有了较快的发展。

三、护理学范畴

1. 护理学的任务　保护人民健康、防治重大疾病、控制人口增长、提高人口健康素质、解决卫生保健问题。护士需要帮助人群解决以下4个与健康相关的问题,即促进健康、预防疾病、恢复健康、减轻痛苦。

2. 护理学的范畴

(1)理论范畴:①从研究单纯的生物人向研究整体的人、社会的人转化。②研究护理学在社会中的作用、地位和价值,研究社会对护理学发展的促进和制约因素。③护理界将这些理论用于临床护理实践,提高护理质量、改善护理服务。④护理交叉学科和分支学科相互渗透。

(2)临床实践范畴

1)临床护理:临床护理服务的对象是患者,包括基础护理和专科护理。

2)社区护理:社区的护理实践属于全科性质,是针对整个社区人群实施连续及动态的健康服务。

3)护理管理:运用管理学的理论和方法,对护理工作的诸要素——人、物、财、时间、信息进行科学的计划、组织、指挥、协调和控制,以确保护理服务正确、及时、安全、有效。

4)护理研究:是推动护理学科发展,促进护理理论、知识、技能更新的有效措施。护理学的发展必须依靠护理的研究(简称科研)。

5)护理教育:护理教育分为基本护理教育、毕业后护理教育和继续护理教育三大类。

3. 护理工作方式

(1)个案护理:由专人负责实施个体化护理。

(2)功能制护理:以工作为导向,按工作内容分配护理工作。

(3)小组制护理:以小组形式(3~5名护士)对一组患者(10~20位)进行整体护理。

(4)责任制护理:由责任护士和辅助护士按护理程序对患者进行全面、系统和连续的整体护理。

(5)综合护理:其融合了责任制护理及小组护理的优点,是一种通过最有效地利用人力资源、最恰当地选择并综合应用上述几种工作方式的工作方式。

四、护士素质

1. 含义 真正含义不是要用某些条条框框把一名护士的发展方向、行为准则、提供护理的方法加以限制,而是要养成他们既能顺利适应护理工作,又能充分体现个人价值和创造力的一种能力。

2. 基本内容 思想道德素质、科学文化素质、专业素质、体态素质和心理素质。

第二节 基本概念

一、人

1. 人是一个统一的整体

(1)整体的概念:整体,是指按一定方式、目的有秩序排列的各个个体(要素)的有机集合体。人是生理、心理、社会、精神、文化的统一整体,他们之间相互作用,互为影响,其中任何一方的功能变化均可在一定程度上引起其他方面功能的变化;而人体各方面功能的正常运转,又能有力地促进人体整体功能的最大发挥,从而使人获得最佳的健康状态。

(2)人是一个开放系统:根据一般系统论原则,人作为自然系统中的一个次系统,是一个开放系统,人既能影响环境同时又受到环境的影响,人与其周围环境之间进行着物质、能量和信息的交换。其基本目标是保持机体内环境的稳定和平衡,以便适应外环境的变化。

(3)护理中人的范围:护理的服务对象既包括个人、家庭、社区和社会4个层面,也包括从人类婴幼儿到老年人整个阶段。护理的最终目标不仅是维持和促进个体高水平的健康,而且更重要的应是面向家庭、面向社区,最终达到提高整个人类社会的健康水平。

2. **人的基本需要**

(1)概念:需要又称需求,护理理论家Orlando(奥兰多)认为,需求是"人的一种要求,它一旦得以满足,可即刻消除或减轻其不安与痛苦,维持良好的自我感觉"。

人的基本需要指个体为了维持身心平衡并求得生存、成长与发展,在生理和心理上最低限度的需要。它包括生理的、社会的、情绪的、知识的及精神的需要。

(2)内容:①生理方面的需要;②社会方面的需要;③情感方面的需要;④认知方面的需要;⑤精神方面的需要。

(3)特性:①人类的基本需要大致相同,无论是古代人还是现代人,西方人还是东方人,其基本需要都是大致相同的。②每种需要的重要性可因人而异,受个人的期望、社会文化、基本的健康状况及个人身心发展程度等影响。③各种需要相互联系、相互作用。一般来说,生理性需要的满足可促进知识性需要或社会性需要的满足,而精神性需要的满足又可促进生理功能的良好状态。

(4)影响基本需要满足的因素:①生理因素;②情绪因素;③知识与智力因素;④社会因素;⑤环境因素;⑥个人因素;⑦文化因素。

3. **人的成长与发展**

(1)概念

1)成长:是指个体在生理方面的量性增长。常用的人体可测量性生长指标有身高、体重及年龄等。

2)发展:是生命过程中一种有顺序的、可预测的功能和技巧的演变过程。发展是一个人在质方面的改变,很难用量化的方法来衡量,它包括情感、认知、心智、道德、能力等多方面的变化,是一个人学习的结果和成熟的标志。

3)成熟:狭义的成熟指人体生理上的改变过程,一般受个体遗传因素的影响。广义的成熟指一个人在能力上的增进或老化过程,是成长和发展的综合结果,它包括生理、心理、社会文化等多方面的改变。成熟是一种相对的概念,是相对某一生命阶段中是否完成相应的成长与发展任务的衡量指标。

(2)内容:①生理方面;②认知方面;③社会方面;④情感方面;⑤精神方面;⑥道德方面。

(3)基本原则:①成长与发展是按持续的、有顺序的、有规律的和可预测的方式进行的。例如,生理发展中的头尾顺序与近远顺序;心理的发展也按一定的顺序进行,如弗洛伊德与艾瑞克森的理论。②每个人都要经过相同的各个发展阶段。③每个人的发展都有其独特的个性,是按自己独特的方式和速度通过各发展阶段的。这是由个人特有的遗传基因及与环境的互动所决定的。④每个发展阶段各具有一定的特征,并都有一定的发展任务。⑤每个人基本的态度、气质、生活方式和行为等都会受到婴幼儿期发展的影响。⑥发展是通过逐步的成熟和不断的学习而获得的。因此,遗传和环境是个人发展的重要因素,儿童必须达到一定的成熟度才会学习。

(4)影响成长与发展的因素

1)遗传因素:遗传是影响人类成长与发展的重要因素之一。

2)环境因素:环境是另一个影响人类发展的重要因素。它包括家庭和学校。家庭是人自出生后与其接触最多、关系最密切的一个环境。学校是提供正规教育及社会化的场所。人一生的前段时期大都是在学校度过的,而这段时间又是个体迅速成长的时期。

此外,宗教、文化、社会、学习及生活经验等因素也影响个体的成长与发展。

4. 人的自我概念

(1)概念:自我概念是指一个人对自己的看法,即个人对自己的认同感。自我概念不是与生俱来的,它是随着个体与环境的不断互动,综合环境中其他人对自己的看法与自身的自我觉察和自我认识而形成的。一般而言,自我概念是基于对自身的工作能力、解决问题的能力、认知功能、自身形象和外在吸引力、是否受人喜欢与尊重、经济状况等方面的感知和评价而产生的。

(2)组成:北美护理诊断协会(North American Nursing Diagnosis Association,NANDA)认为,自我概念由四部分组成,即身体心像、角色表现、自我特征和自尊。

1)身体心像:指个体对自己身体的感觉和看法。

2)角色表现:角色是对于一个人在特定的社会体系中所处的位置的行为要求和行

为期待。

3)自我特征:是个人对自身的个体性与独特性的认识。

4)自尊:指个人对自我的评价。

二、健康

1. 健康的概念　1948年,WHO将健康定义为"健康不仅是没有疾病和身体缺陷,还要有完整的生理、心理状态和良好的社会适应能力"。健康是动态的、连续变化的过程。健康和疾病是生命连续体中的一对矛盾,没有明显的界限,是相对而言的,在一定条件下可以相互转换。没有绝对的健康,也没有绝对的疾病,健康是因人而异的。护理的功能是促进个体和群体向极佳健康状态发展,并贯穿于生命的整个过程。

2. 健康的模式

(1)健康-疾病连续体模式:人们不断地适应着内、外环境的变化,同时每个人的健康都是一个持续变化的状态,每个人的健康状况都处于这一线性体两端之间的某一位点上,并处于动态变化中。

(2)健康信念模式:该模式的发展为探讨健康信念对人们行为的影响提供了理论框架。强调信念是人们采取有利于健康的行为基础。健康信念模式由个人感知、修正因素、行为可能性三部分组成。

(3)健康促进模式:该模式解释了除预防特定疾病的健康行为以外的其他健康行为,是对健康信念模式的补充。由三部分组成,即认知-知觉因素、修正因素和健康促进行为产生的可能性因素。

(4)整体健康模式:该模式主要是为了营造一个促进最佳健康的情境。该模式认为护理对象是自身的健康专家,在这种模式中,护理人员应鼓励护理对象参与护理,只有这样才能自己控制自己的健康与疾病。

(5)其他新的健康模式:健康-疾病模式、个体-社区模式、健康恢复/失调模式。

3. 影响健康的因素

(1)环境因素:环境是人类赖以生存和发展的社会和物质条件的总和。它对人类健康影响极大,除一些遗传性疾病外,所有疾病或多或少与环境相关。

1)自然环境因素。

2)社会因素:①政治制度;②社会经济因素;③文化教育因素。

(2)机体的生物学因素

1)遗传因素:遗传是影响人类健康的一大因素。

2)心理因素。

(3)生活方式:美国科学家提出良好的生活习惯如下。①不吸烟;②不酗酒;③节制饮食(控制热量、脂肪、盐与糖的摄入);④适当锻炼;⑤定期体检;⑥遵守交通规则,使用安全带。我国科学家提出的良好生活习惯如下。①心胸豁达、乐观;②劳逸结合、坚持锻炼;③生活规律,善用闲暇;④营养得当;⑤不吸烟、不酗酒;⑥家庭和谐、适应环境;⑦与人为善、自尊自重;⑧爱清洁、注意安全。

(4)获得保健设施的可能性:卫生保健设施因素包括医疗保健网络是否健全、医疗保障体系是否完善及群体是否容易获得及时有效的卫生保健和医护等方面的照顾。

三、环境

人的环境包括内环境和外环境。环境具有复杂性和可变性,现代护理学认为人与环境之间是相互影响的,护理不仅要帮助人们适应环境,同时还要创造适合人们生活和休养的环境,以促进、恢复和保持人们的健康。

1. 环境的概念 是人类进行生产和生活的活动场所,是人类生存和发展的基础。机体与环境之间不断进行着能量和物质的交换。

护理前辈对环境的定义:①南丁格尔认为,"环境是影响生命和有机体发展的所有的外界因素的总和,这些因素能够缓解或加快疾病和死亡的过程"。②美国护理学家韩德森认为,"环境是影响机体生命与发展的所有外在因素的总和"。③护理理论家罗伊认为,"环境是围绕和影响个人或集体行为与发展的所有外在因素的总和。"

2. 环境的分类 分为内环境和外环境。

(1)内环境:包括生理环境和心理环境。

(2)外环境:包括自然环境和社会环境。

1)自然环境:指人类周围的环境,包括生态环境和生活环境。生活环境是与人类密切相关的环境,如空气、水、食品、交通、住房等;生态环境是指与人类生活较远的环境,如气候条件、生物条件等。

2)社会环境:包括的内容很多,如社会交往、人的生活习惯、社会背景、文化等。人们生活在社会中就会有人与人之间的交往,这种交往使人们在这个过程中产生温暖感、满足感、取得自信心等。

3. 环境与健康

(1)自然环境因素对健康的影响:①自然气候的影响;②地形地质的影响;③环境污染(大气污染、水污染、土壤污染、吸烟的污染、辐射、室内空气污染)的影响。

(2)社会环境因素对健康的影响:对健康有影响的社会环境因素有社会经济、社会阶层、社会关系、文化因素、生活方式和卫生服务。

四、护理

1. 护理的概念　1980年,美国护理协会(American Nurses Association,ANA)将护理(nursing)定义为:"护理是诊断和处理人类对现存的和潜在的健康问题的反应。"在这门科学中,护士运用护理程序和科学方法来实现"促进健康、预防疾病、恢复健康、减轻痛苦"这4项基本职责;帮助生活在各种不同环境中的人与环境之间保持平衡,满足人的基本需要。护理学的4个基本概念指的是人、环境、健康、护理。

2. 护理的内涵　尽管护理在近100年来发展迅猛,变化颇大,然而它所具有的一些基本内涵,即护理的核心却始终未变,它们包括以下内容。

(1) 照顾:照顾是护理永恒的主题。纵观护理发展史,无论在什么年代,无论是以什么样的方式提供护理,照顾(患者或服务对象)永远是护理的核心。

(2) 人道:护士是人道主义忠实的执行者。在护理工作中提倡人道,首先要求护理人员视每一位服务对象为具有人性特征的个体,为具有各种需求的人,从而尊重个体,注重人性。提倡人道,也要求护理人员对待服务对象一视同仁,不分高低贵贱,无论贫富与种族,积极救死扶伤,为人们的健康服务。

(3) 帮助性关系:是护士用来与服务对象互动以促进健康的手段。我们知道,护士与患者的关系首先是一种帮助与被帮助、服务者与顾客(或消费者)之间的关系,这就要求护理人员以自己特有的专业知识、技能和技巧提供帮助与服务,满足其特定的需求,与服务对象建立起良好的帮助性关系。但护士在帮助患者的同时也从不同的患者那里深化了自己所学的知识,积累了工作经验,自身也受益匪浅,故这种帮助性关系其实也是双向的。

3. 整体护理　是护理学的基本框架之一,整体护理的概念为"以人为中心,以护理程序为基础,以现代护理观为指导,实施身心整体护理"。整体护理包括以下几个部分:①护理工作不再是单纯地针对患者的生活和疾病的护理,而是延伸到照顾和满足所有群体的生活、心理、社会方面的需要。②护理服务的对象从患者扩展至健康人群。③护理服务贯穿于人生命的整个过程。④护理不仅仅服务于个体,同时面向家庭、社区,更加重视自然环境和社会环境对人类健康的影响。

人、环境、健康、护理是护理理论与实践的4个基本概念,是组成护理的组织纲要,是护理的宗旨性基本概念,其中人是4个概念的核心,也是护理实践的核心。护理对象存在于环境中并与环境相互影响;健康为机体处于内、外环境平衡,多层次需要得到满足的状态。护理的任务是作用于护理对象和环境,为护理对象创造良好的环境,帮助其适应环境,从而达到最佳的健康状态。

第2章

内科常规护理

第一节 卧位护理

一、卧位的分类

1. 主动卧位 患者身体活动自如,体位可随意改变。
2. 被动卧位 患者自身无改变卧位的能力,躺在被安置的卧位。
3. 被迫卧位 患者意识清晰,也有变换卧位的能力,因疾病或治疗的原因被迫采取的卧位,称被迫卧位。例如,支气管哮喘发作时,由于呼吸极度困难而采取端坐位。

二、常用的卧位方式

1. 仰卧位

(1)去枕仰卧位:①用于昏迷或全身麻醉未清醒的患者,可防止呕吐物被吸入气管而引起窒息或肺部并发症。②用于椎管内麻醉或腰椎穿刺后的患者,以预防颅内压降低而引起的头痛(穿刺后,脑脊液可自穿刺处漏出至脊膜腔外,造成颅内压过低,牵张颅内静脉窦和脑膜等组织而引起)。

(2)屈膝仰卧位:用于腹部检查或导尿术等。

(3)中凹卧位

1)适应证:休克患者。抬高头胸部,有利于呼吸;抬高下肢,有利于静脉回流,增加心排血量。

2)方法:抬高患者头胸部约20°,抬高下肢约30°。

2. 侧卧位

(1)适应证:①灌肠、肛门检查、臀部肌内注射。②配合胃镜检查。③侧卧位与平卧位交替,使患者舒适,并变换受压部位,预防压力性损伤发生。

(2)方法:患者侧卧,两臂屈肘,一手放于胸前,一手放于枕旁,下腿稍伸直,上腿弯曲,必要时两膝部之后、后背和胸腹前放置软枕。

3. 半坐卧位

(1)适应证:①心肺疾病所致呼吸困难的患者。②腹腔、盆腔手术后或有炎症的患者,采取半坐卧位,可使腹腔渗出物流入盆腔,使感染局限化。③腹部手术后患者,采取半坐卧位,可减轻腹部切口缝合处的张力,避免疼痛,有利于切口愈合。④某些面部及颈部手术后的患者,采取半坐卧位可减少局部出血。

(2)方法:先摇起床头支架成30°~50°,再摇起膝下支架。放平时,先摇平膝下支架,再摇平床头支架。

4. 端坐位

(1)适应证:适用于急性肺水肿、心包积液及支气管哮喘发作时,由于极度呼吸困难,患者被迫端坐。

(2)方法:患者坐在床上,身体稍前倾,床上放一小桌,桌上放软枕,患者可伏桌休息。

5. 俯卧位

(1)适应证:①腰、背部手术或检查,胰胆管造影检查等。②腰、背、臀部有伤口,不能平卧或侧卧的患者。③缓解胃肠胀气所致的腹痛。④特殊疾病的治疗,如急性呼吸窘迫综合征等。

(2)方法:患者俯卧,两臂屈曲放于头部两侧,两腿伸直,在胸下和髋部及踝部各放一软枕,头转向一侧,使患者舒适,又不影响呼吸。

6. 头低足高位

(1)适应证:①肺部分泌物引流,使痰易于咳出。②十二指肠引流,有利于胆汁引流。③妊娠时胎膜早破,防止脐带脱垂。④跟骨牵引或胫骨牵引时,防止下滑。

(2)方法:患者仰卧,枕头横立于床头,床尾用支托物垫高15~30cm。

7. 头高足低位

(1)适应证:①颈椎骨折进行颅骨牵引时做反牵引力。②预防脑水肿,减轻颅内压。

(2)方法:患者仰卧,床头用支托物垫高15~30cm,枕头横立于床尾。

8. 膝胸位

(1)适应证:①用于肛门、直肠、乙状结肠的检查及治疗。②用于矫正子宫后倾及胎位不正。

(2)方法:患者跪卧,两小腿平放于床上,稍分开,大腿部和床面垂直,胸贴床面,腹部悬空,臀部抬起,头转向一侧,两臂屈肘,放于头的两侧。

9. 截石位

(1)适应证:会阴、肛门部位的检查、治疗及手术,如膀胱镜、妇科检查和产妇分娩等。

(2)方法:患者仰卧于检查台上,两腿分开放在支腿架上,臀部齐于床边,两手放于胸部或身体两侧。

三、更换卧位的方法

1. 帮助患者翻身侧卧法

(1)一人帮助患者翻身法:患者仰卧,两手放于腹部,两腿屈曲,先将患者两下肢移向护士一侧床缘,再将肩部外移,然后手扶其肩部或膝部,轻推患者转向对侧,使其背向护士。

(2)两人帮助患者翻身法:两人站立在床的同侧,一人托住患者颈肩部和腰部,另一人托住患者臀部和腘窝部,两人同时稍抬起患者移向自己,然后分别扶托患者肩、腰、臀部和膝部轻推患者转向对侧。

2. 帮助患者移向床头法

(1)一人帮助患者移向床头法:将枕头横立于床头,患者仰卧屈膝,双手握住床头栏杆,双足蹬床面。护士用手稳住患者双足,同时在臀部助力,使其移向床头。

(2)两人帮助患者移向床头法:两人分别站于床的两侧,交叉托住患者颈肩部和臀部,两人同时稍抬起患者移向床头。

3. 帮助患者更换卧位的注意事项

(1)帮助患者翻身时,不可拖拉,以免擦伤皮肤。

(2)根据病情及皮肤受压情况,确定翻身间隔时间。

(3)如患者身上置有多种导管,翻身前应先将导管安置妥当,翻身后应检查各种导管是否脱落、移位或扭曲,以保持通畅。

(4)为手术后患者翻身前,要检查敷料是否潮湿或脱落,应先换药后再行翻身;颅脑手术后的患者,头部转动过剧可引起脑疝,故一般只能卧于健侧或平卧;颈椎和颅骨牵引的患者,翻身时不可放松牵引;石膏固定和有较大伤口的患者,翻身后应将患侧放于适当位置。

(5)翻身时,应注意节力,让患者尽量靠近护士。

第二节　头发护理

一、头发护理方式

1. 床上梳发

(1)用物:治疗巾、梳子(患者自备)、30%乙醇、纸袋(存放脱落头发)。

(2)操作步骤:携用物至床边,向患者解释。协助患者把头转向一侧。将头发从中间梳向两边,左手握住一股头发,由发根逐渐梳到发梢。长发或遇有打结时,可将头发绕在示指上慢慢梳理,避免强行梳拉,造成患者疼痛。若头发已纠结成团,可先用30%乙醇湿润后,再小心梳顺,同法梳理另一边。长发酌情编辫或扎成束,发型尽可能符合患者的喜好。

2. 床上洗头　床上洗头的方法很多,如橡胶马蹄形垫法、叩杯法、洗头车法等。为卧床患者床上洗发应掌握一定的要点:注意调节室温并保暖,调节病室温度在24℃左右,水温以40~45℃为宜。洗发时嘱患者闭眼,并用纱布遮盖双眼、棉球塞于两耳,避免水注入眼、耳内。操作中要随时观察患者的病情变化,如面色、脉搏、呼吸等,若有异常应停止操作。衰弱患者不宜洗发。洗净头发后及时擦干,防止患者受凉。操作中随时与患者交流,了解其感受及需要,并给予适当处理。

3. 灭头虱、虮法

(1)药液制剂:百部酊(百部30g加50%乙醇100ml,再加100%乙酸1ml,装瓶中盖严,48h后即制得此药)。

(2)操作步骤

1)护士穿隔离衣、戴手套,必要时,先动员患者剪短头发,剪下的头发用纸包裹焚烧。

2)按洗头法做好准备,将头发分为若干小股,用纱布蘸百部酊,按顺序擦遍头发。同时用手揉搓,使之湿透全部头发,反复揉搓10min,然后给患者戴好帽子包住头发。

3)24h后,取下帽子,用篦子篦去死虱和虮,并洗发。如发现仍有活虱,须重复用百部酊杀灭。

4)灭虱完毕,为患者更换衣裤、被服,将污衣裤和被服放入布口袋内。

5)凡是患者用过的布类和接触过的隔离衣均应装入袋内,扎好袋口送压力蒸汽灭菌,篦子上除下的棉花用纸包好焚烧。梳子和篦子消毒后用刷子刷净。

(3)注意事项

1)操作中避免虱、虮传播。

2)使用百部酊时,防止药液沾污面部及眼部。上药后注意观察患者局部及全身的反应情况。

二、皮肤护理

1. 淋浴和盆浴　适用于一般全身情况良好的患者。

(1)调节水温,以40～45℃为宜。室温24℃左右。向患者交代有关事项,如信号灯的使用等。浴室不应闩门,以便一旦发生意外时可及时入内。可在门外挂牌示意。注意患者入浴的时间,若时间过久应予以询问,防止发生意外;若遇患者发生晕厥,应迅速到位救治、护理。

(2)注意事项:①饭后须过1h才能进行沐浴,以免影响消化。②防止患者受凉、晕厥、烫伤、滑跌等意外情况发生。③妊娠7个月以上的孕妇禁用盆浴;衰弱、创伤和心脏病需要卧床休息的患者,不宜盆浴或淋浴。④传染病患者的沐浴,根据病种、病情按隔离原则进行。

2. 床上擦浴　适用于使用石膏、牵引、必须卧床、衰竭及无法自行沐浴的患者。

(1)方法:备齐用物,推车至床边,核对后向患者解释。将用物放在便于操作处,关好门窗,调节室温,遮挡患者。根据病情放平床头及床尾支架,松开床尾盖被。将脸盆放于床边桌上,倒入热水2/3满,测试水温。将毛巾叠成手套状为患者洗脸及颈部,顺序为眼(内眦向外眦)、额部、颊部、鼻翼、人中、耳后、下颌、颈部。用绞干的毛巾再依次擦洗一遍。注意擦净耳郭、耳后及颈部皮肤皱褶处。为患者脱下衣服,先用涂浴皂的小毛巾擦洗,再用湿毛巾擦去皂液2遍,最后用浴巾边按摩边擦干。先擦洗双上肢、胸腹部,协助患者侧卧,背向护士依次擦洗后颈部、背臀部。为患者换上清洁衣服,协助患者脱裤,再擦洗下肢、会阴。为患者换上清洁裤子。擦洗中,根据情况更换温水,注意擦净腋窝及腹股沟等皮肤皱褶处。擦洗毕,扑上爽身粉。整理床单位,必要时梳发、剪指甲及更换床单。清理用物。

(2)注意事项:①护士在操作时,遵循节力原则。②擦洗过程中,要保护患者的自尊。③动作应敏捷、轻柔,减少翻动次数和暴露,防止患者受凉。如患者出现寒战、面色苍白等病情变化时,应立即停止擦浴。④操作中了解患者的感受及需要,并给予适当处理。

第三节　口腔护理

一、目的

1. 保持口腔的清洁、湿润,使患者舒适,预防口腔感染等并发症。

2. 防止口臭、牙垢,促进食欲,保持口腔正常功能。

3. 观察口腔黏膜和舌苔的变化、特殊的口腔气味,提供病情的动态信息。例如,肝功能不全的患者,出现肝臭,常是肝性脑病的先兆等。

二、用物

1. 治疗盘　治疗碗（酌情准备浸有漱口溶液的棉球16个左右、弯血管钳、镊子）、压舌板、弯盘、吸水管、杯子、治疗巾、手电筒，需要时备张口器。

2. 外用药　如液状石蜡、冰硼散、锡类散、西瓜霜、金霉素甘油、制霉菌素甘油等，酌情准备。

三、操作方法

将用物携至患者床边，称呼患者并解释。协助患者侧卧，面向护士，治疗巾围于颌下，置弯盘于口角旁。湿润口唇、口角，观察口腔。协助患者用温开水漱口后，嘱患者咬合上、下牙，用压舌板轻轻撑开一侧颊部，以弯血管钳夹紧含有漱口液的棉球由内向切牙纵向擦洗。同法擦洗对侧。嘱患者张口，依次擦洗一侧牙上内侧面、上咬𬌗面、下内侧面、下咬𬌗面，再弧形擦洗同侧颊部；同法擦洗另一侧。擦洗硬腭部、舌面及舌下。擦洗完毕，帮助患者漱口，用治疗巾拭去患者口角处的水渍。口腔黏膜如有溃疡，酌情涂药于溃疡处。口唇干裂可涂液状石蜡。撤去治疗巾，整理用物。整理床单位，帮助患者于舒适卧位。

四、注意事项

1. 对于禁食、高热、昏迷、术后、口腔有疾病及其他生活不能自理的患者，应酌情选用漱口溶液，每日进行口腔护理2~3次。

2. 有活动义齿者，应取下。并放置容器内，用冷开水冲洗刷净，待患者漱口后戴上或浸于清水中备用（昏迷患者的义齿应浸于清水中保存）。浸义齿的清水应每日更换。义齿不可浸在乙醇或热水中，以免变色、变形和老化。

3. 擦洗时动作要轻，特别是对凝血功能不良的患者，要防止碰伤黏膜及牙龈。

4. 昏迷患者禁忌漱口，需用张口器时，应从磨牙（白齿）处放入，擦洗时须用血管钳夹紧棉球，必要时清点棉球，防止棉球遗留在口腔内。棉球干湿适宜，以防过湿造成患者误吸。

5. 传染病患者的用物按隔离消毒原则处理。

第四节　晨晚间护理

一、晨间护理

1. 目的　使患者整洁舒适，预防压力性损伤及肺炎等并发症的发生。保持病床及病室整洁、舒适、美观。增进护患交流,满足患者的心身需要。

2. 内容　协助患者排便、漱口(口腔护理)、洗脸、洗手、梳头、翻身,检查患者皮肤受压情况。整理床单位,更换衣服和床单。观察病情,进行心理护理和健康教育。整理病室,酌情开窗通风。

二、晚间护理

1. 目的　保持病室安静和空气清新,使患者清洁、舒适、易于入睡。观察病情,了解并满足患者的心身需要。

2. 内容　协助患者梳头、漱口(口腔护理),洗脸、手、背、臀部和用热水泡足,为女性患者清洗会阴部,进行预防压力性损伤的护理,整理床铺,必要时给患者加盖毛毯或盖被。为患者创造安静、舒适的环境,如注意调节室温和光线,在室内通风换气后酌情关门窗、放下窗帘、关大灯、开地灯等。经常巡视病房,了解患者睡眠情况,观察病情,并酌情处理。

第五节　压力性损伤预防及护理

一、压力性损伤发生的原因

压力性损伤是由于局部组织长期受压,血液循环障碍,发生持续缺血、缺氧、营养不良而致组织溃烂坏死。美国国家压力性损伤咨询委员会(National Pressure Ulcer Advisory Panel,NPUAP)2016年将其更名为"压力性损伤"(pressure injury),并且更新了压力性损伤的分期系统。

造成压力性损伤的3个主要物理力是压力、摩擦力和剪力。

1. 物理力的作用

(1)压力:可导致局部组织持续受压,是引起压力性损伤最主要的原因。卧床患者长时间不改变体位,持续受压在2h以上,就会出现血液循环障碍,引起组织不可逆的损害;使用石膏绷带、夹板时,若衬垫不当,松紧不适宜,也会造成局部血液循环不良。

(2)摩擦力:长期卧床,患者皮肤可受到床单表面的逆行阻力摩擦,易发生压力性损伤。

(3)剪力:剪力是两层组织相邻表面间的滑行,产生进行性的相对移位所引起,是由摩擦力和压力相加而成。与体位关系密切。

2. 理化因素刺激　皮肤经常受到潮湿、摩擦及排泄物的刺激(如大小便失禁及床单皱褶不平、床上有碎屑等),使皮肤抵抗力降低。

3. 机体营养不良　是压力性损伤发生的内因,常见于年老体弱、水肿、长期发热、昏迷、瘫痪及恶病质的患者。

二、压力性损伤的好发部位

压力性损伤好发于受压和缺乏脂肪组织保护、无肌肉包裹或肌层较薄的骨骼隆起处,如枕骨粗隆、耳郭、肩胛部、肘部、脊椎体隆突处、髋部、骶尾部、膝关节的内外侧、内外踝、足跟部等处,俯卧时,还可发生于髂前上棘、肋缘突出部、膝部等处。

三、压力性损伤的分期及临床表现

1. 1期　局部皮肤完好,出现压之不变白的红斑,深色皮肤表现可能不同;指压变白红斑或感觉、皮温、硬度的改变可能比观察到皮肤改变更先出现。此期的颜色改变不包括紫色或栗色变化,因为这些颜色的变化提示可能存在深部组织损伤。

2. 2期　部分皮层缺失伴随真皮层暴露。伤口床有活性,呈粉色或红色,湿润,也可表现为完整的或破损的浆液性水疱。脂肪及深部组织未暴露。无肉芽组织、腐肉、焦痂。该期损伤往往是由于骨盆皮肤微环境破坏和受到剪切力,以及足跟受到的剪切力所致。该分期不能用于描述潮湿相关性皮肤损伤,如失禁性皮炎、皱褶处皮炎,以及医疗黏胶相关性皮肤损伤或创伤伤口(皮肤撕脱伤、烧伤、擦伤)。

3. 3期　通常可见脂肪、肉芽组织和边缘内卷。可见腐肉和(或)焦痂。不同解剖位置的组织损伤的深度存在差异,脂肪丰富的区域可发展成深部伤口。可能会出现潜行或窦道。无筋膜、肌肉、肌腱、韧带、软骨和(或)骨暴露。如果腐肉或焦痂掩盖组织缺损的深度,则为不可分期压力性损伤。

4. 4期　全层皮肤和组织缺失,可见或可直接触及筋膜、肌肉、肌腱、韧带、软骨或骨,可见腐肉和(或)焦痂。通常会出现边缘内卷、窦道和(或)潜行。不同解剖位置的组织损伤的深度存在差异。如果腐肉或焦痂掩盖组织缺损的深度,则为不可分期压力性损伤。

5. 不可分期　全层皮肤和组织缺失,由于被腐肉和(或)焦痂掩盖,不能确认组织缺失的程度。只有去除足够的腐肉和(或)焦痂,才能判断损伤是3期还是4期。缺血肢端或足跟的稳定型焦痂(表现为干燥、紧密黏附,完整而无红斑和波动感)不应去除。

6. 深部组织损伤　完整或破损的局部皮肤出现持续指压不变白的深红色、栗色或紫色,或表皮分离呈现黑色的伤口床或充血水疱。疼痛和温度变化通常先于颜色改变出现。深色皮肤的颜色表现可能不同。这种损伤是由于强烈和(或)长期的压力和剪切力作用于骨骼和肌肉交界面导致。该期伤口可迅速发展,暴露组织缺失的实际程度,也可能溶解而不出现组织缺失。如果可见坏死组织、皮下组织、肉芽组织、筋膜、肌肉或其他深层结构,说明这是全皮层的压力性损伤(不可分期、3期或4期)。该分期不可用于描述血管、创伤、神经性伤口或皮肤病。

四、压力性损伤的预防

预防压力性损伤在于消除其发生的原因。要求勤翻身、勤擦洗、勤整理、勤更换。严格细致地床边交接皮肤情况及护理措施。

1. 避免局部组织长期受压

(1)鼓励和协助卧床患者经常更换卧位,使骨骼突出部位交替受压,翻身的间隔时间应根据病情及局部受压情况而定。一般2h翻身1次,必要时1h翻身1次,协助患者翻身时,应将患者身体抬起,避免拖、拉、推等动作,以防擦破皮肤。有条件的医疗机构可使用帮助患者翻身的电动转床。

(2)保护骨隆突处和支持身体空隙处。将患者体位安置妥当后,可在身体空隙处垫软枕、海绵垫、海绵垫褥、气垫褥、水褥等,使支持体重的面积宽而均匀,患者身体的压力分布在一个较大的面积上,降低隆突部位皮肤所受到的压强。

有条件的医疗机构还可用羊皮垫,它具有抵抗剪力及高度吸收水蒸气的性能,并可提供较大的接触面,故适宜长期卧床的患者使用。对易受压部位,可用护架抬高被毯。不宜使用可引起溃疡的圈状垫,如橡胶气圈和棉圈。

(3)对使用石膏、夹板、牵引的患者,衬垫应平整、松软适度,注意骨骼突起部位的衬垫。观察局部皮肤和肢端皮肤颜色改变的情况。

2. 避免潮湿、摩擦及排泄物的刺激

(1)保持皮肤清洁、干燥:大小便失禁、出汗及分泌物多的患者应及时擦洗干净,以保护皮肤免受刺激。床铺要经常保持清洁干燥,平整无碎屑,被服污染要及时更换。不可让患者直接卧于橡胶单(或塑料布)上。

(2)不可使用破损的便盆,以免擦伤皮肤。

3. 增进营养的摄入　给予高蛋白、高维生素膳食,以增强机体抵抗力和组织修复能力。补充矿物质,如口服硫酸锌,可促进慢性溃疡的愈合。

4. 健康教育　对易发生压力性损伤的高危人群及其家属应讲解压力性损伤发生的原因和危害,使他们学会预防压力性损伤的正确方法。

五、压力性损伤的护理

1. 1期　解除局部压力,定时翻身。

2. 2期　局部减压,定时翻身,保护皮肤,避免感染。对未破的小水疱要减少摩擦,防止破裂感染,让其自行吸收;大水疱用无菌注射器抽出疱内液体(注意保持表皮完整),消毒后用无菌敷料包扎;皮肤破损可用生理盐水清洁后使用无菌敷料覆盖;增强营养。

3. 3期　局部皮肤减压,增加翻身频率。创面有腐肉时外科清创使用清创胶清创;如有感染时,消毒后选择抗感染敷料。

4. 4期　局部皮肤减压,增加翻身频率。根据伤口情况按外科换药法处理,必要时请整形外科协助处理。较深的伤口使用藻酸盐敷料填充后用无菌敷料覆盖。

5. 不可分期及深部组织损伤　局部皮肤充分减压,根据病情去除腐肉或焦痂后按照相应分期进行处理。

第六节　患者跌倒的预防及护理

一、跌倒的定义

跌倒是指突发、不自主、非故意的导致身体任何部位(不包括双足)的体位改变,倒在地面或比初始位置更低的平面上。不包括由于瘫痪、癫痫发作或外界暴力作用引起的摔倒。

二、易发生跌倒的重点人群

1. 中枢神经系统疾病的患者　中枢神经退变往往通过影响智力、肌力、肌张力、感觉、反应能力及反应时间、平衡能力、步态、协同运动能力,导致平衡紊乱和跌倒。神志模糊、判断力及认知功能下降也是患者跌倒的重要危险因素。

2. 肌肉骨骼系统疾病的患者　骨关节疼痛及骨骼、肌肉功能的退化影响患者的活动能力和步态的敏感性、力量和耐受性,导致站立不稳和步态共济失调而直接引起跌倒。

3. 直立性低血压的患者　站立时收缩压下降20mmHg或更多,患者可因脑血流供应不足而跌倒,男性患者还可出现排尿性晕厥。

4. 糖尿病并发症的患者　糖尿病早期周围神经病变造成肢端乏力、麻木、烧灼、刺痛感,引起下肢站立不稳是导致糖尿病患者跌倒的真正危险因素。糖尿病导致视力及暗适应下降均会引起跌倒。

5. 心脏疾病的患者　快速性心律失常如心动过速、心房扑动、心房颤动等因充盈不足,心排血量下降而晕厥跌倒。

6. 痴呆患者　痴呆是一种获得性持久的智力功能障碍。认知能力降低直接引起患者应对环境危险的能力降低而跌倒。

三、预防跌倒的措施

1. 进行跌倒风险评估与筛选

(1)病史方面

1)跌倒病史,详细描述跌倒发生的环境、频率,跌倒发生时的症状,有无受到损伤。

2)药物评价,所有药物均进行重新审核并核对剂量。

3)相关危险因素史:包括急慢性疾病,如骨质疏松、尿失禁及心血管疾病等。

(2)体格检查:①对于步态、平衡、活动、转向和下肢关节功能的详细评估。②神经功能包括认知功能、下肢神经功能、本体感觉、反射、锥体外系功能及小脑功能测试等。③下肢肌肉力量。④心血管功能包括心率和心律、直立位脉搏、血压及颈动脉窦刺激后心率和血压的反应。⑤视力的评估。⑥双足、鞋袜的检查。

(3)功能评估:①日常生活能力技巧评估,包括恰当地运用辅助设备和装置。②评估个人日常生活能力及对于跌倒的恐惧。

(4)环境评估:室内光线评估,地面有无湿滑及障碍物,包括家居安全等。

2. 创造安全的病区环境　定期对病房环境(包括家具、光线、地面、助步器、杂物等)进行评估,去除存在跌倒危险的因素。

(1)照明:光线充足但不直射,避免闪烁。电源开关易于触及,配置夜灯。

(2)地面:平整、干燥,活动区域无水渍或各种液体,地面防滑,无障碍物。

(3)环境布局:床、桌、椅的高度和摆放位置合理,稳定性好。

1)适当降低床高,坐床上时足跟正好着地为宜,便于转移,如不能调低可用足凳辅助。

2)尽量不使用容易翻倒的家具(如折叠椅),家具勿过度松软。

3)患者常用物品(水杯、呼叫器等)放在容易触及之处,并固定位置。

(4)床档:对于活动障碍且有坠床危险的患者,推荐使用床档;对于活动能力较强且有上下床意愿的患者,床档的过度使用增加患者跌倒和损伤的危险,不推荐使用床档。

(5)床栏:应在维护和保修情况符合安全要求的前提下使用,不要在使用中卡住患者的头部、颈部、胸部、骨盆等部位。

(6)扶手:病房走廊、卫生间、洗漱台、浴盆、坐便器均安装扶手,高度适宜,这对于站起时保持身体平衡起到支持作用。

(7)使用辅助器具：对需要协助活动的患者，使用合适的助行器。对活动障碍的患者，在协助其起身或移动时应使用转运工具。

3. 关注着装的细节　裤子过长、鞋子不合适等都可诱发跌倒；领口过紧压迫颈动脉窦可诱发晕厥而引起跌倒。患者与某些设备或工具相连，如静脉输液管路、尿管、胸导管等，亦增加跌倒风险。因此，为患者提供合适型号的病号服，领口松紧适宜，呼吸顺畅、自觉无压迫感；裤长不可超过踝关节、系紧裤腰带，不要松垮，防止裤子下坠至足底而绊倒患者。鞋子大小要合适，鞋底防滑，低跟，接触面积大的款型。

告知携带管路的患者，移动身体时，先将管路固定在衣服上，再变换体位，一方面防止管路滑脱，另一方面防止管路绊倒患者。

4. 加强跌倒风险警示　在床头、墙上、门上使用温馨提示"谨防跌倒"标识，病房设置"防跌倒宣传栏"，病历或交班表上标注，患者一览表上有"跌倒高风险"标识，从不同角度提醒医护人员、后勤人员、家属及患者。

在不侵犯患者隐私的前提下，对跌倒高危患者使用文字、图案等标识跌倒高风险患者，如佩戴特殊颜色的手圈、患者衣服粘有防跌倒标识等。

5. 对高危跌倒患者的重点预防措施

(1)在患者的床头挂上"防跌倒"警示牌。

(2)在老年人活动时提供必要的帮助。

(3)保证老年人身边24h有人陪护。

(4)不要让老年人单独坐在没有保护措施的椅子上或单独停留在厕所及浴室。

(5)对老年人的监护级别应该提高，加强巡视并给予特别关注。

(6)对于精神状态改变的患者可考虑使用床上约束。

(7)尽可能降低床的高度，必要时可在地板上加软垫。

(8)外出检查时在患者身上明显位置粘贴"防跌倒"标识。

6. 对住院患者加强管理　从入院、住院到出院给予全程预防性管理。如常规签署《患者及家属告知书》，发放《防跌倒知识手册》；帮助患者正确和适时使用设施设备，提供细致的生活护理；根据患者自身情况因人施教，经常性、反复教育，形成良好的自觉的防跌倒主观意识。

四、跌倒后的正确处理

根据患者的跌倒情况进行分级处理，有以下步骤。

1. 评估患者的身体状况　包括患者的生命体征、意识、活动度的改变、心理状态、潜在疾病等。

2. 上报　通报值班医师和护士长。按照上报流程报告护理部。

3. 护理　持续监测患者。

4. 记录　在病历中记录跌倒后的评估结果及患者跌倒时的环境情况。

5. 交接班　与下一班护士进行跌倒患者的重点交班。

患者跌倒后及时进行相关医疗诊治。对于疑难病例可进行护理会诊，提出专科建议，限期进行效果反馈，并及时调整措施。

五、跌倒事件的管理

1. 建立可行的追踪评价体系　跌倒预防应作为常规护理的一部分，而不是在发生跌倒之后。按照不良事件及时上报处理，并通过回访了解客观情况、跌倒后的及时处理、跌倒导致的后果等。定期形成总结、汇报整改效果。

2. 切实落实预防跌倒管理流程　建立分层管理运行体系，采用逐级管理，逐级检查，层层落实。对高风险跌倒的住院老年人评估，建立"风险识别-分析-评价-策略实施-效果评价"运行机制，讨论持续改进方案。

3. 加强质量环节管理　提倡人人参与的全员性管理。重视危险因素的评估、防范跌倒知识及行为培训、设立醒目警示标识、防范跌倒措施的落实、跌倒处理和报告考评等环节。

4. 对医务人员加强培训　定期对护理人员进行系统的培训与考核。提高针对不同老年患者的特点和病情，评估及分析跌倒相关因素，采取正确、及时防护措施的护理能力。

5. 提高患者及陪护者对跌倒的认知水平　向患者及其家属介绍可能发生跌倒的风险，引起患者及其家属的高度重视。针对患者个性化的跌倒风险因素，告诉患者和家属预防跌倒的具体措施，避免发生跌倒事件。

第3章 生命体征护理

第一节 测量体温

一、正常体温

1. 正常值 口腔舌下温度为37.0℃(范围在36.3～37.2℃),直肠温度为36.5～37.7℃,腋下温度为36.0～37.0℃。

2. 生理性变化

(1)年龄:新生儿因体温调节功能不完善,其体温易受环境温度的影响而随之波动;儿童由于新陈代谢旺盛,体温略高于成年人;老年人由于代谢率低,体温在正常范围的低值。高龄者体温又会升高约0.6℃。

(2)昼夜时间:一般清晨2～6时体温最低,下午2～8时体温最高,波动范围不超过平均数±0.5℃。这种昼夜的节律性波动,可能与人体活动、代谢、血液循环等周期性变化有关。例如,长期夜班工作的人员可出现夜间体温升高、日间体温下降的情况。

(3)性别:女性较男性稍高。在经前期和妊娠早期,体温可轻度升高,因为排卵后形成黄体,黄体分泌的黄体酮有升高体温的作用。

(4)其他:日常生活中运动、沐浴、进食、情绪激动、精神紧张等因素均可出现体温一时性增高。安静、睡眠、饥饿、服用镇静药后可使体温下降。

二、异常体温

1. 发热 由于致热原作用于体温调节中枢或体温中枢功能障碍等原因导致体温超出正常范围,称为发热。

(1)发热程度的判断(以口腔温度为标准):低热,37.3～38.0℃;中度热,38.1～39.0℃;高热,39.1～41.0℃;超高热,41.0℃以上。

(2)发热的过程及症状

1)体温上升期：其特点为产热大于散热。患者表现为畏寒、皮肤苍白、无汗、皮肤温度下降、寒战。体温上升的方式有骤升和渐升，体温在数小时内升至高峰称为骤升，见于肺炎球菌性肺炎；体温在数小时内逐渐上升称为渐升，见于伤寒等。

2)高热持续期：其特点为产热和散热在较高水平上趋于平衡，患者表现为颜面潮红、皮肤灼热、口唇干燥、呼吸和脉搏加快、尿量减少。

3)退热期：其特点为散热增加而产热趋于正常，体温恢复至正常的调节水平。此期患者表现为大量出汗和皮肤温度降低。退热方式有骤退和渐退2种，骤退型为体温急剧下降，渐退型为体温逐渐下降。体温下降时，由于出汗丧失大量水分，年老体弱和心血管疾病患者易出现血压下降、脉搏细速、四肢厥冷等循环衰竭的症状。

(3)热型

1)稽留热：体温持续在39.0～40.0℃，达数日或数周，24h波动范围不超过1.0℃，常见于急性传染病，如伤寒等。

2)弛张热：体温在39.0℃以上，但波动幅度大，24h体温差在1.0℃以上，最低体温仍高于正常水平，常见于败血症等。

3)间歇热：高热与正常体温交替有规律地反复出现，间歇数小时、1d、2d不等，常见于疟疾等。

4)不规则热：体温在24h中变化不规则，持续时间不定，常见于流行性感冒、肿瘤性发热等。

2. 体温过低　体温在35.0℃以下称为体温过低。常见于早产儿及全身衰竭的危重患者。患者表现为躁动、嗜睡甚至昏迷，心率、呼吸频率减慢及血压降低、颤抖、肤色苍白、四肢冰冷。

三、体温测量的方法

1. 口腔测温法　①将口表汞端斜放于舌下；②测量3min；③取出口表用消毒液纱布擦净，检视读数；④将口表浸入消毒液容器中；⑤记录体温值。

精神异常、昏迷、患儿、口鼻手术、呼吸困难及不合作者不能测口腔温度。刚进食或面颊部做冷、热敷患者，应间隔30min再测温。发现口腔温度和病情不相符合应重测，必要时测肛温作为对照。若患者不慎咬破体温计，首先清除口腔内的玻璃碎屑，以免损伤唇、舌、口腔及食管、胃肠黏膜。为延缓、减少汞的吸收，可口服大量蛋清或牛奶，病情许可者，亦可进食韭菜。

2. 腋下测温法　①擦干腋下汗液；②将体温计汞端置于腋窝深处并紧贴皮肤；

③指导患者屈臂过胸并夹紧体温计。不能合作者由护士协助夹紧上臂,以防松脱时测量不准确或体温计脱落破损;④测量10min;⑤其余步骤同口腔测温法。

3. 直肠测温法　①协助患者取侧卧、俯卧或屈膝仰卧位,露出臀部;②用20%肥皂液或油剂润滑肛表汞端;③将肛表轻轻插入肛门3～4cm;④测量3min;⑤取出肛表并用消毒液纱布擦净,检视读数;⑥将肛表浸入消毒液容器中;⑦用卫生纸为患者擦净肛门,整理衣被,帮助患者取舒适卧位;⑧记录体温值。

四、测量体温的注意事项

1. 切忌把体温计放在热水中清洗或沸水中煮,以防爆裂。

2. 精神异常、昏迷、婴幼儿、口鼻腔手术或呼吸困难及不能合作者,均不宜采用口腔测温;刚进食或面颊部热敷后,应间隔30min后测量。

3. 腹泻、直肠或肛门手术、心肌梗死患者不宜直肠测温;坐浴或灌肠者须待30min后才可测直肠温度。

4. 如患者不慎咬碎体温计时,应立即清除玻璃碎屑以免损伤唇、舌、口腔、食管和胃肠道的黏膜,然后口服蛋清液或牛奶以延缓汞的吸收。病情允许者可服用膳食纤维丰富的食物以促进汞的排泄。

五、水银体温计的清洁、消毒和检查法

1. 体温计的清洁、消毒　常用的消毒溶液有1%消毒灵、20%碘仿、70%乙醇、1%过氧乙酸等,采用有盖的塑料盒盛装消毒溶液浸泡体温计。消毒溶液每天更换1次,容器、离心机等每周消毒1次。

(1)口表、腋表消毒法:先浸泡于消毒液中,30min后取出,用手或离心机将汞柱甩至35.0℃以下,再放入另一消毒液容器中浸泡30min后取出,用冷开水冲洗,再用消毒纱布擦干,存放于清洁盒内备用。

(2)肛表消毒法:用消毒液纱布将肛表擦净,再按上法另行消毒。

2. 体温计的检查法　将所有体温计的汞柱甩至35.0℃以下,同时放入40.0℃的温水中,3min后取出检视。读数相差0.2℃以上或汞柱有裂隙的体温计,则不能再使用。

第二节　测量脉搏

一、正常脉搏

1. 脉率　成年人为60～100次/分,可随年龄、性别、活动和情绪等因素而变动。

一般幼儿比成年人快,老年人稍慢;同年龄女性较男性稍快;进食、运动和情绪激动时可暂时增快,休息和睡眠时较慢。

2. 脉律　正常的脉搏搏动均匀规则,间隔时间相等。

3. 脉搏的强弱　取决于动脉的充盈程度和脉压的大小。

4. 脉搏的紧张度　正常的动脉壁光滑柔软,有一定弹性。

二、异常脉搏

1. 频率异常

(1)速脉:成年人脉率＞100次/分,见于发热、大出血前期的患者。

(2)缓脉:成年人脉率＜60次/分,见于颅内压增高、房室传导阻滞的患者。

2. 节律异常

(1)间歇脉:在一系列正常均匀的脉搏中出现一次提前而较弱的脉搏,其后有一较正常延长的间歇即代偿性间歇,亦称期前收缩。可见于各种心脏病或洋地黄中毒等患者。

(2)二联律、三联律:即每隔1个或2个正常搏动后出现一次期前收缩,前者称二联律,后者称三联律。

(3)绌脉(脉搏短绌):即在同一单位时间内脉率少于心率,脉搏细速、极不规则;听诊时心律完全不规则,心率快慢不一,心音强弱不等,常见于心房颤动的患者。

3. 脉搏强弱异常

(1)洪脉:脉搏强大有力,见于高热、甲状腺功能亢进症等患者。

(2)丝脉:脉搏细弱无力,见于大出血、休克等患者。

三、脉搏测量的方法

1. 测量部位　凡浅表靠近骨骼的大动脉均可用于诊脉,常选择桡动脉,其次为颞动脉、颈动脉、肱动脉、腘动脉、足背动脉、胫后动脉和股动脉等。

2. 步骤

(1)核对,称呼患者并解释,选择测量脉搏部位;询问是否存在影响测脉搏的因素。

(2)患者取坐位或卧位,手臂放于舒适位置,腕部伸展。

(3)护士的示指、中指、环指指端置桡动脉表面,按压轻重以能清楚地触及动脉搏动为宜。

(4)正常脉搏测30s,将所测脉搏数值乘以2,即为脉率。异常脉搏、危重患者应测1min。当脉搏细弱而触摸不清时,可用听诊器测心率1min。同时应注意脉搏的节律、强弱度及动脉管壁的弹性。如发现患者有细脉,应由 2 名护士同时测量,一人听心率,另一人测脉率。由听心率者发出"始""停"的口令,计数 1min,记录方式为心率/脉率。

(5)记录脉搏值:次/分。

第三节 监测呼吸

一、正常呼吸

正常成年人呼吸为 16~20 次/分,频率和深浅度可随年龄、性别、活动、情绪等因素而改变。一般幼儿比成年人快,老年人稍慢,同龄女性比男性稍快;活动和情绪激动时增快,休息和睡眠时较慢。

二、异常呼吸

1. 频率异常

(1)呼吸增快:成年人呼吸>24 次/分,称为呼吸增快,常见于高热或缺氧等患者。

(2)呼吸缓慢:成年人呼吸<10 次/分,称为呼吸缓慢,常见于呼吸中枢抑制,如颅内疾病及催眠药中毒等患者。

2. 节律异常

(1)潮式呼吸:又称陈-施呼吸,是一种周期性的呼吸异常,特点是开始呼吸浅慢,以后逐渐加快,达高潮后又逐渐变浅变慢,然后呼吸暂停 5~10s 之后,又出现上述状态的呼吸,如此周而复始。常见于中枢神经系统疾病,如脑炎、脑膜炎、颅内压增高、酸中毒、巴比妥中毒等患者。

(2)间断呼吸:又称毕奥(Biot)呼吸,表现为呼吸与呼吸暂停现象交替出现。其特点是有规律地呼吸数次后,突然停止呼吸,间隔一个短时间后又开始呼吸,如此周而复始。间断呼吸为呼吸中枢兴奋性显著降低的表现,常见于颅内病变或呼吸中枢衰竭的患者。

3. 深浅度异常

(1)深度呼吸:即深长呼吸,是一种深长而规则的呼吸,常见于尿毒症、糖尿病等引起代谢性酸中毒的患者。

(2)浮浅性呼吸:是一种浅表而不规则的呼吸。有时呈叹息样,见于濒死的患者。

4. 音响异常

(1)蝉鸣样呼吸:即吸气时有一种高音调的音响,见于喉头水肿、痉挛、喉头异物等患者。

(2)鼾声呼吸:呼气时发生粗糙的鼾声,见于深昏迷等患者。

5. 呼吸困难 是指呼吸节律、频率和深浅度的异常。

(1)吸气性呼吸困难:上呼吸道部分梗阻,患者吸气费力,吸气时间显著长于呼气,辅助呼吸肌收缩增强,出现三凹征(即胸骨上窝、锁骨上窝和肋间隙或腹上角凹陷),常见于喉头水肿或气管、喉头异物等患者。

(2)呼气性呼吸困难:下呼吸道部分梗阻,患者呼气费力,呼气时间显著长于吸气,常见于哮喘患者。

(3)混合性呼吸困难:吸气和呼气均感费力,呼吸频率快而表浅,常见于肺部感染等患者。

三、测量呼吸

1. 患者应处于安静状态,为转移其注意力,护士在测脉搏后手指不离开诊脉部位,观察患者胸部或腹部的起伏,一起一伏为1次呼吸,并注意节律及深度变化。一般患者计数30s,对呼吸不规则的患者及婴儿,要计数1min。

2. 呼吸微弱不易观察时,可用少许棉花置于患者鼻孔前,观察棉花被吹动次数,计数1min。

第四节 测量血压

一、正常血压

正常成年人在安静时,收缩压为12.0~18.6kPa(90~140mmHg),舒张压为8.0~12.0kPa(60~90mmHg),脉压为4.0~5.3kPa(30~40mmHg)。

二、异常血压

1. 高血压 收缩压达到18.6kPa(140mmHg)或以上,和(或)舒张压在12.0kPa(90mmHg)或以上。

2. 低血压 收缩压<12.0kPa(90mmHg),舒张压<8.0kPa(60mmHg),常见于休克、心肌梗死等患者。

3. 脉压变化 脉压增大主要见于主动脉瓣关闭不全、动脉硬化等患者;脉压减少主要见于心包积液、主动脉瓣狭窄等患者。

三、血压测量的方法

1. 测量前检查血压计,先关气门充气,如汞柱不升或有裂隙,表示血压计漏气或汞量不足。嘱患者休息片刻。

2. 核对,称呼患者,解释测量血压的目的及方法,询问有无影响测量血压的因素,如运动、情绪变化等,如有上述情况应休息15~30min再测量。

3. 患者取坐位或仰卧位,被测肢体(肱动脉)与心脏位于同一水平。坐位:平第4肋;仰卧位:平腋中线。

4. 放妥血压计,开启汞槽开关,驱尽袖带内空气,平整地缠于上臂中部,袖带下缘距肘窝2~3cm,松紧以能放入一指为宜。

5. 充气至肱动脉搏动音消失再升高2.67~4.00kPa(20~30mmHg)。

6. 以每秒0.53kPa(4mmHg)速度放气,使汞柱缓慢、均匀下降。

7. 当闻及第一声搏动音时汞柱所指刻度为收缩压;随后搏动逐渐增强,直到声音突然减弱或消失,此时汞柱所指刻度为舒张压(世界卫生组织规定以动脉消失音作为舒张压)。

8. 排尽袖带内余气,整理袖带,关闭汞槽开关。

9. 协助患者穿衣,恢复体位。

10. 口述血压值:先读收缩压,后读舒张压;记录:收缩压/舒张压[kPa(或mmHg)]。

第4章

内科常见疾病护理

第一节 呼吸系统疾病患者的护理

一、概论

(一)呼吸系统结构与功能

1. 呼吸道 以环状软骨为界,分为上呼吸道和下呼吸道。

(1)上呼吸道:包括鼻、咽、喉,是气体的通道,防止异物吸入,在发声和嗅觉中起重要作用。

(2)下呼吸道:是从气管至终末呼吸性细支气管末端的气道。从气管至第 16 级终末细支气管为传导性气道,属解剖无效腔,约 150ml;从第 17 级呼吸性细支气管开始,属呼吸区。为患者施行气管切开的部位是第 2~4 软骨环处。隆突是支气管镜检时的重要标记。右主支气管较左主支气管短,粗且陡直,异物或气管插管易进入右肺。

(3)组织结构和功能:黏膜层为假复层纤毛柱状上皮,具有清除呼吸道内分泌物和异物的功能,杯状细胞分泌黏液。黏膜下层由疏松结缔组织组成。固有层由弹性纤维、胶原纤维和平滑肌构成。

2. 肺泡 肺泡上皮细胞有 Ⅰ 型细胞(是气体交换的主要场所)、Ⅱ 型细胞(分泌表面活性物质)和巨噬细胞。

3. 肺的血液循环 肺循环由肺动脉、肺毛细血管、肺静脉组成,进行气体交换。支气管循环为营养血管。肺血管的吻合支,建立侧支循环。

4. 胸膜和胸膜腔。

5. 肺的通气和换气 呼吸过程的 3 个环节为外呼吸、气体在血液中的运输、内呼吸。

(二)常见症状及护理

1. 咳嗽与咳痰的护理

(1)保持室内空气流通,温、湿度适宜;避免诱因,保暖。

(2)每日饮水1500ml以上,高蛋白、高维生素饮食。

(3)促进有效排痰。①深呼吸和有效咳嗽,适用于神志清醒、尚能咳嗽者。②湿化和雾化疗法,适用于痰液黏稠和排痰困难者。③胸部叩击与胸壁震荡,适用于久病体弱、长期卧床、排痰无力者。④体位引流,适用于肺脓肿、支气管扩张有大量痰液排出不畅时。⑤机械吸痰,适用于痰较多而咳嗽反射弱的患者,尤其是昏迷或已行气管切开、气管插管的患者,可经患者的口、鼻腔、气管插管或气管切开处负压吸痰,每次吸引少于15s,2次抽吸间隔时间>3min,吸痰前、吸痰中、吸痰后提高吸氧浓度。

(4)咳脓痰患者加强口腔护理,排痰后及餐前充分漱口。

2. 咯血的护理 临床上咯血量分为痰中带血、少量咯血(<100ml/d)、中等量咯血(100~500ml/d)、大量咯血(>500ml/d),或一次咯血300~500ml。咯血量的多少与受损血管的性质及数量有直接关系,而与疾病严重程度不完全相关。

(1)心理护理:大咯血时,护士应守护在患者床旁。

(2)卧床休息:患者大咯血时绝对卧床,头偏向一侧,或取患侧卧位。

(3)遵医嘱应用药物

1)止血药:咯血量较大时常用垂体后叶素静脉滴注,观察有无恶心、心悸、面色苍白等药物不良反应。冠状动脉粥样硬化性心脏病、高血压及妊娠者禁用。

2)镇静药:烦躁不安者可用地西泮(安定)5~10mg肌内注射或水合氯醛灌肠。禁用吗啡、哌替啶,以免抑制呼吸。

3)镇咳药:大咯血伴剧烈咳嗽者可用可待因口服或皮下注射。年老体弱、肺功能不全者慎用。

(4)饮食护理:大咯血者暂禁食,小量咯血者宜进少量温凉流质饮食,多饮水及多食富含维生素食物,避免刺激性饮料。

(5)窒息的预防和抢救

1)预防:咯血时注意咯血量、呼吸和血压,嘱患者勿屏气,备齐抢救物品。

2)抢救配合:窒息时,取头低足高位,轻叩背部使血块排出,清除口、鼻腔内凝血块,或用吸引器吸出血块,必要时行气管插管或在气管镜下吸取血块。若气道通畅后,患者自主呼吸未恢复,应行人工呼吸,高流量吸氧或遵医嘱给予呼吸兴奋药。警惕再窒息的可能。

3. 肺源性呼吸困难的护理 临床上可分为3种类型。①吸气性呼吸困难:以吸气困难为特点。重症者可出现"三凹征",即胸骨上窝、锁骨上窝及肋间隙在吸气时明显下陷,并常伴有干咳及高调的吸气性哮鸣音。多见于喉水肿、喉痉挛、气管异物、气管受压或肿瘤等引起的上呼吸道狭窄梗阻有关。②呼气性呼吸困难:以呼气费力、呼气时间延长伴有广泛哮鸣音为特点。由肺组织弹性减弱及小支气管痉挛狭窄所致,多见于支气管哮喘、喘息型慢性支气管炎、慢性阻塞性肺气肿。③混合性呼吸困难:吸气和呼气均感费力,呼吸浅而快。常伴有呼吸音减弱或消失,由于广泛性肺部病变使呼吸面积减少,影响换气功能所致,多见于重症肺炎、重症肺结核、大量胸腔积液、气胸等。

(1)休息和环境:保持环境安静、空气新鲜及适宜的温、湿度,避免吸入刺激性气体。

(2)体位:患者取半卧位或端坐位。

(3)保持呼吸道通畅。

(4)饮食护理:给予富含维生素、易消化饮食,避免刺激性强、易于产气的食物。对张口呼吸、痰液黏稠者补充足够水分,做口腔护理。

(5)氧疗:根据不同疾病、严重程度选择合理的氧疗或机械通气的方法。监测动脉血气分析,调整治疗方案。

二、急性上呼吸道感染护理

【病因与发病机制】 急性上呼吸道感染是指鼻腔、咽或喉部的急性炎症,常为病毒感染,部分由细菌感染所致,其中以溶血性链球菌最常见。全身或呼吸道局部防御功能下降时,从外界侵入或由原上呼吸道的病毒或细菌繁殖引起。

【临床表现】

1. 普通感冒。成年人多为鼻病毒所致,好发于冬、春季节。起病较急,以鼻咽部卡他症状为主。

2. 病毒性咽炎和喉炎。

3. 疱疹性咽峡炎。

4. 咽结膜热。

5. 细菌性咽-腭扁桃体炎。

【辅助检查】

1. 病毒感染者,血白细胞计数正常或偏低,淋巴细胞比例增高。

2. 细菌感染者,白细胞计数和中性粒细胞增多,核左移。

【治疗要点】 根据病原菌和药敏试验结果选用抗菌药物。常用青霉素、头孢菌素、氨基糖苷类抗生素。

【护理问题】

1. 舒适度的改变 鼻塞、流涕、咽痛、头痛与病毒和(或)细菌感染有关。

2. 体温过高　与病毒和(或)细菌感染有关。

3. 潜在并发症　鼻窦炎、气管-支气管炎、风湿病、肾小球肾炎、心肌炎等。

【护理措施】

1. 保持室内温度、湿度,空气流通。给予清淡、高热量、高维生素、易消化饮食。

2. 口腔护理。

3. 防止交叉感染。

4. 用药护理。

三、支气管哮喘护理

【病因】　①过敏原,包括尘螨、花粉、动物的毛屑及真菌等。②呼吸道感染。③环境、气候、药物、精神因素、运动、饮食。

【发病机制】

1. 变态反应　哮喘主要由接触变应原触发或引起。

2. 气道炎症　哮喘的本质是气道慢性炎症。

3. 神经机制　β_2肾上腺能受体功能低下,迷走神经张力增高,α肾上腺素受体功能亢进,均可引起支气管口径缩小。

4. 气道高反应性　气道对各种变应原或非特异性刺激收缩反应增高。

【临床表现】　反复发作性、呼气性呼吸困难,咳嗽伴广泛哮鸣音,持续数分钟至数小时或更长,可经药物控制或自行缓解。大多有季节性,日轻夜重。缓解期可无任何症状或体征。

【辅助检查】

1. 血液检查　嗜酸性粒细胞增多,并发感染白细胞计数增多。外源性哮喘免疫球蛋白 E(immunoglobulinE,IgE)增高。

2. X线检查　发作时两肺透亮度增加(短暂肺气肿)。

3. 血气分析　动脉血氧分压(PaO_2)早期下降,轻度或中度哮喘时,由于通气过度,二氧化碳分压($PaCO_2$)下降,严重患者 $PaCO_2$ 升高。

【治疗要点】

1. 消除病因　避免和消除过敏原及各种诱发因素。

2. 支气管解痉药

(1)β_2受体激动药:短效 β_2 受体激动药常用的有沙丁胺醇和特布他林等。有吸入、口服和静脉3种制剂,首选吸入给药。吸入 β_2 受体激动药,是缓解轻度至中、重度哮喘症状的首选药物。不良反应有心动过速,少数患者有肌肉震颤。长效 β_2 受体激动药常用的有沙美特罗和福莫特罗。长效 $β_2$ 受体激动药不推荐长期单独使用。

(2)茶碱类:常用氨茶碱,具有平喘、强心、利尿等作用。常口服,必要时静脉注射或静脉滴注。静脉注射速度不能过快,过快引起严重心律失常,严重者可致心搏骤停。不宜肌内注射,急性心肌梗死及血压降低的患者禁用。老年人及心动过速的患者宜选用二羟丙茶碱(喘定)。

(3)抗胆碱能药物:短效抗胆碱药常用的有异丙托溴铵,具有舒缓支气管、减少分泌物分泌的作用。与 $β_2$ 受体激动药联合应用有协同作用,对于夜间哮喘、痰多的患者尤其适用。常用的长效抗胆碱药物有噻托溴铵,主要用于哮喘合并慢性阻塞性肺疾病或慢性阻塞性肺疾病患者的长期治疗,对妊娠早期妇女和患有青光眼或前列腺肥大的患者慎用。

3. 抗炎药物 糖皮质激素是当前控制哮喘最有效的抗炎药物。常用口服制剂为泼尼松或泼尼松龙,静脉用药主要有氢化可的松、地塞米松。色甘酸钠为肥大细胞膜稳定药,对预防运动及过敏原诱发的哮喘最有效,不良反应有呼吸道刺激、恶心、胸闷等。有呼吸道感染者,可应用磺胺类药物或青霉素等抗生素。

【护理问题】

1. 气体交换受损 与支气管狭窄、气道阻塞有关。
2. 清理呼吸道无效 与分泌物增多、黏稠有关。
3. 知识缺乏 与缺乏对哮喘的发病过程及防治方法有关。

【护理措施】

1. 促进排痰,改善缺氧状态。患者取坐位或半坐位,或放置过床桌,患者伏于桌上;有效咳嗽,翻身叩背,痰液黏稠时多饮水,每日入量 1500ml 以上,哮喘持续状态静脉补液 2500~3000ml 以稀释痰液;重症患者持续低流量吸氧;应用支气管解痉药物和抗炎药物。

2. 室温在 18~22℃,相对湿度 50%~70%,避免过敏原,室内禁放花、草、地毯;防止灰尘飞扬。

3. 进食营养丰富、高维生素的清淡流质、半流质饮食,禁食某些过敏性食物,如鱼、虾、蛋等。

4. 严密观察神志、面容、出汗、发绀及呼吸道痉挛的程度,及时发现呼吸衰竭及自发性气胸征兆。

5. 用药护理:① $β_2$ 受体激动药,按需服药,观察心悸和骨骼肌震颤等不良反应。②茶碱类药物不宜肌内注射,饭后服用可减轻胃肠道反应,静脉注射浓度不宜过高、速度不宜过快(应在 10min 以上),观察不良反应(如恶心、呕吐、心律失常、血压下降等),

慎用于妊娠、发热、小儿、老年人及心、肝、肾功能异常者,急性心肌梗死及血压降低者禁用。③糖皮质激素,长期用药应注意观察和预防不良反应(如骨质疏松),指导患者正确的吸入方法,全身用药宜在饭后服用,以减少对消化道的刺激。

四、慢性支气管炎和慢性阻塞性肺疾病护理

【病因与发病机制】

1. 慢性支气管炎　机体抵抗力和气道防御功能减退,气道反复感染和理化因素刺激的结果。

2. 慢性阻塞性肺疾病　多由慢性支气管炎发展而来,其次为支气管哮喘、支气管扩张、肺纤维化等。

【临床表现】

1. 慢性支气管炎　慢性咳嗽、咳痰或伴有喘息及反复发作。并发感染时肺部有啰音。

2. 慢性阻塞性肺疾病　进行性加重的呼吸困难,疲劳,食欲缺乏和体重减轻。晚期可出现呼吸衰竭。体征:桶状胸、语颤减弱,叩诊为过清音,听诊呼吸音减弱,呼气延长,并发感染时肺部有啰音。

【辅助检查】

1. 慢性支气管炎

(1)血常规:急性发作期血白细胞计数和中性粒细胞增多,喘息型嗜酸性粒细胞比例增高。

(2)痰液检查:痰涂片或培养可见肺炎链球菌、流感嗜血杆菌等致病菌。喘息型可见较多的嗜酸性粒细胞。

(3)X线检查:反复发作,两肺纹理增粗、紊乱。

(4)呼吸功能测定:小气道阻塞时,最大呼气流量-容量曲线在50%和25%的肺容量时,流量明显降低。气道狭窄或阻塞时,第1秒呼气量占肺活量的比值<70%,最大通气量减少,小于预计值的80%。

2. 慢性阻塞性肺疾病

(1)X线检查:两肺野透亮度增加。

(2)呼吸功能检查:第1秒用力呼气量占肺活量的比值<60%,最大通气量低于预计值的80%。残气量增加,残气量/肺总量超过40%。

(3)动脉血气分析:Ⅱ型呼吸衰竭时PaO_2降低<60mmHg,$PaCO_2$升高>50mmHg。

(4)血常规:红细胞计数和血红蛋白增多。

【治疗要点】

1. 慢性支气管炎　控制感染,祛痰镇咳,解痉平喘。

2. 慢性阻塞性肺疾病　①对症治疗:镇咳、平喘、祛痰(此处是治疗慢性支气管炎,慢性阻塞性肺疾病是由慢性支气管炎引起的,治愈慢性支气管炎则慢性阻塞性肺疾病可减轻)。②控制感染。③家庭氧疗:一般给予鼻导管持续低流量吸氧,氧流量为1～2L/min 或氧浓度 25%～29%,每日不少于 10～15h。④呼吸肌功能锻炼,包括腹式呼吸法和缩唇呼气法。⑤手术治疗。

【护理问题】

1. 慢性支气管炎　①清理呼吸道无效,与呼吸道分泌物增多、黏稠有关。②处理治疗计划不当(无效),与健康信念、对问题严重性的认识不足、知识缺乏有关。

2. 慢性阻塞性肺疾病　①气体交换受损,与呼吸道阻塞、通气和换气功能障碍有关。②清理呼吸道无效,与呼吸道炎症、阻塞、痰液过多或黏稠有关。③营养失调,低于机体需要量,与食欲下降、摄入不足、能量需要增加有关。

【护理措施】

1. 慢性支气管炎　①应用镇咳、祛痰药物。②保持呼吸道通畅,多饮水,稀释痰液易于咳出,雾化吸入可消除炎症,减轻咳嗽,稀释痰液,祛痰。③协助患者翻身、叩背,有效咳嗽,胸部叩击和体位引流,有利于分泌物排出。

2. 慢性阻塞性肺疾病　①及时清除痰液。②合理用氧,一般给予鼻导管持续低流量吸氧,氧流量为 1～2L/min,氧浓度为 28%～30%,每日不少于 10～15h,尤以夜间为宜,睡眠时间不可间歇。③急性发作期卧床休息,给予高热量、高蛋白、高维生素、易消化饮食,避免食用产气食物。④指导呼吸训练,如缩唇呼吸和腹式呼吸。⑤心理护理。

五、慢性肺源性心脏病护理

【病因】　由支气管炎、肺疾病、胸廓运动障碍性疾病、其他肺血管疾病引起。以慢性支气管炎伴发慢性阻塞性肺疾病(chronic obstructive pulmonary disease,COPD)为最多见(占 80%～90%)。

【发病机制】　缺氧、高碳酸血症、支气管慢性炎症及邻近肺泡的肺小动脉痉挛、慢性阻塞性肺疾病致肺泡破裂、肺泡壁毛细血管床断裂等造成肺血管阻力增加;低氧血症引起继发性红细胞增加,血液黏稠度增加,均可导致肺动脉高压。肺动脉高压使右心室负荷加重,失代偿使右心室扩大。具有肺动脉高压及右心室肥大 2 条即可诊断为慢性肺源性心脏病。

【临床表现】 肺动脉高压体征是P_2亢进,其机制是在右心室舒张时,肺动脉高压使肺动脉瓣有力地关闭而表现肺动脉第二音特响,称肺动脉瓣第二音亢进,简写成P_2亢进。右心室肥大时有肺气肿,肺气肿力量之大,不但使胸廓呈桶状,此桶状胸也可使肥大的右心室无处可去,只好向腹部发展,故剑突下可见心脏搏动,这是COPD引起的特殊表现。

心功能代偿期主要表现为慢性咳嗽、咳痰、喘息及活动后乏力、呼吸困难,此表现实为COPD之表现。失代偿期主要表现为右心衰竭(详见本章第二节),可同时发生Ⅱ型呼吸衰竭,当COPD时,气道阻塞,空气中的氧入肺泡少,再进入血也少,而血中CO_2也因气道阻塞排出少,当血中$PaO_2<60mmHg$及$PaCO_2>50mmHg$时,即可诊为Ⅱ型呼吸衰竭。慢性肺源性心脏病及Ⅱ型呼吸衰竭共同的病因是COPD,两者同时显示,故无法分开讲,但此二病为同一病因,其治疗方法也一致,即治疗COPD的方法是消炎、祛痰、平喘,可总结慢性肺源性心脏病及Ⅱ型呼吸衰竭共同的治疗是"治肺为主"。

【辅助检查】

1. 血液检查 红细胞计数和血红蛋白增高,缺氧所致。
2. 血气分析 最终$PaO_2<60mmHg$,$PaCO_2>50mmHg$。
3. X线检查 右下肺动脉干扩张、肺动脉段凸出和右心室肥大征。
4. 心电图 右心室肥厚和右心房扩大的表现。

【治疗要点】

1. 急性加重期 ①控制感染,根据痰培养和药物敏感试验结果选择抗生素。②维持呼吸道通畅,纠正缺氧和二氧化碳潴留,合理用氧,改善通气功能,通常采用低浓度、低流量持续给氧,流量为1～2L/min,24h至少有15h持续不间断吸氧,尤以夜间更重要。③控制心力衰竭。

2. 缓解期 积极治疗原发病,即治疗COPD。

【护理问题】

1. 气体交换受损 与低氧血症、CO_2潴留、肺动脉阻力增高有关。
2. 清理呼吸道无效 与呼吸道感染、痰液过多而黏稠有关。
3. 活动无耐力 与缺氧、心功能减退、疲乏有关。
4. 体液过多 与心脏负荷增加、心肌收缩力下降、心排血量减少有关。
5. 潜在并发症 肺性脑病(此并发症应属于Ⅱ型呼吸衰竭)。

【护理措施】

1. 及时清除痰液,改善肺泡通气。

2. 持续每24小时至少15h低流量吸氧,浓度为25%～30%,流量为1～2L/min。

3. 水肿患者限制水、盐的摄入,做好皮肤护理,记录24h出入量,遵医嘱应用利尿药。

4. 给予高蛋白、高维生素、高热量饮食,每咳嗽10h,即消耗1500kcal热量,如合并左心衰竭则应给予低热量饮食,以减少左心负荷,宜给予易消化饮食;加强呼吸功能锻炼;慎用镇静药。

六、支气管扩张护理

【病因与发病机制】

1. 支气管-肺组织感染和支气管阻塞　在儿童期的麻疹、百日咳合并支气管肺炎时,导致支气管-肺组织感染,使支气管管腔黏膜充血、水肿,分泌物阻塞管腔,管腔变窄导致引流不畅而加重感染。反复感染破坏支气管壁各层结构,削弱了管壁的支撑作用。支气管周围纤维组织增生,牵拉管壁,致使支气管变形扩张。

2. 先天性发育缺损和遗传因素　较少见。

3. 机体免疫功能失调。

【临床表现】

1. 症状　①长期咳嗽和大量脓痰:痰量与体位有关,体位改变时痰量增多,呈黏液脓痰。每日痰量可达100ml以上,静置后分为3层,上层为泡沫,中层为浑浊黏液,下层为脓性黏液和坏死组织沉淀物。若有厌氧菌感染,呼吸和痰液均有臭味。②反复咯血。③反复肺部感染。

2. 体征　病情较重或继发感染时,在病变部位听到局限性、固定的小水泡音,病程较长者可有肺气肿征及杵状指。

【辅助检查】

1. X线检查　一侧或双侧肺纹理增多,典型者可见多个不规则的蜂窝状透亮阴影或沿支气管的卷发状阴影。

2. 支气管造影　是诊断支气管扩张的主要依据。

【治疗要点】

1. 控制感染　急性感染根据病情、痰培养及药物敏感试验结果选用合适的抗生素。

2. 痰液引流

(1)祛痰药:常用复方甘草合剂或氯化铵、溴己新、盐酸氨溴索、N-乙酰半胱氨酸等。痰液黏稠者加用雾化吸入,有喘息者加支气管扩张药,以提高祛痰效果。

(2)体位引流:根据病变部位采取相应的体位引流。

3. 咯血处理。

4. 手术治疗　病灶较局限者,内科治疗无效时应考虑手术治疗。

【护理问题】

1. 清理呼吸道无效　与大量脓痰滞留呼吸道有关。

2. 焦虑/恐惧　与反复咯血及大咯血有关。

3. 有窒息的危险　与大咯血有关。

4. 营养失调,低于机体需要量　与消耗增多、摄入不足有关。

5. 执行治疗方案无效(个人)　与不会做体位引流有关。

【护理措施】

1. 注意休息　大咯血者绝对卧床。给予高热量、高蛋白、高维生素、易消化饮食。保持口腔清洁。

2. 遵医嘱用药　使用敏感抗生素。

3. 清除痰液　遵医嘱应用祛痰药、支气管舒张药。

4. 体位引流　引流宜在饭前进行,向患者解释引流的目的及配合方法,依病变部位不同而采取不同的体位。原则上抬高患肺位置,引流支气管开口向下,由重力的作用使痰排出。引流时间可从每次 5～10min 增加到每次 15～30min,嘱患者间歇做深呼吸后用力咳痰,同时叩击患部以提高引流效果;引流完毕,给予漱口并记录引流出痰液的量及性质;引流过程中注意患者有无咯血、发绀、出汗、呼吸困难,如有应中止引流,高血压、心力衰竭、高龄及危重患者禁止体位引流。

5. 咯血的护理

(1)大咯血时暂禁食,小量咯血者进少量温凉饮食,避免刺激性饮食。

(2)大咯血伴剧烈咳嗽应用镇咳药。

(3)应用止血药物:咯血量较大者常用垂体后叶素,观察有无恶心、心悸、面色苍白等不良反应。冠状动脉粥样硬化性心脏病、高血压、妊娠者禁用。

(4)如大咯血窒息应立即取头低足高俯卧位,头侧向一边,避免血液吸入呼吸道引起窒息,轻叩背部有利于血块排出,迅速挖出或吸出口、鼻、咽、喉部血块,无效时行气管切开或气管插管。

七、肺炎护理

肺炎是肺实质或间质内的急性渗出性炎症。可由病原微生物、寄生虫、理化因素、免疫损伤、过敏及药物引起,其中细菌性肺炎最为常见。

按解剖位置分类,肺炎可分为大叶性肺炎、小叶性肺炎和间质性肺炎。①大叶性肺炎:炎症起于肺泡,通过肺泡间孔向其他肺泡蔓延,以致部分或整个肺段、肺叶发生炎症改变,通常不累及支气管,故又称为肺泡性肺炎。致病菌多为肺炎链球菌。②小叶性肺炎:病原体经支气管入侵播散,引起细支气管、终末细支气管及肺泡的炎症,又称为支气管肺炎。常继发于其他疾病,如支气管扩张等,可由细菌、病毒及支原体感染引起。③间质性肺炎:以肺间质为主要病变部位的炎症。

按病因学分类,肺炎可分为细菌性肺炎、病毒性肺炎、非典型病原体肺炎和真菌性肺炎。①细菌性肺炎:最常见。最常见的病原菌是肺炎球菌,其次为葡萄球菌、肺炎杆菌。②病毒性肺炎:如冠状病毒、流感病毒、麻疹病毒、腺病毒等感染。③非典型病原体肺炎:如支原体、衣原体、军团菌等感染。④真菌性肺炎:如白色念珠菌、放线菌等感染。

(一)肺炎球菌肺炎

【病因与发病机制】 正常情况下肺炎球菌为上呼吸道的正常菌群。在免疫力降低时发病。

【临床表现】

1. 症状 发病前有上呼吸道感染的先驱症状。典型症状为起病急骤、寒战、高热,体温可数小时内达39～40℃,热型为稽留热;全身肌肉酸痛,患侧胸痛可放射至肩部,深呼吸或咳嗽时加剧,口唇有单纯疱疹;咳嗽、咳痰,痰液为铁锈色;急性病容,鼻翼扇动,面颊绯红,严重者可有发绀、心动过速、心律失常,感染严重时意识模糊、烦躁不安、嗜睡、谵妄、昏迷等神经症状。休克型肺炎,在发病24～72h,血压下降至10.7/6.7kPa(80/50mmHg)以下,休克状态,体温不升,冷汗,面色苍白,脉搏细速,唇、指发绀,少尿或无尿。

2. 体征 典型者可有肺实变体征:患侧呼吸运动减弱,语颤增强,叩诊浊音,听诊有支气管呼吸音和湿啰音,累及胸膜时可有胸膜摩擦音,休克型肺炎有休克体征。

【辅助检查】

1. 血常规 白细胞计数多在$(20～30)\times10^9/L$,中性粒细胞多增至0.8以上,并可见中毒颗粒及核左移现象。细菌毒素过大。

2. X线检查 早期仅见肺纹理增多或受累的肺段、肺叶稍模糊,实变期可见大片均匀一致的致密阴影。

【治疗要点】

1. 一般支持和对症治疗 注意休息、饮食;高热患者给予物理降温,低氧血症患者给予吸氧;胸痛、咳嗽、咳痰者给予对症处理。

2. 抗生素 首选青霉素,对青霉素过敏或耐药者,可用红霉素、林可霉素、头孢菌素。

3. 感染性休克的抢救 补充血容量,血管活性药物的应用,2~3种广谱抗生素联合大剂量静脉给药,糖皮质激素的应用,纠正水、电解质及酸碱失衡。

【护理问题】

1. 体温过高 与感染有关。

2. 气体交换受损 与肺部炎症改变使呼吸面积减少有关。

3. 疼痛 与炎症波及胸膜有关。

4. 组织灌流量减少 与休克有关。

【护理措施】

1. 卧床休息。

2. 给予高热量、高蛋白、高维生素、易消化流质或半流质饮食,多饮水。

3. 注意保暖,高热给予物理降温,不宜用阿司匹林或其他解热药。

4. 胸痛时取患侧卧位;气急、发绀者取半卧位,给氧,流量为2~4L/min;协助排痰;密切观察生命体征和尿量变化,及早发现休克型肺炎,若患者出现烦躁不安、意识迷糊、血压下降[10.7/6.7kPa(80/50mmHg)以下]、脉压小、脉搏细数、四肢厥冷、少尿或无尿,立即做好抢救准备。

5. 休克者绝对卧床,去枕平卧,建立静脉通路,遵医嘱应用抗休克及抗感染药物,输液速度不宜过快,防止心力衰竭和肺水肿的发生,忌用热水袋保暖。

(二)支原体肺炎

【病因与发病机制】 由肺炎支原体引起,在空气中传播,健康人吸入后感染。

【临床表现】 起病缓慢,低热、咽痛、乏力、食欲缺乏,阵发性刺激性呛咳,咳黏液痰,偶有血丝。

【辅助检查】

1. X线检查 X线胸片呈多种形态的浸润影,阶段性分布,下肺野多见。

2. 血液检查 白细胞计数正常或稍高,以中性粒细胞为主。冷凝集反应多为阳性,滴定效价超过1:32。血支原体免疫球蛋白M(IgM)抗体测定有助于诊断。

【治疗要点】 首选大环内酯类抗生素,青霉素和头孢菌素类抗生素无效。

【护理问题与护理措施】 见"肺炎球菌肺炎"。

(三)军团菌肺炎

【病因与发病机制】 是由革兰染色阴性的嗜肺军团杆菌引起的以肺炎为主的全身性疾病。军团菌通过污染的供水系统、土壤、空调或雾化吸入等途径传播,引起呼吸道感染。

【临床表现】

1. 起病急,倦怠、无力、畏食、头痛,或经过2～10d潜伏期突然寒战、高热。

2. 咳嗽、咳黏痰带血丝或血痰;胸痛,进行性呼吸困难。

3. 呕吐、腹痛、腹泻。

4. 焦虑、反应迟钝、定向障碍、谵妄。

5. 体征:急性病容,相对缓脉,肺实变体征或两肺闻及散在的干、湿啰音,心率加快。

【辅助检查】

1. X线胸片显示片状或边缘模糊浸润阴影,继而肺实变。

2. 呼吸道分泌物、痰、血或胸腔积液特殊培养基培养,有军团菌生长。

3. 呼吸道分泌物直接荧光法检查呈阳性。

4. 间接免疫荧光抗体检测、血清试管沉集试验和血清微量凝集试验,前后2次抗体滴度呈4倍增长,分别达1:128、1:160或以上。

【治疗要点】 首选红霉素口服或静脉滴注,氨基糖苷类、青霉素、头孢菌素类抗生素无效。

【护理问题与护理措施】 见"肺炎球菌肺炎"。

(四)革兰阴性杆菌肺炎

【病因与发病机制】 常见革兰阴性杆菌,包括铜绿假单胞菌、流感嗜血杆菌、大肠埃希菌等,均为厌氧菌。多见于年老体弱,长期应用抗生素、糖皮质激素等免疫力低下或全身衰竭的住院患者。

【临床表现】 咳嗽、咳痰,发热,精神萎靡。

【辅助检查】 及时做胸部X线检查及痰液、支气管分泌物病原菌检查,以明确诊断。

【治疗要点】

1. 营养支持,补充水分,痰液引流。

2. 铜绿假单胞菌肺炎,有效抗菌药为β-内酰胺类、氨基糖苷类和氟喹诺酮类。

3. 流感嗜血杆菌肺炎,首选氨苄西林。

4. 大肠埃希菌、产气杆菌、阴沟杆菌引起的肠杆菌科细菌肺炎,选用羧苄西林。

八、肺结核护理

【病因与发病机制】

1. 病原体 为结核分枝杆菌。

2. 感染途径　经呼吸道传播，排菌的结核患者是重要传染源，也可通过消化道传染。

3. 发病　只有在受大量毒力强的结核杆菌入侵而机体免疫力又下降时，才会发病。

【分型】

1. 原发性肺结核　多见于儿童，人体初次感染结核菌后在肺内形成的病灶，症状轻微而短暂，预后良好。肺部的原发病灶、淋巴管炎及肺门淋巴结炎，合称原发复合征。

2. 血行播散型肺结核　是各型肺结核中较严重者。由结核菌进入血液循环所引起，分为急性血行播散型肺结核、亚急性和慢性血行播散型肺结核。

3. 浸润型肺结核　是肺结核中最常见的一种类型，多见于成年人。病灶部位多在锁骨上下，X线胸片显示为片状、絮状阴影，边缘模糊。浸润型肺结核伴大片干酪样坏死时，病情呈急性进展，出现高热、呼吸困难等严重中毒症状，临床上成为干酪性肺炎。干酪样坏死部分消散后，周围形成纤维包膜；或空洞的引流物阻塞支气管，空洞内干酪物质不能排出，凝成球形病灶，称结核球。

4. 慢性纤维空洞型肺结核　是肺结核的晚期类型，病程迁延，症状起伏。痰中常有结核菌，为结核病的重要传染源。X线胸片可见肺一侧或两侧有单个或多个厚壁空洞，多伴有支气管播散病灶和明显的胸膜肥厚。严重者肺组织广泛破坏，纤维组织大量增生，形成垂榔状导致肺叶或全肺收缩，形成毁损肺。

5. 结核性胸膜炎　结核杆菌侵入胸膜腔引起渗出性胸膜炎，除全身中毒症状外，有胸痛和呼吸困难。X线胸片显示，少量胸腔积液时仅见肋膈角变钝；中等量积液时，中、下肺野呈现一片均匀致密阴影，上缘呈反抛物线弧形，外侧升高。胸腔积液为渗出液，黄绿色，有时为血性，蛋白含量高，在体外易凝固。

【临床表现】

1. 全身症状　午后低热、乏力、食欲减退、消瘦、盗汗。女性出现月经失调或闭经，此为结核杆菌毒素所致。

2. 呼吸系统症状　咳嗽，多为干咳或有少量黏液痰，继发感染时有脓性痰。约有1/3的患者有不同程度的咯血，大咯血时可发生失血性休克，血块阻塞大气管时，可发生窒息。病变累及壁胸膜时有随呼吸活动而产生的胸壁刺痛。重症结核或病变范围较大、胸膜有广泛病变使呼吸功能受损时，可出现渐进性呼吸困难。

3. 体征　早期可无异常体征，病变范围较大者，患侧呼吸运动减弱，叩诊浊音，听诊呼吸音减低或有支气管肺泡呼吸音。当肺部发生广泛纤维化或胸膜肥厚粘连时，患侧胸廓凹陷,肋间隙变窄,气管向患侧移位。

【辅助检查】

1. 痰结核菌检查　痰中找到结核菌是确诊肺结核的重要依据,痰菌阳性说明病灶是开放的。

2. 结核菌素试验　常用纯化蛋白质衍生的结核菌素(PPD),在左前臂屈侧中部皮内注射0.1ml,48~72h(一般为72h)测量皮肤硬结直径,<5mm为阴性,5~9mm为弱阳性,10~19mm为阳性,20mm以上或局部有水疱、坏死为强阳性。结核菌素试验阳性表示曾有过结核感染,但不一定患病。若3岁以下的幼儿呈强阳性,则提示为新近感染的活动性结核病,结核菌素试验阴性除提示没有结核杆菌感染外,还见于应用糖皮质激素、营养不良、百日咳、严重结核病等。

3. X线检查　可早期发现肺结核,但缺乏特异性,常见X线征象有渗出性、干酪样、空洞、纤维钙化的硬结病灶。

4. 红细胞沉降率　活动性肺结核的红细胞沉降率可增快,但对诊断无特异性。

【治疗要点】

1. 抗结核化学药物治疗

(1)早期、联用、适量、规律和全程治疗是抗结核化疗的原则。

(2)常用化疗药物:异烟肼、利福平、链霉素等杀菌药;吡嗪酰胺,有独特的杀菌功能,主要杀灭巨噬细胞内酸性环境中的B菌群;对氨水杨酸、乙胺丁醇、卡那霉素等抑菌药。

(3)化疗方法:经国内外严格对照研究证实的化疗方案,可供选择作为统一标准方案。实践证实,严格执行统一标准方案确实能达到预期效果。①初治涂阳肺结核治疗方案,含初治涂阴、有空洞形成或粟粒性肺结核。②复治涂阳肺结核治疗方案。

(4)初治涂阴肺结核治疗方案(各治疗方案从略)。

2. 对症治疗

(1)毒性症状:若中毒症状较重,加用糖皮质激素以减轻炎症和过敏反应,促进渗出液吸收,减少纤维组织形成及胸膜粘连。

(2)咯血:痰中带血或小量咯血,以休息、镇咳、镇静等对症治疗为主,年老体弱、肺功能不全者慎用强镇咳药,以免抑制咳嗽反射和呼吸中枢,使血块不能排出而窒息。中量或大咯血者严格卧床,应用止血药物(如垂体后叶素),高血压、冠状动脉粥样硬化性心脏病患者及孕妇禁用此药。严防窒息的发生。

(3)胸腔穿刺抽液:每次抽液量不超过1L,抽液不可过多,否则可因纵隔复位太快,导致循环障碍;抽液过多,可发生肺水肿;如抽液过程中患者出现头晕、出冷汗、面色苍白、心悸脉细、四肢发凉等胸膜反应,立即停止抽液,让患者平卧,密切观察血压变化,预防休克。

【护理问题】

1. 知识缺乏　缺乏结核病治疗、传染及预防知识。

2. 营养失调　低于机体需要量。

3. 潜在并发症　有呼吸衰竭、肺源性心脏病、气胸。

【护理措施】

1. 一般护理　有明显中毒症状及咯血的患者应卧床休息,给予高热量、高蛋白、高维生素饮食。

2. 对症护理　盗汗者及时擦干身体,更换衣被。

3. 观察药物的不良反应　链霉素可引起耳聋及肾衰竭;利福平可出现黄疸、转氨酶一过性升高及过敏反应;异烟肼偶可引起周围神经炎、中毒反应;对氨基水杨酸可有胃肠道、过敏反应。

4. 咯血的护理

(1)消除患者紧张心理,必要时遵医嘱给予小剂量镇静、镇咳药物。

(2)保持呼吸道通畅,预防窒息,如有窒息立即取头低足高位,迅速排出血块,必要时机械吸引,做好气管插管或气管切开的准备。

(3)高浓度吸氧。

(4)大量咯血不止者,可经纤维支气管镜注射凝血酶或行气囊压迫止血等。

(5)咯血量过多者,配血备用。

(6)应用垂体后叶素速度勿过快,以免引起恶心、便意、心悸、面色苍白等不良反应。

(7)大咯血者暂禁食,小量咯血者宜进少量温凉的流质饮食。保持大便通畅。

九、气胸护理

【病因与发病机制】

1. 继发性气胸　继发于肺部基础疾病,由于形成的肺大疱破裂或病变直接损伤胸膜所致。最常继发于慢性阻塞性肺疾病及肺结核。

2. 原发性气胸　常规X线检查,肺部无显著病变,在胸膜下可有肺大疱,破裂形成特发性气胸。多见于瘦高体形的男性青壮年。

【分型】

1. 闭合性气胸　胸膜破裂口较小,破口自行关闭。

2. 交通性气胸　胸膜破裂口较大或两层胸膜间有粘连或牵拉,使破口持续开放,吸气与呼气时,空气自由进出胸膜腔。

3. 张力性气胸　胸膜破裂口呈单向活瓣或活塞作用,吸气时胸廓扩大,胸膜腔内压变小而开启,空气进入胸膜腔,呼气时胸膜腔内压升高,压迫活瓣使之关闭,气体不能排出,致使胸膜腔内气体不断积聚,胸膜腔内压持续升高。

【临床表现】

1. 症状　①胸痛多在剧咳、用力、剧烈体力活动时,一侧刀割样或针刺样,伴胸闷、气促。②呼吸困难。③咳嗽。

2. 体征　呼吸增快,发绀,气管向健侧移位;患侧胸部膨隆,肋间隙增宽,呼吸运动和语颤减弱;叩诊过清音或鼓音;右侧气胸可使肝浊音界下降。有液气胸时,可闻及胸内振水声。血气胸如失血过多可使血压下降,甚至发生休克。并发纵隔气肿时可在左心缘处听到与心脏搏动相一致的气泡破碎音。

【辅助检查】

1. X线检查　是诊断气胸的重要方法。X线胸片可见患侧透光度增加,内无肺纹理,肺被压向肺门,高密度影,外缘呈弧形或分叶状。

2. 肺功能测定　肺活量、肺容量下降,呈限制性通气障碍。

3. 血气分析　不同程度的低氧血症。

【治疗要点】

1. 一般治疗和对症处理　①休息。②吸氧。③去除诱因。④对症处理:镇静、镇痛,支气管痉挛者使用氨茶碱等支气管扩张药,剧烈刺激性干咳者可用可待因治疗。

2. 排气治疗　取决于气胸的类型和积气的多少。

(1) 可迅速将无菌针头经患侧肋间插入胸膜腔,缓解呼吸困难等症状。

(2) 人工气胸箱排气:可同时测定胸膜腔内压和进行抽气。

(3) 胸腔闭式引流:可有效持续排气,适用于各种类型的气胸、液气胸、血气胸。

3. 胸膜粘连术　适用于气胸反复发作、肺功能欠佳、不宜手术者。

4. 其他　外科手术。

【护理问题】

1. 低效性呼吸形态　与肺扩张能力下降、缺氧有关。

2. 疼痛　胸痛与胸膜腔压力变化、引流管置入有关。

【护理措施】

1. 卧床休息　避免用力、屏气、咳嗽等增加胸膜腔内压的活动。

2. 吸氧　氧流量为 $2\sim5L/min$。

3. 严密观察病情变化　患者表现心率加快、血压下降、发绀、出冷汗、心律失常，甚至休克，应立即通知医师并配合抢救。

4. 心理护理。

5. 排气疗法患者的护理

(1)术前向患者说明目的、意义、过程及注意事项。

(2)胸腔闭式引流术：检查引流管是否通畅和密闭式引流装置是否密闭。标记液面水平，连接胸腔引流管的玻璃管一端置于水面下 1.5～2.0cm，排气管下端距液面 5cm 以上，压力在 $-1.18kPa \sim -0.78$（$-12cmH_2O \sim -8$）。引流瓶放置于低于患者胸部的地方，其液平面低于引流管胸腔出口平面 60cm。保持引流管通畅，妥善固定引流管。观察引流液的量、色、性状和水柱波动情况并记录。严格执行无菌操作，搬动患者时需用两把血管钳将引流管双重夹紧，指导患者 2h 进行 1 次深呼吸和咳嗽练习，引流管无气体逸出 1～2d 后，再夹闭管 1d，患者无呼吸困难、气急，摄 X 线胸片示肺已全部复张，准备拔管。

6. 疼痛护理　患者取舒适卧位，指导患者床上活动的方法，放松疗法，必要时应用镇痛药。

十、原发性支气管肺癌护理

【病因与发病机制】

1. 吸烟　烟草中含有致癌物质。吸烟可导致支气管上皮细胞纤毛脱落、上皮细胞增生、鳞状上皮化生、核异型变等病理改变。

2. 职业因素　致癌职业因素有石棉、无机砷化合物、煤烟、焦油和石油等。

3. 空气污染　室内污染、汽车废气、工业废气、公路沥青等。致癌物质主要为苯并芘。

4. 电离辐射　大剂量电离辐射可引起肺癌。

5. 饮食与营养　食物中维生素 A 含量少或血清维生素 A 低时，易患肺癌。

6. 其他　遗传、病毒感染、某些慢性肺部疾病与肺癌的发生有一定关系。

【分型】

1. 按解剖学部位分型　分为中央型肺癌和周围型肺癌。

2. 按组织学分型　①鳞癌：最常见，多见于老年男性，与吸烟关系最密切。②腺癌：女性多见，对化疗、放疗敏感性较差。③小细胞未分化癌：恶性程度最高，对化疗、放疗较其他类型敏感。④大细胞未分化癌：恶性程度较高。

【临床表现】

1. 由原发肿瘤引起的症状　咳嗽是出现最早的症状，为刺激性干咳或少量黏液痰,癌肿增大引起支气管狭窄时,咳嗽加重为持续性高调金属音;咯血常为痰中带血或间断血痰,如癌肿侵犯大血管时,可引起大咯血;呼吸困难;多有低热,应用抗生素治疗效果不佳;体重减轻;喘鸣:肿瘤引起支气管部分阻塞,出现局限性喘鸣。

2. 肿瘤压迫或转移引起的症状　侵犯或压迫食管可有吞咽困难;喉返神经受压可致声嘶;压迫上腔静脉可引起上腔静脉压迫综合征,出现头面部、颈部、上肢及前胸部淤血水肿和静脉曲张,还可出现头晕、头痛、眩晕等;肿瘤位于肺尖压迫颈交感神经可引起 Horner 综合征,出现同侧瞳孔缩小、上睑下垂、眼球内陷、额部少汗等;转移到骨可有局部疼痛;皮肤转移可触及皮下结节;转移到肝时,引起肝大、黄疸、腹水等。

3. 肿瘤作用于其他系统引起的肺外表现　内分泌系统、神经肌肉、结缔组织、血液系统和血管的异常表现,又称副癌综合征。肥大性骨关节病,杵状指;男性乳房发育;肌力减弱、水肿、高血压、血糖增高等库欣综合征;食欲缺乏、恶心、呕吐、嗜睡、定向障碍等抗利尿激素分泌失调综合征;钙、磷代谢紊乱;神经肌肉综合征。

【辅助检查】

1. 影像学检查　是发现肺癌最主要的一种方法。
2. 痰脱落细胞检查　是简易有效的早期诊断方法。
3. 纤维支气管镜检查　为诊断肺癌的重要手段之一。

【治疗要点】

1. 肺癌综合治疗的方案为小细胞肺癌多选用化疗＋放疗＋手术;非小细胞癌(鳞癌、腺癌、大细胞癌的总称)则先手术,然后是放疗和化疗。
2. 不能手术者选用放疗同时配合化疗,小细胞未分化癌治疗效果最好,其次为鳞癌,腺癌最差。
3. 对化疗最敏感的是小细胞未分化癌,鳞癌其次,腺癌效果最差。常用的化疗药物有环磷酰胺、多柔比星、长春新碱等,采用联合、间歇、短程用药。
4. 免疫治疗及中医治疗。

【护理问题】

1. 恐惧　与肺癌的确诊、不了解治疗计划、预感死亡有关。
2. 气体交换受损　与气体交换面积减少有关。
3. 疼痛　与癌细胞浸润、癌肿压迫有关。
4. 营养失调,低于机体需要量　与癌肿致机体过度消耗、压迫食管致吞咽困难、化疗反应致食欲下降、摄入量不足有关。
5. 潜在并发症　化疗药物毒性反应。
6. 有皮肤完整性受损的危险　与接受放疗损伤皮肤组织或长期卧床致局部循环

障碍有关。

【护理措施】

1. 心理护理。

2. 一般护理　加强营养,不能进食者给予鼻饲或静脉营养;做好生活护理。

3. 镇痛患者的护理　疼痛的患者采取舒适体位,避免剧烈咳嗽,采用放松技术、分散注意力、局部冷敷等,或遵医嘱给予镇痛药。

4. 呼吸困难患者的护理　取半卧位,遵医嘱吸氧;保持呼吸道通畅。

5. 化疗患者的护理　评估机体对化疗药物产生的毒性反应,当白细胞计数降至 $1×10^9/L$ 时,遵医嘱输注白细胞及使用抗生素预防感染,做好保护性隔离。患者出现恶心、呕吐时减慢滴速,遵医嘱给予口服或肌内注射甲氧氯普胺 10～20mg,可减轻反应。少食多餐,避免刺激性食物,化疗前后 2h 内避免进食,化疗明显影响进食、出现脱水等表现者,需静脉营养。化疗期间,做好口腔护理,保护静脉血管。

6. 放疗患者的护理　评估皮肤是否出现红斑、表皮脱屑、色素沉着、瘙痒。嘱患者勿擦去皮肤照射部位的标志,局部忌涂凡士林、汞溴红、乙醇或碘酊,忌贴胶布,洗澡不用肥皂或搓擦,不用化妆品,穿松软衣服,防止摩擦,避免阳光照射或冷、热刺激。有渗出性皮炎者,暴露局部,涂鱼肝油软膏。长期卧床者防止压力性损伤。

十一、慢性呼吸衰竭护理

【病因】　呼吸道疾病如 COPD,肺组织疾病,胸廓疾病,神经、肌肉疾病。

【发病机制】　与肺泡通气不足、通气/血流比值失调及肺泡膜弥散障碍有关。

【分型】

1. 按动脉血气分析分型　Ⅰ型,仅有缺 O_2 [PaO_2 <8kPa(60mmHg)],无 CO_2 潴留,$PaCO_2$ 降低或正常,见于换气功能障碍;Ⅱ型,既缺 O_2,又有 CO_2 潴留[PaO_2 <8kPa(60mmHg),$PaCO_2$ >6.7kPa(50mmHg)],肺泡通气不足所致。

2. 按病程分型　分为急性呼吸衰竭和慢性呼吸衰竭。

【临床表现】（本节主要介绍Ⅱ型呼吸衰竭）

1. 原发病表现　指 COPD 的表现。

2. 缺 O_2 表现　呼吸困难是最早出现的症状,表现为呼吸浅快,出现"三凹征"。并发 CO_2 潴留时,呼吸频率变慢且常伴节律的变化,如潮式呼吸。发绀是缺 O_2 的典型表现,口唇、指甲等处发绀。但伴有严重贫血者发绀不明显;慢性代偿性呼吸衰竭者,由于红细胞计数增多,血氧饱和度>80%,也会出现发绀。

3. 精神、神经症状　轻度患者有注意力不集中,智力及定向力障碍,缺 O_2 加重可出现烦躁、恍惚甚至昏迷。轻度 CO_2 潴留表现兴奋症状,如多汗、烦躁、白天嗜睡、夜间失眠;CO_2 潴留加重对中枢神经系统的抑制作用,表现神志淡漠,幻视、幻听、抽搐、昏睡,甚至昏迷等 CO_2 麻醉现象,称为"肺性脑病"。

4. 循环系统症状　缺氧早期脑血流量增加,可出现搏动性急性头痛;CO_2 潴留引起外周血管扩张,表现皮肤红润、温暖多汗,早期血压升高、心率加快,晚期心率减慢、血压下降、心力衰竭、心律失常甚至心脏停搏。

5. 消化系统症状　上消化道出血、黄疸。

6. 泌尿系统症状　蛋白尿、红细胞尿、氮质血症。

7. 其他症状　弥散性血管内凝血等多脏器损害。

【辅助检查】　血气分析:$PaO_2 \leq 8kPa(60mmHg)$,$PaCO_2 > 6.7kPa(50mmHg)$。当 $PaCO_2$ 升高,$pH \geq 7.35$ 时,为代偿性呼吸性酸中毒;$pH < 7.35$ 时,为失代偿性呼吸性酸中毒。血气分析是诊断呼吸衰竭最主要的依据。

【治疗要点】

1. 保持呼吸道通畅　清除呼吸道分泌物;缓解支气管痉挛;建立人工气道。

2. 氧疗　$<25\%$ 的氧浓度则和空气中氧含量相似,无治疗价值;$>70\%$ 的浓度,持续时间超过 $1\sim2d$,则发生氧中毒。吸氧浓度$(\%)=21+4\times$氧流量(L/min)。

(1)对缺 O_2 不伴 CO_2 潴留的患者,应给予高浓度吸氧$(>35\%)$。长期吸入高浓度氧可引起氧中毒,故宜将吸入氧浓度控制在 50% 的浓度以内。

(2)缺 O_2 伴明显 CO_2 潴留的氧疗原则为低浓度$(<35\%)$持续吸氧。其理由为:呼吸衰竭患者由于 $PaCO_2$ 长期处于高水平,呼吸中枢失去了对 CO_2 的敏感性,呼吸的调节主要依靠缺 O_2 对外周化学感受器的刺激来维持,吸入高浓度 O_2,解除缺 O_2 对呼吸的刺激作用,使呼吸中枢抑制加重,甚至呼吸停止。因此,对Ⅱ型呼吸衰竭患者应给予低浓度、低流量$(1\sim2L/min)$吸氧,维持 PaO_2 在 $8kPa$ 即可。

3. 增加通气量、减少 CO_2 潴留　应用呼吸兴奋药,尼可刹米是最常用的呼吸兴奋药;机械通气。

4. 纠正酸碱平衡失调和电解质紊乱。

5. 抗感染及并发症的治疗。

【护理问题】

1. 低效性呼吸形态　与肺的顺应性降低、呼吸肌疲劳、气道阻力增加、气道分泌物过多有关。

2. 清理呼吸道无效　与呼吸道感染、分泌物过多或黏稠、无效咳嗽有关。

3. 潜在并发症　肺性脑病、消化道出血、心力衰竭、休克等。

【护理措施】

1. 合理用氧　Ⅱ型呼吸衰竭低流量(1~2L/min)、低浓度(25%~29%)持续吸氧。吸氧后患者呼吸困难缓解、发绀减轻、心率减慢，表明氧疗有效；呼吸过缓或意识障碍加深，警惕CO_2潴留。根据动脉血气分析结果和患者的临床表现，及时调整吸氧流量和浓度。

2. 病情观察　观察缺O_2和CO_2潴留的症状和体征。慎用镇静药，以防引起呼吸抑制。

3. 改善通气　保持呼吸道通畅，促进痰液引流，可指导患者有效咳嗽、咳痰，意识不清、咳痰无力者给予吸痰；雾化吸入；观察痰液的色、量、质、味及实验室检查结果。

4. 用药护理　遵医嘱正确使用抗生素、祛痰平喘药物、呼吸兴奋药，观察疗效和不良反应。

第二节　循环系统疾病患者的护理

一、概论

(一) 循环系统解剖生理

循环系统由心脏、血管和调节血液循环的神经体液组成。其功能是为全身各组织器官运输血液，将氧、营养物质输送到组织，并将组织代谢产生的废物运走，以保证人体新陈代谢的进行。

(二) 常见症状护理

1. 心源性呼吸困难的护理　由于各种心脏疾病发生左心功能不全时，患者自觉呼吸时空气不足、呼吸费力的状态，同时可有呼吸频率、节律和深度的异常，称为"心源性呼吸困难"。

(1)原因：主要为左心功能不全造成的呼吸困难，是由于肺淤血导致肺循环毛细血管压升高，组织液聚集在肺泡和肺组织间隙中，从而形成肺水肿。也可出现于右心衰竭、已有左心衰竭者又引发右心衰竭时可见，还有分流性先天性心脏病、心肌病、心包炎、心脏压塞时。

(2)临床表现：按严重程度分为劳力性呼吸困难、夜间阵发性呼吸困难及端坐呼吸。①劳力性呼吸困难，最早出现，也是最轻的呼吸困难，在体力活动时发生或加重，休息即缓解。②夜间阵发性呼吸困难，常发生在夜间，患者平卧时肺淤血加重，于睡眠中突然憋醒，被迫坐起。大多于端坐休息、下床、开窗通风后症状可自行缓解。部分患者可伴有咳嗽、咳泡沫样痰。亦可有患者呼吸深快，可闻及哮鸣音，称为"心源性哮喘"。重症者可咳粉红色泡沫痰,发展成急性肺水肿。③端坐呼吸,是心功能不全的后期表现,患者不能平卧,被迫采取坐位或半卧位。

(3)护理问题

1)活动无耐力:与氧的供需失调有关。

2)气体交换受损:与肺淤血有关。

(4)护理措施

1)观察病情:呼吸困难有无改善,皮肤发绀是否减轻,血气分析结果是否正常等。

2)休息与体位:协助患者调整舒适的体位,根据病情取半卧位或端坐位。

3)提高活动耐力:根据心功能情况,制订活动计划,给予必要的生活护理,减轻体力活动,以减轻心脏负担,使心肌耗氧量减少,呼吸困难减轻。

4)遵医嘱给氧:根据缺氧程度调节氧流量。

5)遵医嘱给予抗心力衰竭、抗感染等药物治疗,观察药物不良反应。同时静脉输液时严格控制滴速,为每分钟20~30滴,防止急性肺水肿发生。

6)心理护理:帮助患者树立战胜疾病的信心。

2. 心前区疼痛护理　因各种理化因素刺激支配心脏、主动脉或肋间神经的传入纤维,引起的心前区或胸骨后疼痛,称为心前区疼痛。

(1)原因:心绞痛、心肌梗死是引起心前区疼痛最常见的原因;梗阻性肥厚型心肌病、急性主动脉夹层动脉瘤、心包炎、胸膜炎等均可引起疼痛;心血管神经官能症亦可引起心前区疼痛,但与精神刺激和环境因素密切相关。

(2)临床表现:心绞痛、急性心肌梗死患者的典型疼痛位于胸骨后,呈阵发性压榨样痛,常伴有焦虑、濒死感。心绞痛常有活动或情绪激动等诱发因素,休息或含服硝酸甘油后可缓解。急性心肌梗死出现疼痛多无明显诱因,程度较重,持续时间较长,含服硝酸甘油多不能缓解,还可有冷汗、血压下降等症状。急性主动脉夹层动脉瘤患者可出现胸骨后或心前区撕裂样剧痛或烧灼痛,可向背部放射。急性心包炎、胸膜炎患者可伴有咳嗽、呼吸困难等症状,并常因此疼痛加剧,呈刺痛,持续时间较长。心脏神经官能症患者的主诉常与情绪变化有关,疼痛部位常不固定,与体力活动无关,且多在休息时发生,伴神经衰弱症状。

(3)护理问题

1)疼痛:与动脉供血不足、炎症累及心包或壁胸膜有关。

2)恐惧:与疼痛有关。

(4)护理措施

1)疼痛的观察:注意心前区疼痛的部位、性质、持续时间,有无诱发因素、伴随症状等。

2)减轻疼痛,预防复发:给患者创建良好的休息环境,满足患者生活需要。遵医嘱给予镇静药、镇痛药及病因治疗。有针对性地进行健康指导,如深呼吸、全身肌肉放松等。

3)心理护理:针对不同病因进行解释,消除对疼痛的恐惧感。

3. 心悸护理　心悸是指患者自觉心跳或心慌,可伴有心前区不适,自诉心搏强而有力或心脏停搏感及心前区震动感。

(1)原因:各种原因引起心律失常、各种器质性心脏病、全身性疾病如甲状腺功能亢进症、严重贫血、高热、低血糖反应等,以及心血管神经官能症都可引起心悸;此外,健康人剧烈活动、精神高度紧张、过量吸烟、大量饮酒、饮浓茶和咖啡或使用某些药物如阿托品、咖啡因、氨茶碱、肾上腺素等也可引起心悸。

(2)护理问题

1)心排血量减少:与各种心脏病和心律失常有关。

2)焦虑:与心悸有关。

(3)护理措施

1)注意心率、心律的变化:测脉搏、听心率,时间不少于 1min,必要时心电、血压监护。

2)严密观察病情:心功能不全时心悸可伴呼吸困难、发热、胸痛,有风湿热、心绞痛及心肌炎的可能;严重心律失常伴晕厥、抽搐时,应及时与医师联系。

3)心理护理:向患者说明发病原因和对患者有何影响,减轻焦虑。

4)增加休息时间,睡前可应用小剂量镇静药以改善睡眠。指导患者不进食刺激性食物和饮料及易引起心悸的药物。

4. 心源性水肿护理　心源性水肿是由于充血性心力衰竭引起体循环系统静脉淤血等原因,使组织间隙积聚过多液体所致。

(1)原因:最常见的是右心衰竭或全心衰竭,也可见于渗液性心包炎或缩窄性心包炎。

(2)临床表现:心源性水肿的特点是水肿早期出现在身体低垂部位,卧床患者的水肿常发生在背部、骶尾部、会阴部及胫前、足踝部,逐渐延及全身,重者可出现胸腔积液、腹水。用指端加压水肿部位,局部可出现凹陷,称为压陷性水肿。水肿常在下午出现或加重,休息一夜后减轻或消失。患者常有手、足肿,还会出现尿量减少、体重增加等症状,甚至可出现水、电解质紊乱。

(3)护理问题

1)体液过多:与右心功能不全所致体循环静脉淤血有关。

2)有皮肤完整性受损的危险：与水肿部位循环改变或躯体活动受限有关。

(4)护理措施

1)休息与体位：嘱患者多卧床休息，下肢抬高，伴胸腔积液或腹水的患者宜采取半卧位。

2)饮食护理：给予低盐、高蛋白、易消化饮食，少量多餐。根据病情适当限制液体摄入量。向患者及其家属说明限制钠盐的重要性。

3)病情监测：定期测体重，记录24h出入液量。

4)用药护理：遵医嘱使用利尿药，观察尿量、体重及水肿消长情况，监测血电解质变化。

5)皮肤护理：严重水肿局部易破损和发生感染，应保持床单和患者内衣的清洁、干燥。若需使用热水袋取暖，水温不宜过高，以40～50℃为宜，以免烫伤。保持会阴部皮肤清洁、干燥，有阴囊水肿的男性患者可用托带支托阴囊，水肿液外渗局部要防止继发感染，注意观察有无压力性损伤发生。

5. 心源性晕厥护理 心源性晕厥是由于心排血量突然骤减、中断或严重低血压而引起一过性脑缺血、缺氧，表现为突发的可逆性意识丧失。

(1)原因：严重心律失常、主动脉瓣狭窄、急性心肌梗死、高血压脑病等。

(2)护理问题

1)有受伤的危险：与晕厥发作有关。

2)心排血量减少：与严重心律失常、心肌收缩力减弱、主动脉瓣狭窄有关。

(3)护理措施

1)了解病史：晕厥发作前有无恐惧、紧张等诱因，有无头晕、眼花、恶心、呕吐等先兆表现；晕厥发生的时间、体位、历时长短及缓解方式；发作时是否有心率增快、血压下降等伴随症状。

2)避免诱因：嘱患者避免过度疲劳、情绪激动或紧张、突然改变体位等情况，一旦有头晕、黑矇等先兆时立即平卧，以免摔伤。

3)发作时处理：将患者置于通风处，头低足高位，松解领口，及时清除口、咽中的分泌物，以防窒息。

4)积极治疗相关疾病。

二、原发性高血压护理

原发性高血压是指病因未明、以体循环动脉血压升高为主要表现的临床综合征。我国采用国际上统一的诊断标准，即在非药物状态下，收缩压≥18.7kPa(140mmHg)

和(或)舒张压≥12kPa(90mmHg)。

【病因】 目前认为原发性高血压是在一定的遗传背景下由于多种后天环境因素作用,使正常血压调节机制失代偿所致。

【发病机制】 ①神经精神学说:人在长期精神紧张、压力、焦虑或长期在环境噪声、视觉刺激下可引起高血压。②遗传学说:原发性高血压有群集于某些家族的倾向。③肾素-血管紧张素-醛固酮系统(renin-angiotensin-aldosterone system,RAS)。④钠与高血压:流行病学和临床观察均显示食盐摄入量与高血压的发生密切相关。⑤血管内皮功能异常。⑥胰岛素抵抗。⑦其他:流行病学调查提示,肥胖、吸烟、过量饮酒等也可能与高血压的发生有关。

【临床表现】

1. 原发性高血压　通常起病缓慢,早期多无症状,偶于体检时发现血压升高,少数患者则在出现心、脑、肾等并发症后才被发现。高血压患者可有头痛、头晕、心悸、耳鸣、失眠、疲劳等症状,但并不一定与血压水平相关。

体检时可闻及主动脉瓣区第二心音亢进,长期持续高血压可有左心室肥厚并可闻及第四心音。

2. 恶性或急进型高血压　发病急骤,血压急剧升高,舒张压可持续＞17.3kPa(130mmHg),伴头痛、视物模糊。肾损害突出,病情进展迅速,预后差。

【并发症】 随病程进展,血压持久升高可导致心、脑、肾、血管等靶器官受损的表现。常见并发症如下。①高血压危象:患者表现为头痛、烦躁、眩晕、心悸、气急、恶心、呕吐、视物模糊等严重症状,以及伴有动脉痉挛累及靶器官缺血症状。②高血压脑病:血压极度升高突破了脑血流自动调节范围,出现以脑病的症状与体征为特点的临床表现,如严重头痛、呕吐及不同程度的意识障碍、昏迷或惊厥,血压降低即可逆转。③脑血管病:包括脑出血、脑血栓形成、腔隙性脑梗死、短暂性脑缺血发作。④心力衰竭。⑤慢性肾衰竭。⑥主动脉夹层。

【分型】

1. 恶性高血压　临床特点:①发病较急骤,多见于中、青年人。②舒张压持续≥17.3kPa(130mmHg)。③头痛,视物模糊,眼底出血、渗出或视盘水肿。④肾损害突出,表现为持续蛋白尿、血尿、管型尿,并可伴肾功能不全。⑤病情进展迅速,如不给予及时治疗,预后不佳,可死于肾衰竭、脑卒中或心力衰竭。

2. 高血压危重症

(1)高血压危象:在高血压病程中,血压显著升高,以收缩压升高为主。出现头痛、烦躁、眩晕、心悸、气急、恶心、呕吐、视物模糊等症状。

(2)高血压脑病:表现为血压极度升高的同时伴有严重头痛、呕吐、神志改变,轻者可仅有烦躁、意识模糊,重者可发生抽搐、昏迷。

3. 老年人高血压 年龄>60岁而达高血压诊断标准者即为老年人高血压。临床特点:①50%以上的患者以收缩压升高为主,即单纯收缩期高血压。②部分是由中年原发性高血压延续而来,属收缩压和舒张压均增高的混合型。③老年人高血压心、脑、肾等器官并发症较为常见。④易造成血压波动及直立性低血压。

【辅助检查】

1. 心电图 可见左心室肥大、劳损。

2. X线检查 可见主动脉弓纡曲延长、左心室增大。

3. 眼底检查 有助于对高血压严重程度的了解,目前采用Keithy-Wagener分级法,其分级标准如下。Ⅰ级:视网膜动脉变细,反光增强。Ⅱ级:视网膜动脉狭窄,动、静脉交叉压迫。Ⅲ级:眼底出血或棉絮状渗出。Ⅳ级:视盘水肿。

4. 动态血压监测 用小型便携式血压记录仪自动定时测量血压,连续24h或更长时间。可用于:①诊断"白大衣性高血压",即在诊所内血压升高,而诊所外血压正常。②判断高血压的严重程度,了解其血压变异性和血压昼夜节律。③指导降压治疗和评价降压药物疗效。④诊断发作性高血压或低血压。

5. 实验室检查 血常规、尿常规、肾功能、血糖、血脂分析等可有相应变化。

6. 定期而正确的血压测量 这是诊断高血压的关键,以非药物状态下2次或2次以上非同日血压测定所得到的平均值为依据或通过动态血压监测。对可疑者应重复多次测量。偶然测得3次血压增高不能诊断为高血压。同时,必须排除继发性高血压。

【治疗要点】

1. 治疗目标 使血压降至正常范围,防止和减少心脑血管及肾并发症,降低病死率和病残率。

2. 治疗 包括非药物治疗及药物治疗两大类。

(1)非药物治疗:适合于各级高血压患者,第1级高血压若无糖尿病、靶器官损害即以此为主要治疗。

1)合理膳食:限制钠盐摄入,一般每天摄入食盐量以不超过6g为宜;减少膳食脂肪,补充适量蛋白质,多吃蔬菜及水果,摄入足量钾、镁、钙;限制饮酒。

2)减轻体重:可通过降低每日热量的摄入、加强体育活动等方法达到减轻体重的目的。

3)适当运动:运动不仅有利于血压下降,且对减轻体重、增强体力、降低胰岛素抵抗有利。运动频度一般为每周3～5次,每次持续20～60min。

4)生物行为疗法。

5)其他:保持健康心态、减少精神压力、戒烟等均十分重要。

(2)药物治疗

1)降压药物种类:目前,常用的降压药物分为6类,即利尿药、血管紧张素转换酶抑制药、β受体阻滞药、钙通道阻滞药、血管紧张素Ⅱ受体阻滞药、α受体阻滞药。

2)降压药物应用方案:从小剂量开始,逐步递增剂量,达到满意血压水平所需药物的种类与剂量后进行长期降压治疗。

3)高血压急症的治疗:高血压急症是指短时期内(数小时或数天)血压重度升高,舒张压＞17.3kPa(130mmHg)和(或)收缩压＞26.7kPa(200mmHg),伴有重要器官组织如心、脑、肾、眼底、大动脉的严重功能障碍或不可逆损害。迅速降低血压,采取逐步控制性降压的方式将血压逐步降至正常水平,硝普钠通常为首选药物;有高血压脑病时宜给予脱水药;伴烦躁、抽搐者应用镇静类药物;脑出血急性期原则上实施血压监控与管理,只有在血压＞26.7/17.3kPa(200/130mmHg)时,才考虑在严密监测血压的情况下将血压控制在不低于21.3/13.3kPa(160/100mmHg)的水平;急性冠脉综合征患者血压控制目标是疼痛消失,舒张压＜13.3kPa(100mmHg)。

3. 高血压危重症的治疗　应迅速使血压下降,同时也应对靶器官的损害和功能障碍予以处理。①快速降压:首选硝普钠静脉滴注,根据血压情况逐渐加量,直至血压降至安全范围。②有高血压脑病时宜给予脱水药如甘露醇,亦可应用快速利尿药如呋塞米20～40mg,静脉注射。③有烦躁、抽搐者则给予地西泮、巴比妥类药物肌内注射或水合氯醛保留灌肠。

【护理问题】

1. 疼痛　与血压升高有关。

2. 有受伤的危险　与头晕、急性低血压反应、视物模糊或意识改变有关。

3. 潜在并发症　高血压危重症。

4. 知识缺乏　缺乏原发性高血压饮食、药物治疗有关知识。

5. 焦虑　与血压控制不满意,已发生并发症有关。

6. 营养失调,高于机体需要量　与摄入过多、缺少运动有关。

【护理措施】

1. 疼痛　头痛与血压升高有关。①评估患者头痛情况如疼痛程度,持续时间,是否伴有头晕、耳鸣、恶心、呕吐等症状。②减少易引起或加重头痛的因素。③指导患者使用放松技术,如心理训练、音乐治疗、缓慢呼吸等。④遵医嘱给予降压药物治疗,测量用药后的血压以判断疗效,并观察药物不良反应。

2. 有受伤的危险　与头晕、急性低血压反应、视物模糊或意识改变有关。①警惕急性低血压反应。②避免受伤,若患者有头晕、眼花、耳鸣等症状时应卧床休息,如厕或外出时有人陪伴;若患者头晕严重,应协助其在床上大小便;伴恶心、呕吐的患者,应将痰盂放在患者伸手可及处,呼叫器也应放在患者手边,防止取物时摔倒。③避免潜在的危险因素,如剧烈运动、迅速改变体位、活动场所光线暗、病室内有障碍物、地面滑、厕所无扶手等,必要时病床加用床档。

3. 潜在并发症　高血压危重症。①避免危险因素。②进行病情监测,定期监测血压,若发现血压急剧升高、剧烈头痛、呕吐、大汗、视物模糊、面色及神志改变、肢体运动障碍等症状,立即通知医师。③对高血压危重症进行护理,绝对卧床休息,抬高床头,避免一切不良刺激和不必要的活动,协助生活护理。保持呼吸道通畅,吸氧。安定患者情绪,必要时应用镇静药。连接好心电、血压、呼吸监护。迅速建立静脉通道,遵医嘱尽早准确给药,硝普钠静脉滴注过程中应避光,调整给药速度,严密监测血压;脱水药滴速宜快等。

三、心律失常护理

(一)概述

心脏传导系统是由能够形成和传导心电冲动的特殊心肌组成,包括窦房结、结间束、房室结、希氏束、左右束支和浦肯野纤维。窦房结是心脏正常心律的起搏点。心律失常(cardiac arrhythmia)是指各种原因引起心脏冲动起源或冲动传导的异常而引起心脏活动的规律发生紊乱。心律失常按其发生原理可分为冲动形成异常和冲动传导异常两大类。

1. 冲动形成异常　其发病机制有自律性增高和触发活动。

(1)窦性心律失常:包括窦性心动过速、窦性心动过缓、窦性心律不整齐、窦性停搏。

(2)异位心律

1)被动性异位心律:逸搏(房性逸搏、房室交界区性逸搏、室性逸搏);逸搏心律(房性逸搏心律、房室交界性逸搏心律、室性逸搏心律)。

2)主动性异位心律:期前收缩(房性期前收缩、房室交界区性期前收缩、室性期前收缩);阵发性心动过速(房性阵发性心动过速、房室交界区性阵发性心动过速、室性阵发性心动过速);心房扑动、心房颤动;心室扑动、心室颤动。

2. 冲动传导异常　折返是所有快速性心律失常中最常见的发病机制。

(1)生理性:干扰和房室分离。

(2)病理性:窦房传导阻滞;房内传导阻滞;房室传导阻滞;束支或分支阻滞(左、右束支及左束支分支传导阻滞)或室内阻滞。

(二)窦性心律失常

心脏的正常起搏点位于窦房结,其冲动产生的频率是60~100次/分,产生的心律称为窦性心律。窦性心律的频率因年龄、性别、体力活动等不同有显著的差异。心电图特征:P波在Ⅰ、Ⅱ、aVF导联直立,aVR导联倒置,P-R间期0.12~0.20s。

1. 窦性心动过速 成年人由窦房结所控制的心律其频率超过100次/分时,称为窦性心动过速,其发生常与交感神经兴奋及迷走神经张力降低有关。

(1)病因:多数属生理现象,健康人常在吸烟、饮茶、咖啡、酒、剧烈运动或情绪激动等情况下发生。在某些疾病时也可发生,如发热、甲状腺功能亢进症、贫血、心肌缺血、心力衰竭、休克等。

(2)心电图特征:窦性P波规律出现,频率>100次/分,P-P间隔<0.06s。

(3)治疗原则:一般不需要特殊治疗。去除诱发因素和针对原发病做相应处理即可,必要时可应用β受体阻滞药如美托洛尔,减慢心率。

2. 窦性心动过缓 成年人窦性心率频率<60次/分,称为窦性心动过缓。常同时伴发窦性心律不齐(不同P-P间期的差异>0.12s)。

(1)病因:多见于健康的青年人、运动员、睡眠状态,为迷走神经张力增高所致。亦可见于颅内压增高、器质性心脏病、严重缺氧、甲状腺功能减退症、阻塞性黄疸等疾病。服用抗心律失常药物(如β受体阻滞药、胺碘酮、钙通道阻滞药和洋地黄)过量等也可发生。

(2)心电图特征:窦性P波规律出现,频率<60次/分,P-P间隔>1s。

(3)临床表现:一般无自觉症状,当心率过分缓慢,出现心排血量不足,可出现胸闷、头晕甚至晕厥等症状。

(4)治疗原则:窦性心动过缓一般无症状,也不需要治疗;病理性心动过缓应针对病因采取相应治疗措施。若因心率过慢而出现症状者则可用阿托品、异丙肾上腺素等药物治疗,但不宜长期使用。症状不能缓解者可考虑心脏起搏治疗。

3. 窦性心律不整齐 窦性心律频率在60~100次/分,快慢不规则称为窦性心律不整齐。心电图特征:窦性P波;P-P间隔长短不一,相差0.12s以上。

(三)期前收缩

期前收缩是窦房结以外的异位起搏点兴奋性增高,过早发出冲动引起的心脏搏动,根据异位起搏点部位的不同,可分为房性期前收缩、房室交界区性期前收缩和室性期前收缩。期前收缩起源于一个异位起搏点，称为单源性；起源于多个异位起搏点，称为多源性。

临床上将偶尔出现期前收缩称偶发性期前收缩，但期前收缩＞5次/分称频发性期前收缩。如果每一个窦性搏动后出现一个期前收缩，称为二联律；每2个窦性搏动后出现一个期前收缩，称为三联律；每一个窦性搏动后出现2个期前收缩，称为成对期前收缩。

1. 病因　健康人在过度劳累、情绪激动、大量吸烟和饮酒、饮浓茶、进食咖啡因等时可引起期前收缩。各种器质性心脏病如冠状动脉粥样硬化性心脏病、心肌炎、心肌病、风湿性心脏病、二尖瓣脱垂等可引起前期收缩。另外，电解质紊乱、应用某些药物亦可引起期前收缩。

2. 心电图特征

(1)房性期前收缩：P波提早出现，其形态与窦性P波不同，P-P间期＜0.12s，QRS波群形态与正常窦性心律的QRS波群相同，期前收缩后有不完全代偿间歇。

(2)房室交界性期前收缩：提前出现的QRS波群，其形态与窦性心律相同；P波为逆行型(在Ⅱ、Ⅲ、aVF导联中倒置)，出现在QRS波群前，P-P间期＜0.12s。或出现在QRS波后，P-P间期＜0.20s。也可出现在QRS波之中。期前收缩后大多有完全代偿间歇。

(3)室性期前收缩：QRS波群提前出现，形态宽大畸形，QRS时限＞12s，与前一个P波无相关；T波常与QRS波群的主波方向相反；期前收缩后有完全代偿间歇。

3. 临床表现　偶发期前收缩大多无症状，可有心悸或感到1次心搏加重或有心搏暂停感。频发期前收缩使心排血量降低，引起乏力、头晕、胸闷等。脉搏检查可有脉搏不齐，有时期前收缩本身的脉搏减弱。听诊呈心律不整齐，期前收缩的第一心音常增强，第二心音相对减弱甚至消失。

4. 治疗原则　①积极治疗病因，消除诱因。②偶发期前收缩无重要临床意义，不需要特殊治疗，亦可用小量镇静药或β受体阻滞药如普萘洛尔等治疗。③对症状明显、呈联律的期前收缩需应用抗心律失常药物治疗，如频发房性期前收缩、房室交界区性期前收缩常选用维拉帕米、β受体阻滞药等治疗；室性期前收缩常选用利多卡因、美西律、胺碘酮等治疗。洋地黄中毒引起的室性期前收缩应立即停用洋地黄，并给予钾盐和苯妥英钠治疗。

(四)颤动

当异位搏动的频率超过阵发性心动过速的范围时，形成的心律称为扑动或颤动。可分为心房颤动和心室颤动。

1. 心房颤动　心房内产生极快的冲动,心房内心肌纤维极不协调地乱颤,心房丧失有效的收缩,心排血量比窦性心律减少25%甚至更多。心房颤动是十分常见的心律失常。

(1)病因:常发生于器质性心脏病患者,如风湿性心瓣膜病、冠状动脉粥样硬化性心脏病、高血压性心脏病、甲状腺功能亢进症、心力衰竭、心肌病、感染性心内膜炎、肺源性心脏病等。健康人情绪激动、手术后、急性酒精中毒、运动后也可出现心房颤动。

(2)临床表现:心房颤动心室率<150次/分,患者可有心悸、气促、心前区不适等症状,心室率极快者>150次/分,可因心排血量降低而发生晕厥、急性肺水肿、心绞痛或休克。持久性心房颤动易形成左心房附壁血栓,若脱落可引起动脉栓塞,如脑栓塞、肢体动脉栓塞、视网膜动脉栓塞。心脏听诊第一心音强弱不一致,心律绝对不规则。脉搏表现为快慢不均、强弱不等,发生脉搏短绌现象。

(3)心电图特征:为窦性P波消失,代之以大小、形态及规律不一的f波,频率为350~600次/分,QRS波群形态正常,R-R间隔完全不规则,心室率极不规则,通常在100~160次/分。

(4)治疗原则:积极查出心房颤动的原发病及诱发原因,给予相应处理。急性期应首选电复律治疗。心室率不快,发作时间短暂者无须特殊治疗;若心率快,且发作时间长,可用洋地黄减慢心室率,使用维拉帕米、地尔硫䓬等药物终止心房颤动。对于持续性心房颤动患者,若有恢复正常窦性心律指征时,可用同步直流电复律或药物复律,也可应用经导管射频消融进行治疗。

2. 心室颤动　心室内心肌纤维发生快而微弱的、不协调的颤动,心室完全丧失射血能力。心室颤动是最严重的心律失常。

(1)病因:心室颤动常见于急性心肌梗死、洋地黄中毒、严重低血钾、心脏手术、电击伤,胺碘酮、奎尼丁中毒等也可引起。心室颤动是器质性心脏病和其他疾病危重患者临终前发生的心律失常。

(2)临床表现:心室颤动一旦发生,表现为迅速意识丧失、抽搐、发绀,继而呼吸停止,瞳孔散大甚至死亡。查体心音消失、脉搏触不到,血压测不到。

(3)心电图特征:QRS波群和T波消失,呈完全无规则的波浪状曲线,形状、频率、振幅高低各异。

(4)治疗原则:心室颤动可致心搏骤停,一旦发生应立即做非同步直流电除颤,同时配合胸外心脏按压及人工呼吸,保持呼吸道通畅,迅速建立静脉通路,并采取经静脉注射复苏和抗心律失常药物等抢救措施。

(五)心律失常患者的护理问题

1. 焦虑　与严重心律失常导致的躯体及心理不适有关。

第4章　内科常见疾病护理

2. 活动无耐力　与严重心律失常引起的心排血量减少有关。

3. 有受伤的危险　与心律失常导致的晕厥有关。

4. 潜在并发症　心力衰竭、心搏骤停。

(六)心律失常患者的护理措施

1. 休息与活动　影响心脏排血功能的心律失常患者应绝对卧床休息，协助完成日常生活。功能性和轻度器质性心律失常血流动力学改变不大者，应注意劳逸结合，避免劳累及感染，可维持正常的工作和生活，积极参加体育运动，改善自主神经功能。

2. 心理护理。

3. 饮食护理　宜选择低脂、易消化、营养丰富饮食，不宜饱食，少量多餐，避免吸烟、酗酒、刺激性或含咖啡因的饮料或饮食。

4. 病情观察　密切观察生命体征及神志、面色等变化。严重心律失常患者应施行心电监护，注意有无引起猝死的危险征兆，如频发性、多源性、成联律、RonT室性期前收缩，阵发性室上性心动过速，心房颤动，二度Ⅱ型房室传导阻滞等。随时有猝死危险的心律失常，如阵发性室性心动过速、心室颤动、三度房室传导阻滞等。若发现上述情况，应列为紧急情况，立即报告医师进行处理。同时嘱患者卧床、吸氧、开放静脉通道，准备抗心律失常药物、除颤器、临时起搏器等。

5. 用药护理　正确、准确使用抗心律失常药物，观察药物不良反应。①应用利多卡因需注意注射不可过快、过量，以免导致传导阻滞、低血压、抽搐，甚至呼吸抑制和心脏停搏。②奎尼丁有较强的心脏毒性作用，使用前须测血压、心率，用药期间应经常监测血压、心电图，如有明显血压下降、心率减慢或不规则，心电图示Q-T间期延长时，须暂停给药，并报告医师处理。③胺碘酮心外毒性最严重的为肺纤维化，可致死亡。应严密观察患者的呼吸状况，及早发现肺损伤情况。

6. 心脏电复律护理

(1)心脏电复律适应证：非同步电复律适用于心室颤动、持续性室性心动过速，功率为300~350J。同步电复律适用于有R波存在的部分快速异位心律失常，如心房颤动、室性阵发性心动过速等，功率为150~200J。

(2)心脏电复律禁忌证：病史长、心脏明显扩大，同时伴二度Ⅱ型或三度房室传导传滞的心房颤动和心房扑动；洋地黄中毒或低血钾患者。

(3)操作配合：准备用物，患者仰卧于绝缘床上，连接心电监护仪，建立静脉通路，静脉注射地西泮0.3~0.5mg/kg。放置电极板，电极板须用盐水纱布包裹或均匀涂上导电糊，并紧贴患者皮肤。放电过程中医护人员注意身体的任何部位均不要直接接触铁床及患者，以防电击意外。

(4)电复律后护理:患者绝对卧床24h,严密观察生命体征(每30分钟测量并记录1次直至平稳),并注意面色、神志、肢体活动情况。电击局部皮肤如有烧伤,应给予处理;遵医嘱给予抗心律失常药物维持窦性心律,观察药物不良反应。

7. 心脏起搏器安置术后护理

(1)术后可心电监护24h,注意起搏频率和心率是否一致,监测起搏器工作情况。

(2)患者绝对卧床1～3d,取平卧位或半卧位,不要压迫置入侧。指导患者6周内限制体力活动,置入侧手臂、肩部应避免过度活动,避免剧烈咳嗽等以防电极移位或脱落。

(3)遵医嘱给予抗生素治疗,同时注意伤口有无渗出和感染。

(4)做好患者的术后宣传教育,如何观察起搏器工作情况和故障、定期复查的必要、日常生活中要随身携带"心脏起搏器卡"等。

四、心力衰竭护理

(一)慢性心力衰竭

心力衰竭是指在静脉回流正常的情况下,由于原发性的心脏损害引起心排血量减少,不能维持机体代谢需要的一组临床综合征。按发生的部位可分为左心衰竭、右心衰竭和全心衰竭;按发展速度可分为急性心力衰竭和慢性心力衰竭,以慢性心力衰竭居多。

【病因】

1. 基本病因

(1)原发性心肌损害:见于冠状动脉粥样硬化性心脏病心肌缺血、糖尿病、心肌病等。

(2)心脏负荷过重:①容量负荷(前负荷)过重,见于瓣膜关闭不全、间隔缺损、动脉导管未闭、甲状腺功能亢进症等。②压力负荷(后负荷)过重,见于高血压、主动脉瓣狭窄、肺动脉高压等。

2. 诱因 ①感染:呼吸道感染是最常见、最重要的诱因。②心律失常:心房颤动是诱发心力衰竭的重要因素。③血容量增加:摄入钠盐过多,输液过快、过多。④妊娠和分娩。⑤生理或心理压力过大:情绪激动、过度劳累。⑥其他:如药物使用不当等。

【发病机制】 慢性心力衰竭的发病机制十分复杂,这些机制可使心功能在一定时间内维持在相对正常的水平,但也有负性效应,久之发生失代偿:①Frank-Starling机制;②神经体液的代偿机制;③心肌损害与心室重塑。

【临床表现】

1. 左心衰竭 以肺淤血和心排血量降低表现为主。

(1)症状

1)呼吸困难:最早出现劳力性呼吸困难,最典型的是夜间阵发性呼吸困难。

2)咳嗽、咳痰、咯血:咳嗽、咳痰早期出现,是肺泡和支气管黏膜淤血所致,痰呈白色泡沫样状。

3)倦怠、乏力、头晕、心悸:由于心排血量降低所致。

4)少尿及肾功能损害。

(2)体征:心率加快、肺动脉瓣区第二心音亢进、心尖区舒张期奔马律、交替脉是左心衰竭的特征性体征。双肺下部可闻及湿啰音,慢性左心衰竭可有心脏扩大。

2. 右心衰竭　以体循环淤血表现为主。

(1)症状:食欲缺乏、腹胀、恶心、呕吐、少尿等。

(2)体征

1)水肿:早期在身体下垂部位出现凹陷性水肿。

2)颈静脉征:颈静脉搏动增强、充盈、怒张是右心衰竭的最主要体征,最可靠的体征是肝颈静脉回流征阳性。

3)肝大伴压痛。

4)发绀:由于体循环静脉淤血,血流缓慢使血液中还原血红蛋白增多所致。

3. 全心衰竭　左心衰竭、右心衰竭同时出现。因有右心衰竭,右心排血量的减少,可使呼吸困难减轻,但发绀加重。

【心功能分级】　目前通用的是1928年美国纽约心脏病学会(New York Heart Academy,NYHA)提出的一项分级方案,主要根据患者的自觉活动能力将心功能分为4级。Ⅰ级:体力活动不受限制,日常活动不引起乏力、心悸、气急。Ⅱ级:体力活动轻度受限,休息时无症状,日常活动可引起乏力、心悸、气急。Ⅲ级:体力活动明显受限,休息时无症状,轻度日常活动即可引起上述症状。Ⅳ级:体力活动重度受限,休息时也有症状,活动后加重。

【辅助检查】

1. X线检查

(1)心影大小及外形:为心脏病的病因诊断提供重要依据,根据心脏扩大的程度和动态改变还可间接反映心功能状态。

(2)肺淤血征象:肺淤血的有无及其程度能直接反映心功能状态。

2. 超声心动图　①比X线检查更能准确地提供各心腔大小变化及心瓣膜结构情况。②估计心脏功能。

3. 有创性血流动力学检查。

4．放射性核素检查。

【治疗要点】

1．治疗病因和去除诱因。

2．减轻心脏负担

(1)合理安排休息,限制体力活动,避免精神紧张,减轻心脏负荷。

(2)饮食:限制钠盐的摄入,水肿明显时应限制水的摄入量。

(3)吸氧:给予持续氧气吸入,流量为 2～4L/min。

(4)利尿药应用:利尿药是心力衰竭治疗中最常用的药物,通过排钠、排水减轻液体潴留,减轻心脏前负荷。利尿药分为排钾利尿药和保钾利尿药两大类,排钾利尿药常用氢氯噻嗪、呋塞米,保钾利尿药常用螺内酯、氨苯蝶啶。

(5)血管扩张药的应用:通过扩张小动脉,减轻心脏后负荷;通过扩张小静脉,减轻心脏前负荷。常用制剂有硝普钠、硝酸甘油等。

3．增强心肌收缩力

(1)洋地黄制剂:可增强心肌收缩力,抑制心脏传导系统,对迷走神经系统的直接兴奋作用是其一个独特优点,代表药物如地高辛、毛花苷 C(西地兰)等。

(2)非洋地黄制剂:有多巴胺、米力农等。

近的来,国外已有不少大规模临床试验证明,即使重度心力衰竭,应用血管紧张素转换酶(angiotensin converting enzyme,ACE)抑制药可明显改善远期预后,降低死亡率,从心功能尚处于代偿期而无明显症状时,即开始给予 ACE 抑制药的干预治疗是心力衰竭治疗方面的重要进展。

抗醛固酮制剂螺内酯,能抑制心血管的重构,对改善慢性心力衰竭的远期预后有很好的作用。

β受体阻滞药,可对抗代偿机制中交感神经兴奋性增强这一效应,从而降低患者死亡率、住院率,提高其运动耐量。常用药物有卡维地洛、美托洛尔等。但β受体阻滞药有负性肌力作用,临床应用应十分慎重。仅小剂量应用于以舒张功能不全为特征的轻、中度心力衰竭的治疗。

【护理问题】

1．气体交换受损　与左心衰竭致肺循环淤血有关。

2．活动无耐力　与心排血量下降有关。

3．体液过多　与右心衰竭致体循环淤血、水钠潴留、低蛋白血症有关。

4．潜在并发症　洋地黄中毒。

【护理措施】

1. 休息与活动　根据患者心功能情况合理安排休息和活动。一般心功能Ⅰ级不限制一般的体力活动,但必须避免重体力劳动。心功能Ⅱ级应多卧床休息,中度限制一般的体力活动,避免比较强的活动。心功能Ⅲ级应卧床休息,严格限制一般的体力活动。心功能Ⅳ级应绝对卧床休息。

2. 给氧　根据缺氧的轻重程度调节氧流量。

3. 病情观察　注意观察水肿的消长情况,每日测量体重,准确记录出入量;监测患者呼吸困难的改善情况及血气分析等变化;观察活动后心功能情况。

4. 输液的护理　控制输液量和速度,以防诱发急性肺水肿。

5. 饮食护理　给予高蛋白、高维生素、易消化饮食,少量多餐、避免过饱,限制钠盐摄入,每日食盐摄入量少于5g,禁食刺激性食物。

6. 用药护理

(1)使用利尿药的护理:使用排钾利尿药时监测血钾及有无乏力、腹胀、肠鸣音减弱等低钾血症的表现,同时多补充含钾丰富的食物,如葡萄干、香蕉、马铃薯等,必要时遵医嘱补充钾盐。口服补钾宜在饭后或进餐时,以减轻胃肠道不适;静脉补钾时每500ml液体中氯化钾含量不宜超过1.5g。利尿药的应用时间选择早晨或日间为宜,避免夜间排尿过频而影响患者的休息。

(2)使用洋地黄的护理:教会患者服地高辛时应自测脉搏,当脉搏<60次/分或节律不规则应暂停服药并报告医师;同时监测心率、心律的变化,必要时监测血清地高辛浓度;应避免与奎尼丁、普罗帕酮(心律平)、维拉帕米(异搏定)、阿司匹林等药物合用,可增加药物毒性。

洋地黄类药物毒性反应:①胃肠道表现,食欲缺乏、恶心、呕吐等。②神经系统表现,如头晕、头痛、视物模糊、黄视、绿视等。③心血管系统表现,常出现各种类型的心律失常,最常见的为室性期前收缩二联律,其他如房室传导阻滞、心房颤动转为规则心律、ST段改变呈鱼钩状等。

洋地黄类药物毒性反应的处理:立即停用洋地黄类药,低血钾者停用排钾利尿药,积极补充钾盐,纠正心律失常,快速性心律失常可用利多卡因,一般禁用电复律,因其导致心室颤动;对缓慢心律失常,可使用阿托品0.5~1.0mg治疗或安置临时起搏器。

(3)使用血管扩张药的护理:应用硝酸酯制剂应注意观察和预防不良反应发生,如头晕、头胀感、头部跳动感、面红、心悸等不良反应,严格掌握滴速,监测血压变化,当患者起床时动作宜缓慢,以防发生直立性低血压。

7. 皮肤护理　预防压力性损伤的发生。

(二)急性心力衰竭

急性心力衰竭是指由于急性心脏病变引起心排血量显著、急骤降低,导致组织器官灌注不足和急性淤血的综合征。

【病因】 急性广泛心肌梗死、高血压危象、急性瓣膜反流、严重心律失常、输液过多过快等。

【发病机制】 心脏收缩力突然严重减弱,心排血量急剧减少或左心室瓣膜性急性反流,左心室舒张末压迅速升高,肺静脉回流不畅,导致肺静脉压快速升高,肺毛细血管压随之升高,使血管内液体渗入到肺间质和肺泡内,形成急性肺水肿。

【临床表现】 患者呼吸困难,呼吸频率可达 30～40 次/分,呈端坐呼吸,咳嗽,咳大量粉红色泡沫痰,烦躁不安,口唇青紫,面色苍白,大汗淋漓,血压降低等;查体可见心率和脉率增快,两肺满布湿啰音和哮鸣音,心尖部可闻及舒张期奔马律。

【治疗要点】

1. 体位　置患者于坐位,两腿下垂,以减少静脉回流。

2. 吸氧　吸入高流量(6～8L/min)氧气,加入 30%～50% 乙醇湿化,降低肺泡内泡沫的表面张力,改善通气。

3. 遵医嘱用药　①镇静药:吗啡具有镇静作用和扩张静脉及小动脉作用,皮下注射或静脉注射吗啡 5～10mg 可减轻患者烦躁不安、降低心率、减轻心脏负担。②利尿药:静脉注射呋塞米 20～40mg,10min 内起效。③血管扩张药:硝普钠为动、静脉血管扩张药;硝酸甘油扩张小静脉,降低回心血量;酚妥拉明以扩张小动脉为主。④强心药:毛花苷 C 0.4mg 缓慢静脉注射,增强心肌收缩力。⑤平喘药:氨茶碱可缓解支气管痉挛,需缓慢静脉注射。

【护理问题】

1. 气体交换受损　与急性肺淤血有关。

2. 恐惧　与呼吸困难有关。

3. 潜在并发症　心源性休克、呼吸道感染、下肢静脉血栓形成。

【护理措施】

1. 一般护理

(1)休息与活动:限制体力活动,避免长期绝对卧床休息,以防发生静脉血栓、肺栓塞、压力性损伤等问题。

(2)饮食护理:限制钠盐摄入,给予高营养、高热量、少盐、易消化清淡饮食,少量多餐,避免进食产气食物。保持大便通畅。

(3)吸氧:根据缺氧程度调节氧流量,一般为 2～4L/min。

(4)控制输液速度:一般为20～30滴/分。

2. 病情监测　严密观察患者呼吸困难改善情况;监测动脉血气分析结果;保持呼吸道通畅,观察患者的咳嗽情况、痰液的性状和量。控制静脉输液速度。

3. 心理护理　避免在患者面前讨论病情,以减少误解。给予患者精神安慰及心理支持,减轻焦虑和恐惧,以增加安全感。

4. 用药护理　应用吗啡时应注意观察患者有无呼吸抑制,伴颅内出血、神志障碍、慢性肺部疾病时禁用;应用利尿药时要注意记录24h尿量,监测水、电解质变化和酸碱平衡情况;用血管扩张药要注意调节输液速度、监测血压变化;应用硝普钠时现用现配、避光滴注,每24小时更换溶液,用输液泵控制滴速;洋地黄制剂静脉使用时要稀释,静脉注射速度宜缓慢,同时观察心电图变化。重度二尖瓣狭窄患者、急性心肌梗死患者24h内禁用洋地黄制剂。

五、心脏瓣膜病护理

(一)二尖瓣狭窄

【病理生理】　轻者可表现为瓣膜交界处粘连和(或)瓣膜本身增厚,重者则瓣膜极度增厚,腱索、乳头肌粘连缩短,使瓣膜活动显著受限,甚至整个瓣膜似一强直的漏斗,瓣口呈"鱼口"状,此时常伴明显的关闭不全。慢性二尖瓣狭窄可导致左心房扩大,左心房附壁血栓形成和肺血管床的闭塞性改变。

【临床表现】

1. 失代偿期可有不同程度的呼吸困难,右心受累期可表现为食欲下降、恶心、腹胀、少尿、水肿等。

2. 体征:重度二尖瓣狭窄常有"二尖瓣面容",双颧绯红;心尖部可触及舒张期震颤,听诊心尖部可闻及第一心音亢进和开瓣音,提示瓣膜弹性及活动度尚好,心尖部可有低调的隆隆样舒张中、晚期杂音,肺动脉瓣区可闻及亢进伴分裂。伴有心力衰竭时可有颈静脉怒张、肝大、下肢水肿等。

【辅助检查】

1. X线检查　轻度二尖瓣狭窄时,X线表现可正常。中、重度狭窄时,左心房增大,肺动脉段突出,心影呈梨形(二尖瓣型),有肺淤血征象,晚期右心室扩大。

2. 心电图　左心房扩大后可出现宽大而有切迹的P波,称"二尖瓣型P波",QRS波群示电轴右偏和右心室肥厚。并可表现有各类心律失常,以心房颤动最常见。

3. 超声心动图检查　为明确和量化诊断二尖瓣狭窄的可靠方法。

(二)二尖瓣关闭不全

【病理生理】　当左心室收缩时,由于二尖瓣关闭不全,左心室部分血液反流入左心房,左心房的容量负荷增加,左心房扩大。当不伴二尖瓣狭窄时,心室舒张期左心房仍可将过多的血液送至左心室,致使左心室扩大、肥厚。同时扩大的左心房和左心室在较长时间内适应容量负荷增加,使左心房压和左心室舒张末期压力不致明显上升,故肺淤血不出现。但长期持续的严重过度负荷,终致左心室心肌衰竭,左心室舒张末期压力和左心房压明显升高,肺淤血出现,最终导致肺动脉高压和右心衰竭发生。

【临床表现】

1. 轻度二尖瓣关闭不全可终身无症状,严重反流时有心排血量减少,首先出现的突出症状是疲乏无力,肺淤血的症状如呼吸困难出现较晚。

2. 心尖冲动向左下移位,心脏向左下扩大。心尖部第一心音减弱,可闻及全收缩期粗糙的高调一贯型吹风样杂音,向左腋下、左肩胛下区传导。

【辅助检查】

1. X线检查 慢性重度反流常见左心房、左心室增大,左心衰竭时可见肺淤血征。

2. 心电图 主要表现为左心房增大,部分有左心室肥厚及非特异性 ST-T 改变,心房颤动常见。

3. 超声心动图。

4. 其他 放射性核素心室造影,通过左心室与右心室心搏量之比值评估反流程度,该比值>2.5提示严重反流;左心室造影,通过观察收缩期造影剂反流入左心房的量,为判定反流程度的"金标准"。

(三)主动脉瓣关闭不全

【病理生理】 由于主动脉瓣关闭不全,主动脉内血液在舒张期反流入左心室,左心室同时接纳左心房的充盈血流,其代偿反应是左心室舒张末容量增加,使左心室扩张、离心性肥厚,久之心室收缩功能降低,发生左心衰竭。另外,由于舒张期血液反流回左心室,可引起外周动脉供血不足,导致主要脏器如脑、冠状动脉等灌注不足而出现相应的临床表现。

【临床表现】

1. 早期可无症状,或仅有心悸、心前区不适、头部动脉搏动感等。病变严重时可出现劳累后呼吸困难等左心衰竭的表现。常有体位性头晕,心绞痛较主动脉瓣狭窄时少见,晕厥罕见。

2. 体征:心尖冲动向左下移位,搏动弥散而有力。胸骨左缘第3与第4肋间可闻及舒张期高调叹气样杂音,向心尖部传导,坐位前倾、深呼气时易听到。重度反流者,常在心尖区听到舒张中、晚期隆隆样杂音,不伴第一心音亢进。收缩压升高,舒张压降低,脉压增大。外周血管征常见,包括随心脏搏动的点头征、颈动脉和桡动脉扪及水冲脉、毛细血管搏动征、股动脉枪击音等。

【辅助检查】

1. X线检查 心脏外形可呈靴形(主动脉型),即左心室增大伴升主动脉扩张、纡曲,主动脉弓突出,搏动明显。

2. 心电图 示左心室肥厚及继发性ST-T改变。

3. 超声心动图检查。

4. 放射性核素检查 心室造影可测定左心室收缩、舒张末容量和休息、运动射血分数,判断左心室功能。

5. 主动脉造影 当无创技术不能确定反流程度,并考虑行外科治疗时,可行选择性主动脉造影确诊。

(四)主动脉瓣狭窄

【病理生理】 主动脉瓣口狭窄使左心室射血受阻,后负荷增加,因而左心室进行性向心性肥厚,最终由于室壁应力增高、心肌缺血和纤维化等导致左心衰竭。因左心室射血受阻,左心室搏出量减少,使脑动脉、冠状动脉供血减少,临床出现相应症状。

【临床表现】

1. 症状出现晚。呼吸困难、心绞痛和晕厥为主动脉狭窄典型的三联征。

2. 心尖冲动相对局限、持续有力,主动脉瓣第一听诊区可触及收缩期震颤,并可闻及粗糙而响亮的喷射性收缩期吹风样杂音,向颈部、胸骨左下缘和心尖区传导。在晚期,收缩压和脉压均下降。

【辅助检查】

1. X线检查 单纯主动脉瓣狭窄X线检查心影可正常或左心室轻度增大,主动脉根部常见狭窄后扩张。

2. 心电图 示重度狭窄者有左心室肥厚及继发性ST-T改变,可有心律失常。

3. 超声心动图 示左心室壁增厚,主动脉瓣开放幅度减低。多普勒超声可测出主动脉瓣口面积及跨瓣压差,为明确诊断和判定狭窄程度的重要方法。

4. 心导管检查 可直接测出左心室与主动脉之间有明显的跨瓣压差。

(五)心脏瓣膜病的并发症

1. 二尖瓣狭窄

(1)充血性心力衰竭:是风湿性心瓣膜病的首要潜在并发症,也是本病就诊及致死的主要原因。

(2)心律失常:以心房颤动最常见,易有血栓形成。

(3)栓塞:20%的患者可发生体循环栓塞,以脑栓塞最多见;此外,还可见于下肢动脉、肠系膜动脉、视网膜中央动脉等。

(4)亚急性感染性心内膜炎:较少见。

(5)肺部感染:较常见,为诱发心力衰竭的主要原因之一。

(6)急性肺水肿:为重度二尖瓣狭窄的严重并发症。

2. 二尖瓣关闭不全　并发症与二尖瓣狭窄相似,但感染性心内膜炎发生率较二尖瓣狭窄高,而体循环栓塞较二尖瓣狭窄少见。

3. 主动脉瓣狭窄　10%的患者可发生心房颤动;主动脉瓣钙化侵及传导系统可致房室阻滞,左心室肥厚、心内膜下心肌缺血或冠状动脉栓塞可致室性心律失常。感染性心内膜炎、体循环栓塞较少见。15%~25%的患者有胃肠道血管发育不良,可合并胃肠道出血。

4. 主动脉瓣关闭不全　左心衰竭为其主要并发症,并发亚急性感染性心内膜炎、室性心律失常亦较常见,心脏性猝死较少见。

(六)心脏瓣膜病的治疗要点

1. 内科治疗　包括病因治疗,限制体力活动,预防风湿热复发,防治感染及并发症的治疗。无症状者应定期随访。

2. 外科治疗　手术是根本性解决瓣膜病的手段,主要有人工瓣膜置换术。另外,二尖瓣狭窄者还可行闭式分离术或直视分离术。

3. 介入治疗　主要针对二尖瓣狭窄。肺动脉瓣狭窄、主动脉瓣狭窄者,可行经皮球囊瓣膜成形术。

(七)心脏瓣膜病的护理问题

1. 体温过高　与风湿活动或合并感染有关。

2. 潜在并发症　心力衰竭、栓塞、心房颤动、亚急性感染性心内膜炎、猝死等。

3. 有感染的危险　与机体抵抗力下降有关。

4. 疼痛　与肥厚心肌耗氧量增加、冠状动脉血液灌注量减少有关。

5. 家庭应对无效　与患者家属长期照顾导致体力、精神、经济上负担过重有关。

6. 焦虑　与担心疾病预后、工作、生活等有关。

(八)心脏瓣膜病的护理措施

1. 体温过高　与风湿活动或合并感染有关。

(1)病情观察:观察有无风湿活动的表现,如皮肤环形红斑、皮下结节、关节红肿及疼痛不适等。

(2)饮食与休息:给予高热量、高蛋白、高维生素、易消化饮食,以促进机体恢复;卧床休息,限制活动量,协助生活护理,以减少机体消耗。待病情好转,实验室检查正常后再逐渐增加活动量。

(3)用药及降温护理:遵医嘱给予抗生素及抗风湿药物治疗,观察其疗效和不良反应。体温超过38.5℃时给予物理降温,30min后测量体温并记录降温效果。

(4)口腔与皮肤护理。

2. 潜在并发症　心力衰竭。

(1)观察有无心力衰竭征象,监测生命体征,评估患者有无呼吸困难、乏力、食欲缺乏、尿少等症状,检查有无肺部湿啰音、肝大、下肢水肿等体征。

(2)避免诱因:积极预防和控制感染,纠正心律失常,避免劳累和情绪激动,以免诱发心力衰竭。

(3)当患者出现心力衰竭症状时,按心力衰竭患者护理。

3. 潜在并发症　栓塞。

(1)评估栓塞的危险因素,阅读超声心动图报告,注意有无心房、心室扩大及附壁血栓,心电图有无异常(尤其是心房颤动)。

(2)遵医嘱用药,如抗心律失常、抗血小板聚集的药物,预防附壁血栓形成和栓塞。

(3)休息与活动:左心房内有巨大附壁血栓者应绝对卧床休息,以防血栓脱落造成其他部位栓塞。病情允许时应鼓励并协助患者翻身、活动下肢、按摩及用温水泡足或下床活动,防止下肢深静脉血栓形成。

(4)栓塞的观察与处理:密切观察有无栓塞征象,一旦发生,立即报告医师,给予溶栓、抗凝治疗,配合抢救。

(九)心脏瓣膜病的健康教育

1. 做好疾病知识指导,帮助患者及其家属树立长期与疾病做斗争的信心,指导其坚持遵医嘱服药,有手术适应证者劝患者尽早择期手术。

2. 预防感染,尽可能改善居住环境,防止风湿活动;适当锻炼,加强营养,提高机体抵抗力,注意避免呼吸道感染,一旦发生感染,应立即用药治疗。患者在拔牙、内镜检查、导尿术、分娩、人工流产等手术操作前,应告诉医师自己有风湿性心脏病病史,以便于预防性使用抗生素。劝告扁桃体反复发炎者在风湿活动控制后2~4个月摘除扁桃体。

3. 避免诱因,帮助患者协调好休息与活动的关系,做好家属理解配合工作。

六、冠状动脉粥样硬化性心脏病护理

(一)心绞痛

冠状动脉粥样硬化性心脏病是指冠状动脉粥样硬化后造成管腔狭窄或阻塞,导致心肌缺血、坏死的心脏病,简称冠心病。临床上分为5种类型,即隐匿型冠心病、心绞痛型冠心病、心肌梗死型冠心病、心力衰竭和心律失常型冠心病、猝死型冠心病。本病病因不明,目前认为与高血压、高血脂、高血糖、高体重、高龄有关;此外,与吸烟、缺少体力活动、饮食不当、遗传等也有关。

1. 稳定型心绞痛　是指冠状动脉供血不足,心肌急剧、暂时的缺血、缺氧所引起的临床综合征。

(1)病因:主要是冠状动脉粥样硬化,冠状动脉痉挛也可引起心绞痛。

(2)发病机制:当冠状动脉病变导致管腔狭窄或扩张性减弱时,限制了血流量的增加,但心肌的供血量相对比较固定。一旦心脏负荷突然增加,如体力活动、情绪激动使心肌耗氧量增加时,心肌对血液的需求量增加;或当冠状动脉发生痉挛时,其血流量减少;或在突然发生循环血流量减少的情况下,冠状动脉血液灌注量突降,其结果均导致心肌血液供求之间矛盾加深,心肌血液供给不足,引起心绞痛发作。

(3)临床表现

1)症状:主要表现发作性胸痛。①疼痛部位:胸骨体中段或上段之后常见,其次为心前区,放射至左肩、左臂内侧达左手环指和小指,或至颈部、咽部、背部、上腹部。②性质:常为压迫感、发闷感、紧缩感、烧灼感,偶可伴有濒死感。③持续时间:疼痛多于停止原来的活动后或舌下含服硝酸甘油后1~5min缓解,不超过15min。④诱因:常由于体力劳动或情绪激动、饱餐、寒冷、吸烟等情况而诱发。

2)体征:心率增快、面色苍白、冷汗、血压升高,心脏听诊可有第三或第四心音奔马律。

(4)临床分型

1)劳累型心绞痛:稳定型心绞痛、初发型心绞痛、恶化型心绞痛。

2)自发性心绞痛:卧位型心绞痛、变异型心绞痛、急性冠状动功能不全、梗死后心绞痛。

3)混合性心绞痛。

(5)辅助检查

1)心电图检查:正常或心肌缺血表现,即ST段压低,T波低平或倒置。

2)心电图运动负荷试验。

3)冠状动脉造影:管腔直径减少70%~75%会严重影响冠状动脉血供。

(6)治疗要点

1)心绞痛发作期治疗:①立刻休息。②硝酸酯类药物是最有效、作用最快终止心绞痛发作的药物,可扩张冠状动脉,增加冠状动脉血流量,同时扩张外周血管,减轻心脏负担而缓解心绞痛。例如,舌下含化硝酸甘油0.3~0.6mg,1~2min开始起效,作用持续30min左右。

2)缓解期治疗：①一般治疗。避免诱因，积极治疗冠心病的危险因素，如高血压、高脂血症、糖尿病等。②硝酸酯制剂，如硝酸甘油、异山梨酯。③β受体阻滞药，可减慢心率、降低心肌收缩力、减少心肌耗氧，如美托洛尔。本药与硝酸酯类药物有协同作用，易引起低血压；支气管哮喘、低血压及心动过缓的患者禁用；应逐渐减量停药，以免诱发心肌梗死。④钙通道阻滞药，可减少心肌氧耗、解除冠状动脉痉挛、减轻心脏负荷、改善心肌的微循环，如硝苯地平缓释片，停用本药时宜逐渐减量直至停服，以免发生冠状动脉痉挛。⑤抑制血小板聚集药物，可防止血栓形成，如小剂量阿司匹林。

3)其他治疗：经皮腔内冠状动脉成形术、主动脉-冠状动脉旁路移植手术。

(7)护理问题

1)疼痛：与心肌缺血、缺氧有关。

2)活动无耐力：与氧的供需失调有关。

3)知识缺乏：对心绞痛的疾病过程、治疗和危险因素不了解。

4)潜在并发症：心肌梗死。

5)焦虑：与突然发生的剧烈胸痛有关。

(8)护理措施

1)一般护理：心绞痛发作时应立即停止活动，舌下含服硝酸甘油，注意硝酸甘油需避光保存，药瓶开封后6个月更换1次。保持情绪稳定。给予氧气吸入。鼓励患者戒烟、酒。指导患者减少或避免诱因。

2)病情观察：发作时疼痛的部位、性质、持续时间、缓解方式、伴随症状等。如果出现疼痛频繁发作、程度加剧、持续时间延长、休息或药物不能缓解或休息时发作等情况，应警惕其是否为急性心肌梗死的先兆表现，及时通知医师。

3)观察药物不良反应：应用硝酸甘油时，舌下含服，含药后应平卧，以防止直立性低血压的发生。服用硝酸酯类药物后常有头胀、面红、头晕、心悸等血管扩张的表现。青光眼、低血压患者忌用硝酸酯类药物。

4)饮食护理：给予低脂、低胆固醇、少糖、少盐、适量蛋白质、纤维素丰富的饮食，少食多餐，不宜过饱，不饮浓茶、咖啡，避免辛辣、刺激性食物。

5)健康教育：具体如下。①心理指导：保持良好的心态，说明情绪激动、焦虑等可诱发和(或)加重病情。②饮食指导：宜进食低盐、低脂、低胆固醇、清淡易消化的饮食，少食多餐，不宜过饱，避免暴饮暴食，忌烟、忌酒。不饮浓茶、咖啡。肥胖者应限制饮食，减轻体重。③活动和休息指导：合理安排休息和活动，心绞痛发作时应立即停止活动。④用药指导：遵医嘱服药，服用硝酸酯类药物后常有头胀、面红、头晕、心悸等血管扩张的表现，应用硝酸甘油时，含药后应平卧，以防直立性低血压的发生，注意硝酸甘油需避光保存，按失效期（一般为6个月）及时更换。⑤警惕急性心肌梗死的发生：如果出现疼痛频繁发作、程度加剧、持续时间延长、休息或药物不能缓解或休息时发作等情况，应及时通知医师。

2. 不稳定型心绞痛 除典型的稳定型心绞痛之外，有短暂ST段抬高的变异型心绞痛仍为临床所保留。其他各类心绞痛已趋向于统称为不稳定型心绞痛，与稳定型心绞痛的主要不同点是冠状动脉有继发病理改变。

不稳定型心绞痛与非ST段抬高急性心肌梗死同属非ST段抬高型急性冠脉综合征，两者的区别主要是根据血中心肌坏死标志物的测定，即肌酸激酶同工酶（CK-MB）小于正常上限的2倍，但肌钙蛋白T（TnT）、肌钙蛋白I（TnI）均正常，应拟诊为不稳定型心绞痛；如CK-MB大于正常上限的2倍，即使TnT、TnI正常，也可确诊为非ST段抬高急性心肌梗死；如CK-MB正常，但TnT、TnI增高，可确诊为非ST段抬高急性心肌梗死。

(二)急性心肌梗死

急性心肌梗死是指冠状动脉血供急剧减少或中断，使相应心肌发生持久的缺血导致心肌坏死。

【病因与发病机制】

1. 基本病因 主要为冠状动脉粥样硬化（偶为冠状动脉栓塞、炎症、先天性畸形、痉挛和冠状动脉口堵塞所致），当患者的一支或多支冠状动脉管腔狭窄超过75%，一旦狭窄部血管粥样斑块增大、破溃、出血，局部血栓形成、栓塞或出现血管持续痉挛，使管腔完全闭塞，而侧支循环未完全建立；或由于休克、脱水、大量出血、外科手术或严重心律失常导致心排血量下降，冠状动脉血流量锐减；或重体力活动、情绪过分激动或血压剧升等使心肌耗氧量剧增，以致使心肌严重而持久地急性缺血达1h以上，均可发生心肌梗死。

2. 诱因 休克、脱水、大量出血、外科手术或严重心律失常导致心排血量下降和冠状动脉血流量锐减；重体力活动、饱餐（特别是进食高脂肪餐后）、情绪过分激动或血压剧升，心肌耗氧量剧增，冠状动脉供血明显不足；晨起6～12时交感神经活性增加，机体应激反应增强，冠状动脉张力增高。

【临床表现】

1. 先兆表现 50%的患者发病数日或数周前有胸闷、心悸、乏力、恶心、大汗、烦躁、血压波动、心律失常、心绞痛等前驱症状。

2. 症状

(1)疼痛:多于早晨发生,心前区剧烈疼痛为最早出现的症状,其性质和部位与心绞痛相似,但程度更剧烈,伴有烦躁、大汗、濒死感。一般无明显诱因,疼痛可持续数小时或数天,经休息和含服硝酸甘油无效。

(2)全身症状:疼痛发生后24～48h有发热,由心肌坏死组织吸收引起。还有的患者24～48h出现白细胞计数增高和红细胞沉降率加快等。

(3)胃肠道症状:恶心、呕吐(因刺激迷走神经引起)。

(4)休克:主要为心源性休克,于心肌梗死后数小时至1周内发生。患者因休克出现面色苍白、嗜睡、发绀。

(5)心律失常:24h内发生,是急性心肌梗死患者死亡的主要原因,以室性心律失常最多见,尤其是出现多源性室性期前收缩需紧急处理。

(6)心力衰竭:主要为急性左心衰竭。患者因急性左心衰竭而出现呼吸困难、咳嗽,随后因右心衰竭出现颈静脉怒张等表现。

3. 体征　心率增快或变慢;心尖部第一心音减弱,可闻及第四心音奔马律。

4. 并发症　栓塞、乳头肌功能不全、心室膨胀瘤、心脏破裂等。

【辅助检查】

1. 心电图　是急性心肌梗死最有意义的辅助检查。①心电图特征性改变:病理性的Q波,S-T段呈弓背向上抬高,T波倒置。②心电图动态性改变:抬高S-T段可在数日至2周内逐渐回到基线水平,T波倒置加深呈冠状T,逐渐变浅、平坦,部分可恢复直立;2d内出现病理性Q波,病理性Q波永久遗留。③定位诊断:V_1、V_2、V_3导联示前间壁心肌梗死;V_1～V_5导联示广泛前壁心肌梗死;Ⅰ、aVL导联示高侧壁心肌梗死;Ⅱ、Ⅲ、aVF导联示下壁心肌梗死。

2. 实验室检查　①血清心肌酶测定:特点为血清心肌酶和标志物升高,如肌酸激酶、天冬氨酸氨基转移酶、乳酸脱氢酶升高,其中肌酸激酶是出现最早、恢复最早的酶。②血清肌钙蛋白I或T的出现和增高是反映急性心肌梗死更具敏感性和特异性的生化指标。③血液检查:发病24～48h后可有反应性白细胞计数增高,中性粒细胞增多,嗜酸性粒细胞减少,红细胞沉降率增快,C反应蛋白增高。

【治疗要点】

1. 一般治疗　①休息:急性期绝对卧床休息1周。②监测:急性期进行心电、血压、呼吸监护3～5d。③吸氧:间断或持续吸氧2～3d。

2. 解除疼痛　哌替啶50～100mg肌内注射或吗啡5～10mg皮下注射。硝酸甘油静脉滴注。

3. 心肌再灌注　最佳治疗时间为 6h 内,包括溶栓疗法,常用药物为尿激酶等,也可行经皮腔内冠状动脉成形术等。

4. 心律失常　24h 内出现,室性心律失常应立即给予利多卡因静脉注射,心室颤动时立即行非同步电除颤,房室传导阻滞可用阿托品、异丙肾上腺素静脉滴注,严重者安装人工心脏起搏器。

5. 控制休克　治疗应采用升压药及血管扩张药,补充血容量。

6. 心力衰竭　主要是急性左心衰竭,使用吗啡、呋塞米、强心药、血管扩张药。急性心肌梗死 24h 以内禁止使用洋地黄制剂。

7. 其他　促进心肌代谢药物、抗凝疗法、极化液等。

【护理问题】

1. 疼痛　与心肌坏死有关。

2. 恐惧　与剧烈疼痛造成的濒死感有关。

3. 自理缺陷　与医疗性限制有关。

4. 有便秘的危险　与长时间卧床和排便习惯改变有关。

5. 潜在并发症　心律失常、心源性休克、猝死、血栓形成。

6. 活动无耐力　与心功能下降有关。

【护理措施】

1. 一般护理

(1) 休息:急性期第 1～3 天绝对卧床休息;第 4～7 天卧床休息;做深呼吸及伸屈腿几次,如无并发症,可坐起;第 2 周床边活动;第 3 周陪同离床活动,协助患者满足生活需要。

(2) 氧气吸入:流量为 2～4L/min,持续或间断吸氧,改善心肌缺氧,减轻疼痛。

(3) 严密监护:监测心电、心率、心律、血压、呼吸及血流动力学的变化。

(4) 镇静镇痛:吗啡 5～10mg 皮下注射,注意有无呼吸抑制。硝酸甘油静脉滴注,注意监测血压。

2. 饮食护理　给予低热量、低脂、低胆固醇饮食,少量多餐,避免过饱,多食含纤维素的食物,保证大便通畅。避免食用刺激性食物。

3. 心理护理。

4. 用药护理　观察药物疗效、不良反应。应用抗凝药物,如阿司匹林、肝素,使用过程中应严密观察有无出血倾向。应用溶栓治疗时应严密监测出凝血时间和纤溶酶原,注意观察有无牙龈、皮肤、穿刺点、胃黏膜等浅表小量出血。

5. 便秘的护理　保持大便通畅,防止因大便用力而发生猝死。指导患者进食清淡、易消化、含纤维素丰富的食物；清晨给予蜂蜜20ml加适量温开水同饮；腹部按摩（按顺时针方向）以促进肠蠕动；必要时给予缓泻药或低压肥皂水灌肠。

6. 心律失常的护理　严密心电监测，备好除颤器及起搏器。

7. 心力衰竭的护理　严密监测患者有无心力衰竭的表现。

8. 经皮腔内冠状动脉成形术后护理　观察足背动脉搏动情况，术区有无出血、血肿。

【健康教育】

1. 心理指导　针对患者的思想顾虑给予解释，消除患者的紧张心理。

2. 饮食指导　指导患者低盐、低热量、低脂、低胆固醇、易消化饮食，少量多餐、避免饱餐。

3. 防止便秘　指导患者多摄入水，每日1500ml，多食粗纤维食物，排便时勿用力，必要时给予缓泻药或低压肥皂水灌肠。

4. 休息和活动指导　绝对卧床期间，训练患者养成床上排便的习惯。当患者病情稳定后，逐渐增加活动量，以不引起不适感为宜。

5. 用药指导　向患者讲解药物作用及不良反应，发现异常与医护人员联系。

6. 出院指导　指导患者注意保暖、预防感染。教会患者控制疼痛的方法，随身携带硝酸甘油。教育患者按时服药，定时到医院复查。

七、病毒性心肌炎护理

【病因与发病机制】　病毒性心肌炎是病毒感染引起的心肌炎症性病变。在儿童、青少年中多见。各种病毒都可以引起心肌炎，以肠道病毒和呼吸道病毒感染较常见，尤其是柯萨奇病毒B。当机体处于细菌感染、营养不良、劳累、寒冷等情况下，机体抵抗力下降，更易导致病毒感染而发病。急性病毒性心肌炎的组织学特征为心肌细胞的溶解、间质水肿、炎性细胞浸润等。

【临床表现】

1. 症状　病前1~3周患者常有发热、疲倦、呕吐、腹泻等呼吸道或肠道感染病史。轻者可无症状，多数患者可有疲乏、胸闷、心悸、心前区隐痛等心肌受累的表现。重症者可发生严重心律失常、心力衰竭、心源性休克，甚至猝死。

2. 体征　可有与体温不成比例的心动过速、各种心律失常。听诊可闻第一心音低钝，心尖区可闻及舒张期奔马律，有交替脉。也可有水肿、颈静脉怒张，可闻及肺部湿啰音、心脏扩大等。重症出现心源性休克体征。

【辅助检查】

1. 实验室检查 血清心肌酶增高;病毒中和抗体效价测定恢复期较急性期增高4倍;白细胞计数增高、红细胞沉降率增快、C反应蛋白增高。

2. 心电图检查 各种心律失常均可出现,特别是房室传导阻滞、室性期前收缩。可有ST-T改变,R波降低,病理性Q波出现。

3. X线检查 心影扩大或正常。

【治疗要点】

1. 急性期卧床休息,注意补充营养。

2. 使用改善心肌营养与代谢的药物,如大剂量维生素C及三磷腺苷、辅酶A、极化液、复方丹参等。

3. 治疗并发症。心力衰竭者给予利尿药、血管扩张药、血管紧张素转换酶抑制药,由于心肌本身坏死易导致洋地黄中毒,洋地黄用量应偏小。频发室性期前收缩或快速性心律失常者,可选用抗心律失常药物;出现完全性房室传导阻滞或二度Ⅱ型房室传导阻滞,并反复发生阿-斯综合征者应及时安装临时人工心脏起搏器。目前不主张早期使用糖皮质激素。

4. 抗病毒治疗 应用利巴韦林、阿昔洛韦、黄芪、干扰素等。

【护理问题】

1. 活动无耐力 与心肌细胞受损有关。

2. 疼痛 与心肌受损有关。

3. 潜在并发症 心律失常、心力衰竭。

【护理措施】

1. 创造良好的休养环境 保持环境安静,保证患者充分的休息和睡眠。

2. 休息与活动 急性期需卧床休息1个月,急性期后患者常需卧床休息数周至2～3个月。出现频发期前收缩、房室传导阻滞等心律失常时,应延长卧床休息时间,直至症状消失、血清心肌酶等恢复正常后方可逐渐增加活动量。

3. 活动中监测 病情稳定后,制订活动计划,严密监测活动时心率、心律、血压变化,若活动后出现胸闷、心悸、呼吸困难、心律失常等,应停止活动。

4. 饮食护理 给予易消化、富含蛋白质和维生素的食物,多吃新鲜蔬菜和水果。禁烟、酒,禁饮浓茶、咖啡,出现心功能不全时,应给予低热量饮食和低盐饮食。

5. 避免诱发因素如病毒 急性心肌炎患者可发生心力衰竭,应指导患者尽量避免呼吸道感染等诱发因素。密切观察生命体征,注意有无呼吸困难等心力衰竭的表现。

6. 注意心律失常 50%以上的病毒性心肌炎患者可出现各种类型的心律失常,故急性期应进行心电监护,注意心率、心律、心电图的变化,同时准备好抢救仪器及药物。

第三节 消化系统疾病患者的护理

一、概述

(一)消化系统解剖生理

1. 食管 长约25cm,其功能是传送食团和防止反流。

2. 胃 分为贲门部、胃底、胃体和幽门部。胃壁由黏膜层、黏膜下层、肌层和浆膜层组成。其中黏膜层由壁细胞、主细胞、黏液细胞3种细胞构成。胃液是由上述胃黏膜内不同细胞所分泌的消化液组成,呈酸性,pH为0.9～1.5。

3. 小肠 由十二指肠、空肠和回肠构成。十二指肠分为球部、降部、横部、升部共4段。球部为消化性溃疡好发部位。小肠是吸收、消化食物的主要场所。

4. 大肠 由盲肠(包括阑尾)、结肠(包括升结肠、横结肠、降结肠和乙状结肠)及直肠组成。

5. 肝 是人体最大的消化腺,是维持生命的重要器官。人体内许多物质的代谢都在肝内进行。肝的主要功能包括物质代谢、解毒作用、生成胆汁。

6. 胰腺 为腹膜后器官,腺体狭长,分头、体、尾。胰腺具有外分泌、内分泌2种功能。

7. 胆管 是运输和排泄胆汁的途径,胆囊具有浓缩胆汁并调节胆汁的作用。

(二)常见症状的护理

1. 恶心与呕吐的护理

(1)病因:引起恶心、呕吐的病因很多,在消化系统疾病中常见于胃部及十二指肠疾病,如胃炎、消化性溃疡并发幽门梗阻、胃癌;肝、胆囊、胆管、胰腺、腹膜的急性炎症;胃肠功能紊乱引起的心理性呕吐。呕吐出现的时间、频度、呕吐物的量与性状因病种而异。

(2)临床表现:上消化道出血时呕吐物呈咖啡色甚至鲜红色;消化性溃疡并发幽门梗阻时呕吐常在餐后发生,呕吐量大,呕吐物含酸性发酵宿食;低位肠梗阻时呕吐物带粪臭味;急性胰腺炎可出现频繁剧烈的呕吐,吐出胃内容物甚至胆汁。呕吐频繁且大量者可引起水、电解质紊乱,代谢性碱中毒;长期呕吐伴畏食者可致营养不良;昏迷患者发生呕吐时易发生误吸,引起肺部感染、窒息等。

(3)护理问题:①有体液不足的危险,与大量呕吐导致失水有关。②活动无耐力,与大量呕吐导致水、电解质紊乱有关。③焦虑,与呕吐、不能进食有关。④舒适的改变,与腹胀有关。

(4)护理措施:①观察生命体征,观察患者有无乏力,口渴,皮肤黏膜干燥、弹性减低等症状。注意观察呕吐物的特点,记录呕吐物的量、次数、性状、颜色及气味。注意预防直立性低血压和因持续性呕吐大量的胃液丢失而发生代谢性碱中毒。②准确记录出入量,定期观察尿比重、体重的变化。积极补充水分和电解质。③协助患者完成日常生活活动,患者呕吐时注意将患者头偏向一侧,以免误吸。④注意患者的心理疏导工作,应用放松技术。

2. 腹胀的护理

(1)病因:急、慢性胃炎,消化性溃疡,肠炎,肠梗阻,肠麻痹,低钾血症,肠内气体通过障碍,胃肠运动功能失调等均可导致胃肠道胀气。此外,腹水或腹部肿瘤时也可出现腹胀。

(2)临床表现:腹部胀满、膨隆的不适感觉,嗳气,肛门排气过多。当腹胀严重时可有胀痛感,并伴有恶心、呕吐、畏食等症状。注意肠鸣音、胃肠蠕动波、腹块等体征。

(3)护理问题:①舒适的改变,与腹胀导致有关。②焦虑,与腹胀导致活动不便,影响生活有关。③体液过多,与腹部液体滞留有关。④有感染的危险,与腹腔穿刺操作有关。

(4)护理措施:①减轻腹胀,可采用肛管排气,应用灌肠或软便剂导泻。②严重腹胀时可禁食并进行间歇性胃肠减压,以减轻腹胀症状。③鼓励患者多活动,可顺时针按摩腹部。④鼓励患者少食多餐,多食用蔬菜、高纤维食物,限制食用易产气的食物和引起便秘的食物,如豆类、牛奶、坚果、干果等。有腹水的患者应食用高蛋白、高热量、高维生素、低钠饮食。⑤对于有腹水的患者,应每日测量腹围和体重,记录出入量,观察其变化,做好记录。⑥在腹腔穿刺的护理操作中应观察患者生命体征、神志和面色。

3. 腹痛的护理

(1)病因:腹痛常分为急性、慢性。急性腹痛多见于炎症,慢性腹痛多见于消化性溃疡、溃疡性结肠炎、肝炎。

(2)临床表现:腹痛可表现为隐痛、钝痛、灼痛、胀痛、刀割样痛、钻痛或绞痛等,可为持续性或阵发性疼痛,其部位、性质和程度常与疾病有关。例如,胃、十二指肠引起的腹痛多为中上部的隐痛、灼痛或不适感,伴畏食、恶心、呕吐、嗳气、反酸等。小肠疾病多呈脐周疼痛,并有腹泻、腹胀等表现。大肠疾病所致的腹痛为腹部一侧或双侧疼痛。急性胰腺炎常出现上腹部剧烈疼痛,为持续性剧痛、钻痛或绞痛,并向腰背部呈带状放射。急性腹膜炎时疼痛弥散全腹,腹肌紧张,有压痛、反跳痛。

(3)护理问题:①疼痛,与腹腔脏器或腹外脏器的炎症、溃疡、缺血、梗阻、肿瘤或功能性疾病有关。②焦虑,与剧烈腹痛反复发作不易缓解有关。

(4)护理措施:①严密观察疼痛的变化。②应协助患者采取有利于减轻疼痛的体位,缓解疼痛,减少疲劳感。③当急性腹痛诊断未明时,最好予以禁食,必要时行胃肠减压。④遵医嘱合理应用药物镇痛,应注意严禁在未确诊前随意使用强效镇痛药或激素,以免改变腹痛的临床表现,掩盖症状、体征而延误病情;⑤根据情况,可选择局部热敷、针灸等方法缓解疼痛,但急腹症时不能热敷。

4. 腹泻的护理

(1)病因与临床表现:腹泻常可伴有腹痛、大便紧迫感及肛周不适感。

1)肠黏膜因炎症、溃疡等,造成大量渗出,导致腹泻。腹泻特点是粪便含水量大,并有脓液、血或黏液,多伴有腹痛、发热。

2)胃、胰、肝胆系统疾病引起的消化不良或肠道吸收功能不良。腹泻特点是粪便常有不消化食物、泡沫及恶臭,多不伴腹痛,禁食后可缓解。

3)胃肠道水和电解质分泌过多或吸收受抑制引起,如霍乱。

(2)护理问题:①腹泻,与胃肠道疾病有关。②营养失调,低于机体需要量,与长期腹泻有关。③有皮肤完整性受损的可能,与粪便刺激肛周皮肤有关。

(3)护理措施:①准确记录出入量,严格记录患者排便次数、性状和量。②给予少渣、低脂、易消化、低纤维素的流食、半流食,避免生冷、刺激性食物。嘱患者多饮水,以防频繁腹泻引起脱水。③注意腹部保暖,可用热水袋热敷以缓解腹泻时伴随的腹痛症状。④对于频繁腹泻的患者,应注意保护肛周皮肤,嘱患者便后使用软纸擦拭,每日用温水清洗肛门,并涂凡士林保护皮肤。

5. 呕血、黑粪和便血的护理

(1)病因:食管、胃、十二指肠及胆道系统的出血是上消化道出血的常见部位,其中消化性溃疡出血、食管胃底静脉曲张破裂出血、胃黏膜病变及胃癌出血是常见疾病。呕血与黑粪是上消化道出血的特征性表现。呕血一般都伴有黑粪,但黑粪不一定伴有呕血。呕血与黑粪的颜色取决于上消化道出血的量与速度,上消化道出血量为5ml左右时,即可使大便隐血试验呈阳性,出血量达60ml时可出现黑粪。上消化道出血量过大且胃肠排空加速时,也可排出鲜血。便血来源于消化道包括小肠、结肠等,往往呈暗红色,出血部位越近肛门,便出血液越新鲜。

(2)临床表现:呕血时可出现恶心、胃部不适、腹痛。黑粪时可无任何症状,也可有腹胀、腹痛。当出血量＞500ml时，可出现头晕、心悸、出汗、四肢发凉、精神萎靡、烦躁不安，甚至出现意识模糊等循环衰竭症状。

(3)护理问题：①有体液不足的危险，与呕血和便血有关。②活动无耐力，与失血有关。③焦虑。④潜在并发症：血容量不足。

6．黄疸的护理

(1)病因：正常血清胆红素为3.4～17.0μmol/L(0.2～1.0mg/dl)，超过34μmol/L(2.0mg/dl)时，临床上即可观察到黄疸。肝细胞性黄疸和阻塞性黄疸主要见于消化系统疾病，如肝炎、肝硬化、胆道阻塞。溶血性黄疸见于各种原因引起的溶血，属于血液系统疾病。

(2)临床表现：巩膜、黏膜和皮肤黄染，可有全身皮肤瘙痒，尿色深，粪便颜色呈浅灰色或陶土色。

(3)护理问题：①舒适的改变，与黄疸、皮肤瘙痒有关；②有皮肤完整性受损的危险，与皮肤瘙痒有关。

二、胃炎护理

(一)急性单纯性胃炎

【病因与发病机制】 急性单纯性胃炎在急性胃炎中最多见，主要由外源性刺激因子引起。主要病因包括：①化学因素；②物理因素；③微生物感染、细菌毒素(毒素以金黄色葡萄球菌毒素为最多见)及外源性刺激因子引起；④情绪波动、应激状态及体内各种因素引起的变态反应可作为内源性刺激而致病。

【临床表现】 多数急性起病。症状轻重不一。进食数小时至24h即可发病，表现为中上腹不适、腹痛、食欲减退、恶心、呕吐等，呕吐物为不消化食物。

【辅助检查】 粪便检查：若有胃肠炎，常规检查可有阳性发现。

【治疗要点】 ①注意去除病因，应卧床休息，可暂时禁食1～2餐或予以清淡流质食物，多饮水。②对于腹痛剧烈患者可遵医嘱给予局部热敷或解痉药。③频繁呕吐或腹泻患者出现脱水和电解质紊乱，应及时给予静脉补液纠正水、电解质紊乱。细菌感染所致者可加用抗生素治疗。

(二)急性糜烂性胃炎

【病因与发病机制】 ①外源性因素：长期服用某些药物可破坏胃黏膜而发生糜烂和出血，如阿司匹林、保泰松、某些抗生素、乙醇等。②内源性因素：包括严重创伤、大面积烧伤、大手术后、颅内病变、休克及重要器官衰竭等，均可使机体处于应激状态而引起急性胃黏膜缺血、缺氧、黏膜屏障受损发生糜烂和出血。

【临床表现】 急性糜烂性胃炎常以上消化道出血为主要表现,多有呕血及黑粪,常呈间歇性发作,可自止。大量出血可引起晕厥或休克,伴贫血。

【辅助检查】 ①粪便检查:大便隐血试验阳性。②纤维胃镜检查:应在出血后24～48h进行,可见胃黏膜多发性糜烂、出血或浅表溃疡,超过48h,病变可能已不复存在。

【治疗要点】

1. 针对病因,积极治疗原发疾病,并去除各种诱发因素。

2. 服用制酸药,降低胃内酸度。常用胶体铝-镁合剂,每4～8小时口服10～20ml。也可服用H_2受体拮抗药,如雷尼替丁、西咪替丁或法莫替丁等。

3. 保护胃黏膜可用硫糖铝、胶体铋等。

(三)急性腐蚀性胃炎

【病因与临床表现】 急性腐蚀性胃炎是由于误食或有意吞服强酸、强碱或其他腐蚀剂引起的急性胃黏膜炎症。其可有频繁的恶心、呕吐,呕吐物为出血性黏膜腐片。可因服用腐蚀剂不同,在唇、口腔、咽部黏膜上呈现不同颜色的灼痂,硫酸为黑色痂、盐酸为灰棕色痂,醋酸或草酸为白色痂,强碱呈透明水肿。重者可出现休克、食管或胃穿孔,最终会导致食管、贲门或幽门的瘢痕性狭窄。

【治疗要点】 ①采取妥善措施,积极抢救,一般禁忌洗胃。②禁食。③有休克症状者,首先抢救休克。④给予有针对性的解毒药物。吞服强酸患者应立即口服牛奶、蛋清或弱碱性溶液,如镁乳、氢氧化铝等。吞服碱性毒物患者可用稀释的食醋或果汁。⑤为防止感染,可给予广谱抗生素。⑥后期出现有食管狭窄者可进行食管扩张术。

(四)慢性胃炎

【病因与发病机制】 在慢性胃炎的进展中,如炎性细胞浸润仅在胃小凹和黏膜固有层的表层,腺体没有损害,称为慢性浅表性胃炎。如果病变累及腺体,腺体发生萎缩、消失,胃黏膜变薄,称其为慢性萎缩性炎症。慢性胃炎的主要病因如下。①生物因素:尤其是幽门螺杆菌感染,目前认为90%以上的慢性胃炎有幽门螺杆菌感染。②免疫因素:慢性萎缩性胃炎患者的血清中能检出壁细胞抗体,伴有恶性贫血者还能检出内因子抗体。③理化因素:由于胆汁反流,长期服用非甾体抗炎药物,长期饮用浓茶、酒、咖啡及食用过冷、过热、过于粗糙的食物等因素,均可引起胃黏膜损伤。

【临床表现】 慢性胃炎病程迁延,多无明显症状。部分患者有消化不良的表现,多数为上腹部隐痛或不适、反酸、上腹部饱胀、嗳气、食欲缺乏、恶心、呕吐等,少数患者有呕血或黑粪。

【辅助检查】 ①胃液分析。②血清胃泌素含量测定,血清中可出现壁细胞抗体、内因子抗体或胃泌素抗体。③胃镜检查是最可靠的检查方法。④活组织检查可进行病理诊断。⑤幽门螺杆菌检测。

【治疗要点】

1. 饮食　宜进食易消化、无刺激性的食物,少吃过酸、过甜食物及饮料,忌烟酒、浓茶、咖啡,进食时细嚼慢咽等。

2. 抗菌　幽门螺杆菌阳性者可给予以铋剂为主的三联疗法,如枸橼酸铋钾、阿莫西林、甲硝唑,也可给予质子泵抑制药或 H_2 受体拮抗药加 2 种抗菌药为主的三联疗法。青霉素过敏者可用克拉霉素,对甲硝唑胃肠反应不能耐受者,可改用替硝唑。

3. 对症治疗　根据病因给予相应处理,有胆汁反流者,可给予硫糖铝(或熊去氧胆酸)及胃肠动力药以中和胆盐,防止反流。因服用药物引起的慢性胃炎,应立即停服,并用制酸药或硫糖铝等胃黏膜保护药,硫糖铝在餐前 1h 或睡前服用效果最好,若需同时使用制酸药,制酸药需在硫糖铝服前 30min 或服后 1h 给予。还可用多潘立酮或西沙必利等胃肠动力药,加速胃排空,应在饭前服用,不宜与阿托品等解痉药合用。

有恶性贫血患者,可注射维生素 B_{12} 和叶酸;对萎缩性胃炎特别是有肠化生和不典型增生者应密切随访,一般 6～12 个月复查胃镜 1 次。

萎缩性胃炎伴高级别瘤变者可考虑进行内镜下黏膜切除或内镜下黏膜剥脱术,或接受外科手术治疗。

【护理问题】

1. 疼痛　与胃部炎症产生相关。
2. 营养失调　低于机体需要量。
3. 焦虑。
4. 知识缺乏。

【护理措施】

1. 休息　急性发作期,应卧床休息;恢复期,患者生活要规律,避免过度劳累,注意劳逸结合。

2. 饮食护理　急性发作期,可给予患者无渣、半流质的温热饮食,如果患者有少量出血,可给予牛奶、米汤等,以中和胃酸,利于黏膜的修复。剧烈呕吐、呕血的患者应禁食,进行静脉补充营养。恢复期给予高热量、高蛋白、高维生素、易消化的饮食,避免食用过咸、过甜、辛辣、生冷等刺激性食物。定时进餐、少量多餐、细嚼慢咽,养成良好的卫生饮食习惯。胃酸缺乏者可酌情使用酸性食物,如山楂、食醋、浓肉汤、鸡汤。

3. 疼痛的护理　遵医嘱给予局部热敷、按摩、针灸,或给予镇痛药物等缓解疼痛。

4. 心理护理。

5. 急性胃炎患者应及时治疗，以免发展为慢性胃炎。

6. 用药护理　枸橼酸铋钾为常用制剂，因其在酸性环境中方起作用，故宜在餐前30min服用。服此药过程中可使牙齿、舌变黑，可用吸管直接吸入。部分患者服药后出现便秘和粪便变黑，停药后自行消失。少数患者有恶心、一过性转氨酶升高，极少出现急性肾衰竭。

三、消化性溃疡护理

消化性溃疡主要指发生在胃和十二指肠的慢性溃疡，即胃溃疡（gastric ulcer，GU）和十二指肠溃疡（duodenal ulcer，DU）。临床上 DU 较 GU 为多见。DU 可见于任何年龄，但以青壮年居多，GU 的发病年龄较高。

【病因与发病机制】　消化性溃疡的病因和发病机制较为复杂：①幽门螺杆菌感染为消化性溃疡的重要发病原因。②胃酸和胃蛋白酶在损害因素中，胃蛋白酶的蛋白水解作用和胃酸都对胃和十二指肠黏膜有侵袭作用，胃酸的作用占主导地位。胃酸分泌增多在十二指肠的发病机制中起主导作用。③非甾体抗炎药如阿司匹林、布洛芬、吲哚美辛等，除具有直接损伤胃黏膜的作用外，还能抑制前列腺素和依前列醇的合成，从而损伤黏膜的保护作用。④粗糙或刺激性食物或饮料可引起黏膜的物理性或化学性损伤。⑤持久或过度精神紧张、情绪激动等精神因素可引起大脑皮质功能紊乱，使迷走神经兴奋和肾上腺皮质激素分泌增加，导致胃酸和胃蛋白酶分泌增多，促使溃疡形成。⑥环境因素。⑦遗传因素。

【临床表现】　消化性溃疡以慢性病程、周期性发作、节律性上腹痛为特点，一般春、秋季节易发作。

1. 症状　①上腹痛为消化性溃疡的主要症状。胃溃疡的疼痛性质为烧灼或痉挛感，十二指肠溃疡为钝痛、灼痛、胀痛或剧痛，或仅有饥饿样不适感。胃溃疡疼痛部位在剑突下正中或稍偏左，十二指肠的疼痛在上腹正中或稍偏右。节律性上腹痛是消化性溃疡的特征性表现。胃溃疡的疼痛常在餐后 0.5～1.0h 出现，至下次进餐前自行消失，即进餐→疼痛→缓解，午夜痛较少发生。十二指肠溃疡的疼痛于餐后 3～4h 出现，若不服药或进食则持续至下次进餐后才缓解，即疼痛→进餐→缓解，故又称空腹痛。约 50% 的患者于午夜出现疼痛，称"午夜痛"。②消化性溃疡的胃肠道症状还表现为反酸、嗳气、恶心、呕吐等消化不良的症状，以 GU 较 DU 多见。③全身症状可表现为失眠、多汗等自主神经功能失调的症状，也可有消瘦、贫血等症状。

2. 体征　发作时可有上腹部局限性压痛点。

3. 并发症

(1)出血:是消化性溃疡最常见的并发症,DU比GU易发生。可表现为呕血与黑粪。

(2)穿孔:常发生于十二指肠溃疡,主要表现为腹部剧痛和具有急性腹膜炎的体征。当溃疡患者腹部疼痛变为持续性,进食或用制酸药后长时间疼痛不能缓解,并向背部或两侧上腹部放射时,常提示可能出现穿孔。

(3)幽门梗阻:少数病例可出现,主要发生于DU或幽门管溃疡。主要表现为餐后上腹部饱胀,频繁呕吐宿食,严重时可引起水和电解质紊乱,并有营养不良和体重下降症状。

(4)癌变:少数GU可发生癌变,DU则少见。

【辅助检查】

1. 胃镜和胃黏膜活组织检查　是确诊消化性溃疡的首选方法。胃镜检查可直接观察溃疡部位、病变大小、性质,并可在胃镜直视下取活组织做病理检查和幽门螺杆菌测定。

2. X线钡剂检查　溃疡的X线直接征象是龛影,对溃疡诊断有确诊价值。

3. 幽门螺杆菌检测　是消化性溃疡的常规检查项目,检测结果常可决定治疗方案。

4. 胃液分析　GU患者胃酸分泌正常或稍低于正常,DU患者则常有胃酸分泌增高。

5. 粪便隐血试验　隐血试验阳性提示溃疡有活动,如GU患者持续阳性,应怀疑有癌变的可能。

【治疗要点】　治疗的目的在于消除病因、控制症状、愈合溃疡、防止复发和避免并发症。

1. 降低胃酸的药物治疗

(1)抗酸药:使胃内酸度降低,常用药物有氢氧化铝、碳酸氢钠、氧化镁。

(2)H_2受体拮抗药:能阻止组胺与H_2受体相结合,使壁细胞分泌胃酸减少。常用药物有西咪替丁、雷尼替丁和法莫替丁。主要不良反应为头晕、乏力、嗜睡和腹泻。

(3)质子泵抑制药(H^+-K^+-ATP酶抑制药):以奥美拉唑为代表,是目前最强的胃酸分泌抑制药,作用时间长,可以抑制壁细胞分泌胃酸的关键酶——H^+-K^+-ATP酶失去活性,从而阻滞壁细胞内的H^+转移至胃腔而抑制胃酸分泌。

2. 保护黏膜的药物

(1)枸橼酸铋钾:可形成一层防止酸和胃蛋白酶侵袭的保护屏障。

(2)硫糖铝:可与溃疡面上带正电荷的渗出蛋白质相结合,它还可能刺激局部内源性前列腺素的合成,对黏膜起保护作用。

(3)前列腺素类药物:如米索前列醇。

3. 根除幽门螺杆菌治疗　对于幽门螺杆菌阳性的患者,应首先给予抗幽门螺杆菌治疗。目前推荐以质子泵阻滞药或胶体铋剂为基础加上 2 种抗生素的三联治疗方案,即奥美拉唑或枸橼酸铋钾加上克林霉素和阿莫西林或甲硝唑。

4. 手术治疗。

【护理问题】

1. 疼痛　与消化道黏膜溃疡有关。

2. 营养不良,低于机体需要量　与进食减少、消化吸收障碍有关。

3. 特定知识缺乏　缺乏溃疡病防治的知识。

4. 焦虑。

5. 潜在并发症　上消化道出血、胃穿孔、幽门梗阻、癌变。

【护理措施】

1. 密切观察患者疼痛的特点　包括疼痛的部位、程度、持续时间、诱发因素,与饮食的关系,有无放射痛,有无恶心、呕吐等伴随症状出现。

2. 作息　病情较重的活动性溃疡患者或大便隐血试验阳性的患者应卧床休息,病情较轻的患者可边工作边治疗,注意劳逸结合,避免过度劳累、紧张,保持良好的心情,对有烟酒嗜好的患者,应劝其戒除。

3. 指导患者有规律地定时进食　在溃疡活动期,以少食多餐为宜,每天进餐 4~5次,少食多餐可中和胃酸,减少胃的饥饿性蠕动,同时可避免过饱引起的胃窦部扩张增加促胃液素的分泌。避免餐间零食和睡前进食,饮食不宜过饱,进餐时注意细嚼慢咽,避免急食。选择营养丰富、清淡、易消化的食物,应以面食为主,或软饭、米粥,由于蛋白质类食物具有中和胃酸的作用,可给予适量的脱脂牛奶,宜安排在两餐之间饮用,不宜多饮。应避免食用机械性和化学性刺激强的食物。

4. 用药护理

(1)抗酸药:如氢氧化铝凝胶等应在饭后 1h 和睡前服用,服用片剂时应嚼服,乳剂给药前应充分摇匀。抗酸药应避免与奶制品同时服用。酸性的食物及饮料不宜与抗酸药同服。

(2)H_2 受体拮抗药:应在餐中或餐后即刻服用,也可把 1d 的剂量在睡前服用。若需同时服用抗酸药,则两药应间隔 1h 以上。

(3)质子泵抑制药:奥美拉唑可引起头晕,特别是用药初期,应嘱患者用药期间避免开车或做其他必须高度集中注意力的工作。兰索拉唑的主要不良反应包括荨麻疹、皮疹、瘙痒、头痛、口苦、肝功能异常。

（4）其他药物：因硫糖铝在酸性环境下有效，硫糖铝宜在餐前1h服用，可有便秘、口干、皮疹、眩晕、嗜睡等不良反应。不能与多酶片同服，以免降低两者效价。胶体铋剂在酸性环境下起作用，故在餐前30min服用。

5. 健康教育　①疾病知识指导。②治疗指导：教育患者遵医嘱正确服药，学会观察疗效及不良反应，不随便停药或减量，防止溃疡复发。指导患者慎用或勿用致溃疡药物，如阿司匹林、咖啡因、泼尼松等。③定期复诊，若上腹疼痛节律发生变化或加剧，或出现呕血、黑粪时，应立即就医。

【纤维胃镜、十二指肠镜检查的护理】

1. 适应证　①不明原因的消化道出血。②X线钡剂检查发现上消化道有病变，不能确定性质等。③反复或持续出现上消化道症状和（或）粪便隐血试验阳性。④吞咽困难、疼痛或胸骨后烧灼感。⑤慢性萎缩性胃炎伴肠上皮不典型化生，防癌变，须按期随访。⑥食管、胃手术后症状复发或加重，疑吻合口病变。⑦药物治疗后随访或手术后效果的观察。⑧行胃内息肉摘除、取管腔异物、局部止血、黏膜下注射及曲张静脉结扎、硬化等治疗。⑨怀疑胰腺、胆囊病变，通过十二指肠进行逆行胆管造影。

2. 禁忌证　①严重的心、肺、肝、肾功能不全者。②有障碍因素，如口、咽、食管、胃的急性炎症，特别是腐蚀性炎症、主动脉瘤患者。③严重的凝血障碍、活动性肝炎患者。④神志不清、精神失常者。

3. 术前准备　①禁食、禁烟12h，有幽门梗阻者检查前2～3d进流质饮食，检查当天应先抽尽胃内容物，必要时洗胃。②检查前3d内避免做钡剂检查。③检查前30min遵医嘱含服盐酸利多卡因进行咽部麻醉，以达到镇吐、减少分泌、使平滑肌松弛的作用。④帮助患者摘除义齿，协助医师进行麻醉。

4. 术中配合　置患者于左侧卧位，头稍向后仰，两腿屈曲，放松腰带和领扣；观察患者面色、呼吸、脉搏等。

5. 术后护理　①术后禁食2h后进流质饮食，做活体组织检查者，禁食4h后方可进冷流食，以减少对胃黏膜创面的摩擦。②若出现咽部症状，一般1～2d会自行消失，也可含喉片或温水，以减轻疼痛。

四、急性胰腺炎护理

【病因与发病因机制】　引起急性胰腺炎的病因很多，我国以胆道疾病为常见病因，西方国家则以酗酒、长期饮酒引起者多见。

1. 胆石症与胆道疾病　胆源性胰腺炎约50％由胆石症、胆道感染或胆道蛔虫引起，其中胆石症最为常见。

2. 胰管阻塞　胰管结石、狭窄、肿瘤或蛔虫钻入胰管等均可引起胰管阻塞，胰管内压过高，使胰管小分支和胰腺泡破裂，胰液与消化酶外溢至间质引起急性胰腺炎。

3. 酗酒和暴饮暴食　大量饮酒和暴饮暴食均可使胰液分泌增加，并刺激Oddi括约肌痉挛，十二指肠乳头水肿，使胰管内压增高，胰液排出受阻，长期饮酒者在急性胰腺炎第一次发作之前往往已经有未被诊断的慢性胰腺炎存在。慢性饮酒者常有胰液蛋白沉淀，形成蛋白栓堵塞胰管，致胰液排泄障碍。

4. 其他　①手术创伤；②内分泌与代谢障碍；③感染；④药物；⑤特发性胰腺炎；⑥高钙血症。

【临床表现】

1. 症状

(1)腹痛：为本病的主要表现和首发症状，常在暴饮暴食或饮酒后突然发生。疼痛剧烈而持续，成钝痛、钻痛、绞痛或刀割样痛，可有阵发性加剧。腹痛常位于中上腹，向腰背部呈带状放射，取弯腰抱膝位可减轻疼痛，一般胃肠解痉药无效。水肿型胰腺炎腹痛一般3～5d后缓解。坏死型胰腺炎腹部剧痛，持续时间较长，由于渗液扩散可引起全腹痛。极少数年老体弱患者腹痛可轻微或无腹痛。

(2)恶心、呕吐与腹胀：起病后多出现频繁恶心，呕吐胃内容物、胆汁或咖啡样液体，呕吐后腹痛并不减轻。同时有腹胀，甚至出现腹膜炎、麻痹性肠梗阻，伴有排气、排便停止。

(3)发热：多数患者出现中度以上发热，一般持续3～5d。若持续不退，呈弛张高热，白细胞计数升高，应考虑有胰腺脓肿或胆道炎症等继发感染。

(4)水、电解质及酸碱平衡紊乱：呕吐频繁患者可有代谢性碱中毒。出血坏死型胰腺炎患者常有脱水和代谢性酸中毒，并常伴有低血钾、低血镁、低血钙。低钙血症引起手足抽搐，为预后不佳的表现。部分患者可有血糖增高，偶可发生糖尿病酮症酸中毒、高渗性昏迷。

(5)低血压或休克：见于急性坏死型胰腺炎，早期或后期可出现休克，是急性胰腺炎最常见的并发症。其主要原因为有效循环血容量不足、胰腺坏死释放心肌抑制因子致心肌收缩不良、并发感染和消化道出血等。

2. 体征

(1)轻症急性胰腺炎：腹部体征较轻，可有上腹压痛，但无肌紧张和反跳痛，可有肠鸣音减弱。

(2)重症急性胰腺炎:患者常呈急性病重面容,痛苦表情,脉搏增快,呼吸急促,血压下降。患者腹肌紧张,全腹显著压痛和反跳痛,伴麻痹性肠梗阻时有明显腹胀,肠鸣音减弱或消失。可出现移动性浊音,腹水多呈血性。由于胰酶或坏死组织液穿过筋膜和肌层进入腹壁两侧皮下,患者在腰部两侧可出现灰紫色瘀斑称 Grey-Turner 征,脐周皮肤出现青紫称 Cullen 征。胰头水肿压迫胆总管下端或 Oddi 括约肌痉挛可引起黄疸。

(3)并发症:主要见于重症急性胰腺炎。局部并发症有胰腺脓肿和假性囊肿。全身并发症有急性肾衰竭、急性呼吸窘迫综合征、中毒性脑病、多器官衰竭、消化道出血、败血症与弥散性血管内凝血。

【辅助检查】

1. 白细胞计数 白细胞计数增高、中性粒细胞明显增高、核左移。

2. 淀粉酶测定 血清淀粉酶一般在起病后 3~4h 开始增高,48h 后开始下降,持续 3~5d。血清淀粉酶超过正常值 3 倍便可诊断本病。尿淀粉酶升高较晚,常发病后 12~14h 开始增高,持续 1~2 周逐渐恢复正常,但尿淀粉酶受患者尿量的影响。

3. 血清脂肪酶测定 血清脂肪酶常在发病后 24~72h 开始增高,持续 7~10d,超过 1.5U/L 时有意义。

4. C 反应蛋白(C reactive protein,CRP) CRP 是组织损伤和炎症的非特异标志物,在胰腺坏死时 CRP 明显升高。

5. 其他生化检查 出血坏死型胰腺炎患者可有血钙降低,低血钙程度与临床严重程度平行,若低于 1.5mmol/L 则预后不良。暂时性血糖升高较常见,持久空腹血糖高于 10mmol/L 反映胰腺坏死。

6. 影像学检查 腹部 X 线片可见"哨兵襻"和"结肠切割征",为胰腺炎的间接指征,并可发现肠麻痹或麻痹性肠梗阻征象。

【治疗要点】 治疗原则为减轻腹痛、减少胰腺分泌、防治并发症。

1. 减少胰腺分泌 可采用:①禁食及胃肠减压。②抗胆碱能药,如阿托品、山莨菪碱(654-2)等肌内注射。③生长抑素、高血糖素和降钙素能抑制胰液分泌,尤以生长抑素类药物奥曲肽疗效较好。

2. 解痉镇痛 阿托品或山莨菪碱肌内注射,每日 2~3 次。疼痛剧烈者可加用哌替啶 50~100mg 肌内注射,必要时 6~8h 可重复 1 次。

3. 抗感染 常用药物有氧氟沙星、环丙沙星、克林霉素及头孢菌素类。

4. 抗休克及纠正水、电解质平衡紊乱 积极补充液体和电解质,维持有效循环血容量。重症患者应给予白蛋白、全血及血浆代用品,休克者在扩容的基础上应用血管活性药物,注意纠正酸碱失衡。

5. 抑制胰酶活性　仅用于重症胰腺炎的早期,常用药物有抑肽酶、加贝酯、乌司他丁。

6. 并发症的处理　对急性坏死型胰腺炎伴腹腔内大量渗液者,或伴急性肾衰竭者,可采用腹膜透析治疗;急性呼吸窘迫综合征除药物治疗外,可行气管切开或应用呼吸机治疗;并发糖尿病者可给予胰岛素。

7. 手术治疗　对于急性出血坏死型胰腺炎经内科治疗无效,或胰腺炎并发脓肿、假性囊肿、弥漫性腹膜炎、肠麻痹坏死及其他急腹症如肠穿孔难以鉴别时,需实施外科手术治疗。

8. 内镜下 Oddi 括约肌切开术　可用于胆源性胰腺炎,适用于老年患者、不宜手术者。

【护理问题】

1. 疼痛　腹痛与胰腺及其周围组织炎症、水肿或出血坏死有关。
2. 潜在并发症　血容量不足。
3. 体温过高　与胰腺炎症、坏死和继发感染有关。
4. 恐惧　与腹痛剧烈及病情进展急骤有关。

【护理措施】

1. 休息与体位　患者应绝对卧床休息,协助患者取弯腰、屈膝侧卧位,以减轻疼痛。

2. 饮食与胃肠减压　多数患者需禁食 1～3d,明显腹胀者需胃肠减压,其目的在于减少胃酸分泌,进而减少胰液分泌,以减轻腹痛和腹胀。腹痛和呕吐基本消失后,可进少量流食,但忌高脂肪、高蛋白饮食,防止复发。可选用少量优质蛋白质。

3. 缓解疼痛　遵医嘱给予解痉镇痛药如阿托品、山莨菪碱;镇痛效果不佳时遵医嘱配合使用哌替啶,禁用吗啡,以防引起 Oddi 括约肌痉挛,加重病情。注意用药后疼痛有无减轻,疼痛的性质和特点有无改变。若疼痛持续存在伴高热,则应考虑是否伴发胰腺脓肿;若疼痛剧烈,腹肌紧张、压痛和反跳痛明显,提示并发腹膜炎。

4. 病情观察　观察呕吐物的量和性质,行胃肠减压者,观察和记录引流量及性质。

5. 维持水和电解质平衡　禁食患者每天的液体入量常需达 3000ml 以上。

6. 防止低血容量性休克　应特别注意患者血压、神志及尿量的变化,若出现低血容量性休克的表现,应积极配合医师进行抢救:①迅速准备好抢救用物,如静脉切开包、人工呼吸器、气管切开包等。②患者取平卧位,注意保暖,给予氧气吸入。③尽快建立静脉通路,遵医嘱输注液体、血浆或全血。④如循环衰竭持续存在,遵医嘱给予升压药。

【健康教育】

1. 疾病知识指导　向患者及其家属介绍本病的主要诱发因素和疾病的过程,教育患者积极治疗胆道疾病,注意防治胆道蛔虫。

2. 生活指导　指导患者及其家属掌握饮食卫生知识,患者平时养成规律进食习惯,避免暴饮暴食。腹痛缓解后,应从少量低脂、低糖饮食开始逐渐恢复正常饮食,进食足量蛋白质,应避免刺激性强、产气多、高脂肪食物,戒除烟、酒,防止复发。

五、肝硬化护理

【病因与发病机制】　肝硬化有多种病因,在我国以病毒性肝炎为肝硬化的主要病因。①病毒性肝炎:乙型病毒性肝炎、丙型病毒性肝炎和丁型病毒性肝炎均可发展为肝硬化,甲型病毒性肝炎和戊型病毒性肝炎不发展为肝硬化。②慢性酒精中毒:主要是乙醇及其中间代谢产物乙醛的毒性作用引起酒精性肝炎,继而发展为肝硬化。③药物或化学毒物:长期服用双醋酚丁、甲基多巴等药物,或长期接触磷、砷、四氯化碳等化学毒物,可引起中毒性肝炎,最终演变为肝硬化。④胆汁淤积:持续存在肝外胆管阻塞或肝内胆汁淤积时,高浓度的胆酸和胆红素的毒性作用损害肝细胞,导致肝硬化。⑤循环障碍:慢性充血性心力衰竭、缩窄性心包炎、肝静脉或下腔静脉阻塞等致肝长期淤血,肝细胞缺氧、坏死和结缔组织增生,最后发展为肝硬化。⑥遗传和代谢性疾病。⑦营养失调:食物中长期缺乏蛋白质、维生素、胆碱等,以及慢性炎症性肠病,可引起营养不良和吸收不良,降低肝细胞对致病因素的抵抗力,终至肝硬化。⑧免疫紊乱。⑨血吸虫病。⑩病因不明。

【临床表现】　肝硬化的病程发展通常比较缓慢,可隐伏3~5年或更长时间。临床上分为肝功能代偿期和失代偿期,但两者的界限并不非常清楚。

1. 代偿期　早期症状轻,以乏力、食欲缺乏为主要表现,可伴有恶心、厌油、腹胀、上腹隐痛及轻微腹泻等。症状常因劳累或伴发病出现,经休息或治疗可缓解。患者营养状况一般或消瘦,肝轻度大,质地偏硬,可有轻度压痛,脾轻至中度肿大。肝功能多在正常范围或轻度异常。

2. 失代偿期　主要为肝功能减退和门静脉高压所致的全身系统症状和体征。

(1)肝功能减退的临床表现

1)全身症状和体征:一般情况较差,包括疲倦、乏力、精神不振、营养状况差等。

2)消化系统症状:食欲减退为最常见症状,厌食,进食后上腹部饱胀,有时伴恶心、呕吐,对脂肪和蛋白质耐受性差,稍进油腻肉食易引起腹泻。肝细胞有进行性或广泛性坏死时可出现黄疸。

3)出血倾向和贫血:由于肝合成凝血因子减少、脾功能亢进和毛细血管脆性增加,导致凝血功能障碍,常出现鼻出血、牙龈出血、皮肤紫癜和胃肠出血等倾向,女性常有月经过多。由于营养不良(缺乏铁、叶酸和维生素 B_{12})、肠道吸收障碍、胃肠道失血和脾功能亢进等因素,患者可有不同程度的贫血。

4)内分泌失调:雌激素增多、雄激素减少及有时肾上腺糖皮质激素减少,男性患者常有性欲减退、睾丸萎缩、毛发脱落及乳房发育;女性患者可有月经失调、闭经、不孕等。部分患者出现蜘蛛痣,主要分布在面颈部、上胸、肩背部和上肢等上腔静脉引流区域;手掌大小鱼际和指端腹侧部位皮肤发红称肝掌。醛固酮和抗利尿激素增多,致水、钠潴留及水肿,促进和加重腹水形成。肾上腺皮质功能减退,表现为面部(尤其眼眶周围)和其他暴露部位皮肤色素沉着。

(2)肝门静脉高压的临床表现

1)脾大。

2)侧支循环的建立和开放:肝门静脉的压力增高达 $1.96kPa(20cmH_2O)$ 以上时,来自消化器官和脾的血液流经肝受阻,使门-腔静脉交通支充盈扩张,血流量增加,建立侧支循环。临床上重要的侧支循环有食管下段和胃底静脉曲张及腹壁静脉曲张,腹壁静脉曲张的血流方向以脐为界,脐以上血管的血流向上,脐以下血管的血流向下,脐周静脉出现明显扩张者,外观可呈水母头状;痔核形成。

3)腹水:是肝硬化功能失代偿期最为显著的临床表现。腹水形成的主要因素有①肝门静脉压力增高,达 $2.94kPa(30cmH_2O)$ 以上时。②血清白蛋白降低,系指血浆白蛋白<30g/L。③肝淋巴液生成过多,每天可达7~11L。④抗利尿激素增多。⑤继发性醛固酮增多。⑥肾的因素。

(3)肝的情况:早期肝增大,表面尚平滑,质中等硬;晚期肝缩小,表面可呈结节状,质地坚硬。

3. 并发症

(1)上消化道出血:为本病最常见的并发症,多突然发生大量的呕血和黑粪,常导致出血性休克或诱发肝性脑病。

(2)感染:常易并发细菌感染,如肺炎、大肠埃希菌败血症、胆道感染及自发性腹膜炎等。

(3)肝性脑病:是肝硬化的最严重并发症,亦是常见的死亡原因。

(4)原发性肝癌:肝硬化患者短期内出现肝迅速增大、持续性肝区疼痛、腹水增多且为血性、不明原因的发热等,应考虑并发原发性肝癌。

(5)功能性肾衰竭:又称肝肾综合征。表现为难治性腹水基础上出现少尿或无尿、氮质血症、稀释性低钠血症和低尿钠。不存在肾实质疾病和蛋白尿或镜下血尿,B超检查亦未发现肾异常。

(6)电解质和酸碱平衡紊乱:常见的有低钠血症、低钾低氯血症与代谢性碱中毒。

(7)肝肺综合征:为严重肝病伴肺血管扩张和低氧血症。表现为低氧血症和呼吸困难。

【辅助检查】

1. 血常规　代偿期多正常,失代偿期常有不同程度的贫血。脾功能亢进时白细胞计数和血小板计数减少。

2. 尿液检查　失代偿期可有蛋白尿、血尿和管型尿。有黄疸时,尿中可出现胆红素;尿胆原增加。

3. 肝功能检查　代偿期正常或轻度异常,失代偿期多有异常。重症患者血清胆红素增高,胆固醇酯低于异常。转氨酶增高,肝细胞受损时多以丙氨酸转氨酶(ALT,GPT)增高较显著,但肝细胞严重坏死时天冬氨酸转氨酶(AST,GOT)增高会比 ALT 明显。血清总蛋白正常、降低或增高,但白蛋白降低,球蛋白增高,白蛋白/球蛋白比值降低或倒置。

4. 免疫功能检查　血清 IgG 显著增高;T 淋巴细胞数常低于正常;可出现抗核抗体、抗平滑肌抗体等非特异性自身抗体。

5. 腹水检查　为漏出液,若合并原发性腹膜炎时,可呈渗出液;腹水呈血性,应考虑癌变可能。

6. X线钡剂检查　可见食管下段或胃底静脉曲张,可直接看到曲张静脉的部位和程度。

7. 内镜检查　上消化道内镜检查可明确上消化道出血的病因和部位。腹腔镜检查可进行穿刺做活组织检查。

8. 肝穿刺活组织检查　有假小叶形成,可确诊为肝硬化。

【治疗要点】

1. 休息　代偿期患者适当减少活动,但仍可参加轻体力工作;失代偿期患者则应以卧床休息为主,避免劳累是治疗中重要措施之一。

2. 饮食　给予高热量、高蛋白质、高维生素、低盐易消化饮食,限制或禁食蛋白质,有腹水时进食少盐或无盐饮食。

3. 药物治疗　药物种类不宜过多,适当选用保肝药物,如葡醛内酯、维生素及助消化药物。

4. 腹水的治疗　①限制钠、水的摄入:限制盐在 1.2~2.0g/d,进水量限制在 1000ml/d 左右。②利尿药:是目前临床应用最广泛的治疗腹水的方法。常用的保钾利尿药有螺内酯和氨苯蝶啶,排钾利尿药有呋塞米和氢氯塞嗪。常用螺内酯 100mg/d。③放腹水、输注白蛋白:每日或每周 3 次放腹水,每次放腹水 4~6L,或 1 次排放 10L,同时静脉输注白蛋白 40g,以维持有效血容量,防止血循环紊乱。④提高血浆胶体渗透压:定期输注血浆、新鲜血或白蛋白。⑤腹水浓缩回输:用于难治性腹水的治疗。放出腹水 5L,经超滤或透析浓缩成 0.5L 后,回输至患者静脉内。

【护理问题】

1. 营养失调,低于机体需要量　与肝功能减退、肝门静脉高压引起食欲减退、消化和吸收障碍有关。

2. 体液过多　与肝功能减退、肝门静脉高压、血浆胶体渗透压低、钠潴留有关。

3. 潜在并发症　上消化道出血、肝性脑病。

4. 活动无耐力　与肝功能减退、大量腹水有关。

5. 有皮肤完整性受损的危险　与营养不良、水肿、皮肤干燥、瘙痒、长期卧床有关。

【护理措施】

1. 饮食护理　给予高热量、高蛋白质、高维生素、低盐易消化饮食。肝功能显著损害或有肝性脑病先兆时,应限制或禁食蛋白质;禁酒及避免进食粗糙、坚硬的食物,以防损伤曲张的食管胃底静脉导致出血。血氨偏高者限制或禁食蛋白质,待病情好转后增加蛋白质的摄入量。蛋白质来源以豆制品、鸡蛋、牛奶、鸡肉、鱼肉、瘦肉为主,血氨增高者主要选择植物蛋白,如豆制品。有腹水者应低盐或无盐饮食。饮水量每天在 1000ml 左右。

2. 遵医嘱静脉补充营养　以提高血浆胶体渗透压。

3. 腹水的护理　①大量腹水患者取半卧位,以减轻呼吸困难;少量腹水患者取平卧位,以增加肝、肾血流量。②遵医嘱严格限制水、盐的摄入。③观察腹水和下肢水肿的消长情况,准确记录出入量,测量腹围、体重。④监测血清电解质和酸碱度的变化。

4. 皮肤护理　每日可用温水擦浴,保持皮肤清洁,避免用力搓擦。患者衣着宜宽大柔软、宜吸汗,床铺应平整洁净。长期卧床患者应定时更换体位,以防发生压力性损伤。

5. 用药护理　使用利尿药速度不宜过快,以每天体重减轻不超过 0.5kg 为宜。

6. 腹腔穿刺放腹水的护理　术前说明注意事项,测量腹围、体重、生命体征,排空膀胱以免误伤;术中及术后监测生命体征,观察患者有无不适反应;术毕用无菌敷料覆盖穿刺部位,如有溢液可用吸收性明胶海绵处置;术毕缚紧腹带,以免腹内压骤然下降;记录抽出腹水的量、性质和颜色,标本及时送检。

【健康教育】

1. 疾病知识指导　肝硬化为慢性病程,护士应帮助患者及其家属掌握本病的有关知识和自我护理方法,分析和消除不利于个人和家庭应对的各种因素,把治疗计划落实到日常生活中。要注意:①心理调适;②饮食调理;③预防感染。

2. 休息和活动　肝硬化患者的精神、体力状况随病情进展而减退,疲倦乏力、精神不振逐渐加重,严重时衰弱而卧床不起。睡眠应充足,生活起居有规律。代偿期患者无明显精神、体力减退,可参加轻工作,避免过度疲劳;失代偿期患者以卧床休息为主。

3. 皮肤的保护　患者因皮肤干燥、水肿、黄疸时出现皮肤瘙痒,又因长期卧床等因素,易发生皮肤破损和继发感染。沐浴时应注意避免水温过高或使用有刺激性的皂类和浴液,沐浴后可使用性质柔和的润肤品;皮肤瘙痒者给予止痒处理,嘱患者勿用手抓挠,以免皮肤破损。

4. 用药指导　护士应向患者详细介绍所用药物的名称、剂量、给药时间和方法,教患者学会观察药物疗效和不良反应。例如,服用利尿药者,应记录出入量、体重、腹围、水和电解质水平,如出现软弱无力、心悸等症状时,提示低钾血症、低钠血症,应及时就医。定期门诊随访。

六、溃疡性结肠炎护理

【病因与发病机制】　溃疡性结肠炎是一种病因不明的直肠和结肠慢性非特异性炎症性疾病。病因尚未完全清楚,主要与以下因素有关。①免疫异常,自体免疫。②氧自由基损伤:在肠内黄嘌呤氧化酶等作用下,导致大量氧自由基形成,损伤肠黏膜。③遗传因素。④感染因素:可能与痢疾杆菌感染有关。⑤神经精神因素。

【临床表现】　起病多数缓慢,少数患者急性起病,偶见急性暴发起病。病程长,呈慢性经过,常有发作期与缓解期交替,少数患者症状持续并逐渐加重。

1. 症状

(1)消化系统表现:腹泻为最主要的症状,黏液脓血便是本病活动期的重要表现。轻者每天排便3～4次,粪便成糊状,可混有黏液、脓血,便血轻或无,常有里急后重感觉。重者腹泻每天可达10次以上,可每1～2小时1次,大量脓血,甚至成血水样粪便。腹痛活动期有轻或中度腹痛,为左下腹或下腹的阵痛,亦可涉及全腹。有疼痛→

便意→便后缓解的规律,大多伴有里急后重,为直肠炎症刺激所致。若并发中毒性巨结肠或腹膜炎,则腹痛持续且剧烈。其他症状可有腹胀、食欲缺乏、恶心、呕吐等。

(2)全身表现:中、重型患者活动期有低热或中等度发热,高热多提示有并发症或为急性暴发型。重症患者可出现衰弱、消瘦、贫血、低蛋白血症、水和电解质平衡紊乱等表现。

(3)肠外表现:包括口腔黏膜溃疡、结节性红斑、外周关节炎、坏疽性脓皮病、虹膜睫状体炎等。

2. 体征　患者呈慢性病容,精神状态差,重者呈消瘦贫血貌。轻者仅有左下腹轻压痛,有时可触及痉挛的降结肠和乙状结肠。重者常有明显腹部压痛和鼓肠。若有反跳痛、腹肌紧张、肠鸣音减弱等应注意中毒性巨结肠和肠穿孔等并发症。

3. 并发症　可并发中毒性巨结肠、直肠结肠癌变、大出血、急性肠穿孔、肠梗阻等。

【辅助检查】

1. 血液检查　可有红细胞计数和血红蛋白减少。活动期白细胞计数升高。红细胞沉降率增快和C反应蛋白增高是活动期的标志。重症患者可有血清白蛋白降低、血清 α_2 球蛋白增加、凝血酶原时间延长和电解质紊乱。

2. 粪便检查　粪便肉眼检查可见血、脓液和黏液。显微镜检查可见多量红细胞和白细胞,急性发作期可见巨噬细胞。粪便病原学检查的目的是排除感染性结肠炎,是本病诊断的一个重要步骤。

3. 结肠镜检查　是本病诊断的最重要的手段,可直接观察病变黏膜并进行活检。内镜下可见病变黏膜充血和水肿,粗糙,呈颗粒状,质脆易出血,常有糜烂或浅小溃疡。

4. X线钡剂灌肠检查　可见黏膜粗乱或有细颗粒改变,也可呈多发性小龛影或小的充盈缺损;有时病变肠管缩短,结肠袋消失,肠壁变硬,肠管缩短,肠腔变窄,可呈铅管状。暴发型或重型患者不宜做钡剂灌肠检查,以免诱发中毒性巨结肠或加重病情。

【治疗要点】　治疗目的在于控制急性发作,缓解病情,减少复发,防治并发症。

1. 一般治疗　急性发作期应卧床休息,保持心境平静。病情严重者应禁食,给完全胃肠外营养治疗,轻、中度患者可给予流质饮食。对于腹痛明显患者可服用阿托品。

2. 药物治疗

(1)氨基水杨酸制剂:水杨酸柳氮磺吡啶(简称 SASP),一般作为首选药物,适用于轻型、中型或重型经糖皮质激素治疗已有缓解者。

(2)糖皮质激素:适用于应用氨基水杨酸制剂疗效不佳的轻、中型患者,特别是重型活动期患者及急性暴发型患者,以小肠病变为主及有肠外表现者。其作用机制为非特异性抗炎和抑制免疫反应。一般给予泼尼松口服 40～60mg/d。

3. 手术治疗　并发大出血、肠穿孔、中毒性巨结肠、结肠癌或经内科治疗无效者可选择手术治疗。

【护理问题】

1. 腹泻　与炎症导致肠黏膜对水、钠吸收障碍及结肠运动功能失调有关。

2. 腹痛　与肠道黏膜的炎性浸润、溃疡有关。

3. 有体液不足的危险　与频繁腹泻有关。

4. 营养失调,低于机体需要量　与长期腹泻及吸收障碍有关。

5. 焦虑　与病情反复、迁延不愈有关。

【护理措施】

1. 休息　给患者提供安静、舒适的休息环境,让患者注意劳逸结合,生活要有规律,保持心情舒畅。

2. 严密观察病情　注意观察患者生命体征变化及皮肤弹性,有无脱水表现。

3. 腹泻护理　①观察患者腹泻的次数、频率、性质、腹泻伴随症状。②患者应安排至离卫生间较近的房间,便于患者大小便或室内留置便器。③协助患者做好肛门及周围皮肤的护理,便后用温水清洗肛门及周围皮肤,必要时局部涂抹无菌凡士林软膏或涂搽抗生素软膏以保持皮肤的完整性。④监测患者生命体征、体重、水和电解质水平。

4. 饮食护理　应给予高热量、富营养而少纤维、易消化、高蛋白、低渣软食物,有利于肠道吸收。急性发作期和暴发型患者应进食无渣流质或半流质软食,禁食生、冷食物及含纤维素多的蔬菜、水果,忌食牛奶和乳制品。病情严重者应禁食,遵医嘱给予静脉高营养。

5. 心理护理。

【纤维结肠镜检查的护理】

1. 适应证　①原因不明的下消化道出血和慢性腹泻久治不愈者。②下腹痛、腹泻与便秘,X 线钡剂检查阴性者。③肠内有可疑病变,但不能明确病变性质者。④肠道内肿物性质未定,炎性病变需明确范围、程度或疑有癌变者。⑤结肠疾病的内镜治疗或手术定位。⑥药物或手术治疗后复查。⑦适用于病变局限在直肠和乙状结肠下段者。

2. 禁忌证　①严重心肺功能不全者。②腹部手术后有严重粘连、妊娠或其他腹部疾病影响检查者。③结肠急性炎症、重症溃疡性结肠炎、腹膜炎及疑穿孔、肠瘘者。④因精神或心理原因不能合作者。

3. 术前准备 ①检查前2～3d进食少渣饮食,检查前1d进食流质饮食,检查当天空腹或饮少量糖水。②检查前1d晚上服泻药,以清洁肠道,也可在检查当天行清洁灌肠;③必要时遵医嘱术前30min给予肌内注射阿托品或地西泮,以使患者镇静、缓解肠道痉挛。

4. 术中配合 ①嘱患者左侧卧位,双腿屈曲。②插入结肠镜时嘱患者深呼吸,以减轻不适感。③注意观察患者面色、呼吸、脉搏,若有异常立即报告检查者。

5. 术后护理 ①做好肛门清洁护理。②了解有无活动性出血。③密切观察患者的生命体征和症状,如有腹痛剧烈、腹胀、面色苍白、血压下降、脉率及心率加快、大便次数较多且呈黑色时提示肠出血,应立即报告医师,采取抢救措施。

七、上消化道大出血护理

【病因与发病机制】 上消化道大出血是指Treitz韧带以上的消化道,包括食管、胃、十二指肠、胰、胆道病变引起的出血,以及胃空肠吻合术后的空肠病变出血。上消化道大量出血一般指在数小时内失血量超过1000ml或循环血容量的20%,主要临床表现为呕血和(或)黑粪。上消化道出血的病因很多,其分类归纳为以下几种。

1. 上胃肠道疾病 ①食管疾病和损伤。②胃、十二指肠疾病,临床上最常见的病因是消化性溃疡。③空肠疾病。

2. 肝门静脉高压 引起食管胃底静脉曲张破裂出血。

3. 上消化道邻近器官或组织的疾病 ①胆道出血。②胰腺疾病。③动脉瘤破入食管、胃或十二指肠,主动脉瘤,肝或脾动脉瘤破裂。④纵隔肿瘤或脓肿破入食管。

4. 全身性疾病 如血液病、尿毒症、血管性疾病、结节性多动脉炎、应激性溃疡。

【临床表现】

1. 呕血与黑粪 呕血与黑粪是上消化道出血的特征性表现。出血部位在幽门以上者常有呕血和黑粪,在幽门以下者仅表现为黑粪。但出血量少而速度慢的幽门以上病变亦可仅见黑粪,而出血量大、速度快的幽门以下病变可因血液反流入胃,引起呕血。呕血呈鲜红色或血块提示出血量大且速度快,血液在胃内停留时间短,未经胃酸充分混合即呕出;呕血呈棕褐色咖啡渣样,则表明血液在胃内停留时间长,经胃酸作用形成正铁血红蛋白所致。黑粪呈柏油样,黏稠而发亮,是因血红蛋白中铁与肠内硫化物作用形成硫化铁所致。黑粪出现提示每日出血量>50ml。

2. 失血性周围循环衰竭 上消化道大量出血400ml以上时,患者可出现头晕、心悸、乏力、出汗、口渴、晕厥等一系列组织缺血的表现。

3. 发热 大量出血后,多数患者在24h内出现发热,一般不超过38.5℃,可持续3~5d。

4. 氮质血症 可分为肠源性氮质血症、肾前性氮质血症和肾性氮质血症。血中尿素氮浓度增高,称为肠氮质血症。血尿素氮多在出血后数小时上升,24~48h达高峰,一般不超过14.3mmol/L,3~4d恢复正常。

5. 贫血 出血3~4h后可有贫血。出血24h内网织红细胞可增高,出血停止后逐渐降至正常。白细胞计数在出血后2~5h后升高,止血后2~3d恢复正常。

【辅助检查】

1. 实验室检查 血常规、血肌酐、尿素氮、便潜血。消化道出血时,出血量在5ml即可粪便隐血试验阳性。

2. 内镜检查 是上消化道出血病因诊断的首选检查措施。一般在上消化道出血后24~48h进行急诊内镜检查,不但可以明确病因,还可做紧急止血治疗。

3. X线钡剂造影检查 一般用于有胃镜检查禁忌证或不愿进行胃镜检查者,目前主张X线钡剂检查应在出血已经停止及病情基本稳定后3d后进行。

4. 选择性动脉造影 适用于内镜检查无阳性发现或不适于做内镜检查者。

5. 吞线试验 适用于不能耐受X线、内镜检查、动脉造影检查的患者。

【治疗要点】

1. 补充血容量 保持血红蛋白在90~100g/L为佳。肝硬化患者需输新鲜血,因库存血含氨多易诱发肝性脑病。

2. 止血措施

(1)非曲张静脉上消化道大量出血的止血措施

1)药物止血:对消化性溃疡和急性胃黏膜损害引起的出血,临床上常用H_2受体拮抗药或质子泵阻滞药。

2)内镜直视下止血:约80%的消化性溃疡出血不经特殊处理亦可自行止血。内镜止血适用于有活动出血或暴露血管的溃疡。

(2)食管胃底静脉曲张破裂出血的止血措施

1)药物止血:垂体后叶素为常用药物。

2)气囊压迫止血:经鼻腔插入三腔双囊管,进入胃内后抽出胃内积血,然后注气,使胃气囊充气,然后向外牵拉,以达到压迫胃底曲张静脉。此时再充气位于食管下段的气囊,以压迫食管曲张静脉,一般都能获得较好的止血效果。持续压迫最长时间不超过24h。

3)内镜直视下止血:对于门静脉高压者,注射鱼肝油酸钠、乙氧硬化醇等硬化剂至曲张的食管静脉,亦可用圈套结扎曲张静脉;或同时使用2种方法,是目前治疗本病的重要止血手段。

【护理问题】

1. 体液不足　与上消化道大量出血有关。

2. 活动无耐力　与失血性周围循环衰竭有关。

3. 潜在并发症　血容量不足。

4. 恐惧　与生命或健康受到威胁有关。

【护理措施】

1. 上消化道大量出血的基本护理措施

(1)体位与保持呼吸道通畅:大出血时患者取平卧位并将下肢略抬高,以保证脑部供血;呕吐时将头偏向一侧,防止窒息或误吸;给予吸氧。

(2)饮食护理:急性大出血伴恶心、呕吐者应禁食;少量出血无呕吐者,可进温凉、清淡流食,这对消化性溃疡患者尤为重要;出血停止后改为营养丰富、易消化、无刺激性半流质、软食,少量多餐。

(3)病情监测

1)出血量的估计:大便隐血试验阳性提示每天出血量>5ml;出现黑粪表明出血量在50~70ml或以上;胃内积血达250~300ml时可引起呕血;一次出血量在400ml以下时,可不出现全身症状;出血量超过500ml,可出现头晕、心悸、乏力等症状。出血量超过1000ml,临床即出现周围循环衰竭的表现。

2)继续或再次出血的判断:观察中有下列迹象,提示有活动性出血或再出血。①反复呕血,甚至呕吐物由咖啡色转为鲜红色。②黑粪次数增多且粪质稀薄,色泽转为暗红色,伴肠鸣音亢进。③红细胞计数、血细胞比容、血红蛋白测定不断下降,网织红细胞计数不断增高。④在补液足够、尿量正常的情况下,血尿素氮持续或再次增高。⑤周围循环衰竭的表现未改善。⑥肝门静脉高压出现脾大的患者,在出血后脾常暂时缩小,如不见脾恢复、肿大提示出血未止。患者血压、脉搏稳定在正常水平,大便转黄色,提示出血停止。

2. 食管胃底静脉曲张破裂出血的特殊护理

(1)饮食护理:活动性出血时应禁食。止血后1~2d渐进高热量、高维生素流质饮食,限制钠和蛋白质摄入,避免坚硬、粗糙、刺激性食物,且应细嚼慢咽,防止损伤曲张静脉而再次出血。

(2)三腔二囊管的应用与护理:插管至65cm时抽取胃液,检查管端确在胃内,并抽出胃内积血,先向胃囊内注气150~200ml至囊内压6.7kPa(50mmHg)并封闭关口。如未能止血,继续向食管囊注气约 100ml 至囊内压 5.3kPa(40mmHg)。气囊充气加压 12~24h 应放松牵引,放气 15~30min,如出血未止,再注气加压,以免食管胃底黏膜受压时间过长而发生糜烂、坏死。观察出血是否停止。气囊压迫一般以 3~4d 为限。出血停止后,保留管道继续观察 24h。未再出血可考虑拔管,拔管前口服液状石蜡 20~30ml 后再拔管。

八、原发性肝癌护理

【病因与发病机制】 可能与多种因素的综合作用有关。

1. 病毒性肝炎　约 1/3 的原发性肝癌患者有慢性肝炎,尤其是乙型与丙型肝炎病毒感染史。

2. 肝硬化　原发性肝癌合并肝硬化者占 50%~90%,特别是大结节性肝硬化者。

3. 黄曲霉毒素　黄曲霉素的代谢产物黄曲霉毒素 B_1 有强烈的致癌作用。

4. 饮用水污染。

5. 其他因素。

【临床表现】

1. 肝区疼痛　呈持续性胀痛或钝痛,因肿瘤迅速生长使肝包膜绷紧所致。若肿瘤侵犯横膈,疼痛可放射至右肩,当肝表面癌结节包膜下出血或向腹腔破溃,可表现为腹痛突然加剧,有急腹症的表现。

2. 消化道症状　常有食欲减退、腹胀,也有恶心、呕吐、腹泻等。

3. 全身症状　有乏力、进行性消瘦、发热、营养不良,晚期患者可呈恶病质等。

4. 转移灶症状　肿瘤转移可引起相应的症状,如转移至肺可引起胸痛和血性胸腔积液;胸腔转移以右侧多见,可有胸腔积液征;骨骼和脊柱转移,可引起局部压痛或神经症状。

5. 肝大　肝呈进行性肿大,质地坚硬,表面及边缘钝而不规则,有大小不等的结节或巨块,常有不同程度的压痛。

6. 黄疸　晚期出现肝细胞性黄疸。

7. 肝硬化征象　肝癌伴肝硬化肝门静脉高压者可有脾大、静脉侧支循环形成及腹水等表现。

8. 并发症　①上消化道出血:约占肝癌死亡原因的 15%。肝癌常因合并肝硬化或肝门静脉、肝静脉癌栓致肝门静脉高压,引起食管胃底静脉曲张破裂出血和胃肠道黏膜糜烂出血。②肝性脑病:常为肝癌终末期的并发症,约 1/3 的患者因此死亡。③肝癌结节破裂出血:约 10% 的肝癌患者因癌结节破裂出血致死。④继发感染。

【辅助检查】

1. 癌肿标志物的检测 ①甲胎蛋白(alpha-fetal protein, AFP)是早期诊断肝癌最特异性的肿瘤标志物,现已广泛应用于肝癌的普查、诊断、判断治疗效果和预测复发。肝癌患者的 AFP 阳性率为 70%～90%。AFP 检查诊断肝癌的标准是:AFP>500μg/L 持续 4 周;AFP>200μg/L 的中等水平持续 8 周;AFP 由低浓度逐渐升高不降。②γ-谷氨酰转移酶同工酶Ⅱ(gamma-glutamyltransferase 2, GGT2)在原发性肝癌和转移性肝癌的阳性率可达到 90%。

2. 超声显像 可显示直径为 2cm 以下的肿瘤,对早期定位诊断有较大价值,结合 AFP 检测,已广泛用于普查肝癌,有利于早期诊断。

3. CT 可显示 2cm 以上的肿瘤,阳性率在 90% 以上。若结合肝动脉造影,对 1cm 以下的肿瘤检出率可达 80% 以上,是目前诊断小肝癌和微小肝癌的最佳方法。

4. X 线肝血管造影 选择性腹腔动脉和肝动脉造影能显示直径 1cm 以上的癌结节,阳性率可达 87% 以上,结合 AFP 检测的阳性结果,常用于小肝癌的诊断。

5. 肝穿刺活组织检查 在超声或 CT 引导下用细针穿刺癌结节,可进行肝癌确诊。

【治疗要点】

1. 手术治疗 手术切除是目前根治原发性肝癌的最好方法。

2. 肝动脉化疗栓塞治疗(transcatheter arterial chemoembolization, TACE) 是肝癌非手术疗法中的首选方法,可明显提高患者的 3 年生存率。

3. 放射治疗。

4. 化学抗肿瘤药物治疗 常用多柔比星、顺铂、丝裂霉素、氟尿嘧啶等药物。

【护理问题】

1. 疼痛 肝区疼痛与肿瘤生长迅速、肝包膜被牵拉或肝动脉栓塞术后产生栓塞后综合征有关。

2. 营养失调,低于机体需要量 与恶性肿瘤对机体的慢性消耗、化疗所致胃肠道反应、摄入减少有关。

3. 有感染的危险 与长期消耗及化疗、放疗而至白细胞计数减少、抵抗力减弱有关。

4. 潜在并发症 上消化道出血、肝性脑病、癌结节破裂出血、黄疸、腹水。

5. 预感性悲哀 与患者知道疾病的预后有关。

【护理措施】

1. 疼痛的护理 观察疼痛特点,指导并协助患者减轻疼痛,遵医嘱采取镇痛措施。

2. 肝动脉栓塞化疗患者的护理

(1)术前护理：术前行碘过敏试验和普鲁卡因过敏试验,术前 6h 禁食水；术前 30min 可遵医嘱给予镇静药；测量血压、血糖、水和电解质水平、血清蛋白水平。

(2)术后护理：术后 2～3d 静脉注射或肌内注射镇痛药,禁食 2～3d,逐渐过渡到流质饮食,并注意少量多餐,以减轻恶心、呕吐；穿刺部位压迫止血 15min 再加压包扎,沙袋压迫 6h,保持穿刺侧肢体伸直 24h,并观察穿刺部位有无血肿及渗血；多数患者于术后 4～8h 体温升高,持续 1 周左右,应采取降温措施；鼓励患者深呼吸,必要时吸氧,利于肝细胞代谢；栓塞术后 1 周后,应根据医嘱静脉输注白蛋白,适量补充葡萄糖溶液。

3. 心理护理　充分认识患者的心理反应,建立良好的护患关系,减轻患者的恐惧,做好临终护理。

4. 饮食护理　饮食以高蛋白、适当热量、高维生素为宜。避免摄入高热量、高脂肪和刺激性食物。

5. 健康教育

(1)疾病预防指导。

(2)患者一般指导：①向患者及其家属介绍肝癌的有关知识和并发症的识别,以便随时发现病情变化,及时就诊。②遵医嘱服药,忌服损肝药物。③指导患者保持乐观情绪,建立积极的生活方式。④保持生活规律,劳逸结合,避免情绪剧烈波动和劳累,以减少肝糖原分解,减少乳酸和血氨的产生。

(3)饮食指导：以高蛋白、适当热量、高维生素饮食为宜,避免摄入高脂肪、高热量和刺激性食物,使肝的负担加重。有恶心、呕吐时,服用镇痛药后少量进食,增加餐饮,尽量增加摄入量。若有肝性脑病倾向,应减少蛋白质的摄入。戒烟、酒,减轻对肝的损害。

九、肝性脑病护理

【病因与诱因】

1. 病因　①各型肝硬化,特别是肝炎后肝硬化是引起肝性脑病的最常见原因,肝硬化发生肝性脑病者可达 70%。②部分可由改善肝门静脉高压的门体分流术引起。③小部分肝性脑病见于重症病毒性肝炎、中毒性肝炎和药物型肝炎的急性或暴发性肝衰竭阶段。④少数还可由原发性肝癌、妊娠期急性脂肪肝、严重胆道感染及其他弥漫性肝病终末期等引起。

2. 诱因　肝性脑病特别是门体分流性脑病常有明显的诱因,常见的有上消化道出血、高蛋白饮食、大量排钾利尿和放腹水、应用催眠镇静药和麻醉药、便秘、感染、尿毒症、低血糖、外科手术等。

【发病机制】 ①氨中毒学说：氨代谢紊乱引起氨中毒是肝性脑病，特别是门体分流性脑病的重要发病机制。②假神经递质。③色氨酸。④锰的毒性。

【临床表现】 急性肝性脑病常见于急性重型肝炎所致的急性肝衰竭，患者往往无明显诱因便在起病数周内即进入昏迷直至死亡。慢性肝性脑病多是门体分流性脑病，常见于肝硬化和门腔分流手术后患者，患者以慢性反复发作性木僵和昏迷为突出表现，常有明显诱因，如大量蛋白饮食、上消化道出血、感染等。一般根据意识障碍程度、神经系统表现和脑电图改变，将肝性脑病由轻微的精神改变到昏迷分为4期。

1. 1期（前驱期） 轻度性格改变和行为异常，如欣快激动或淡漠少言、衣冠不整或随地便溺。应答尚准确，但吐词不清楚且较缓慢；可有扑翼样震颤（肝震颤）；脑电图多数正常。

2. 2期（昏迷前期） 以意识错乱、睡眠障碍、行为失常为主要表现。前一期的症状加重。定向力和理解力均减退，对时间、地点、人物的概念混乱，不能完成简单的计算和智力构图，言语不清、书写障碍、举止反常，并多有睡眠时间倒错，昼睡夜醒，甚至有幻觉、恐惧、狂躁而被视为一般精神病。患者有明显神经体征，腱反射亢进、肌张力增高、踝阵挛及锥体束征阳性。此期扑翼样震颤存在，脑电图有特异性异常，可出现不随意运动及运动失调。

3. 3期（昏睡期） 以昏睡和精神紊乱为主，大部分时间患者呈昏睡状态，但可以唤醒，醒时尚可应答问话，但常有神志不清和幻觉。各种神经体征持续存在或加重，肌张力增高，四肢被动运动常有抵抗力，锥体束征阳性。扑翼样震颤仍可引出，脑电图有异常波形。

4. 4期（昏迷期） 神志完全丧失，不能唤醒。浅昏迷时，对疼痛等刺激和不适体位尚有反应，腱反射和肌张力亢进，由于患者不能合作，扑翼样震颤无法引出；深昏迷时，各种腱反射消失，肌张力降低，瞳孔散大，可出现阵发性惊厥、踝阵挛和换气过度。脑电图明显异常。肝功能损害严重的肝性脑病患者有明显黄疸、出血倾向和肝臭，并易并发各种感染、肝肾综合征和脑水肿等。

【辅助检查】

1. 血氨 正常人空腹静脉血氨为 $23.5\sim41.1\mu mol/L(40\sim70\mu g/dl)$。慢性肝性脑病患者血氨增高，急性肝衰竭所致脑病血氨正常。

2. 脑电图检查 2～3期改变为节律变慢，δ波或三相波，每秒4～7次。

3. 心理智能测验 主要用于早期肝性脑病，尤其轻微肝性脑病的诊断。

4. 影像学检查 急性肝性脑病患者可有脑水肿,慢性肝性脑病患者可有脑萎缩。

【治疗要点】

1. 减少肠内毒物的生成和吸收 ①开始数天内禁食蛋白质。②灌肠或导泻。③抑制肠道细菌生长,口服新霉素、甲硝唑、利福昔明等药物抑制肠内细菌生长,促进乳酸杆菌繁殖,减少氨的形成和吸收。

2. 促进有毒物质的代谢清除 ①降氨药物:如 L-鸟氨酸-L-门冬氨酸、精氨酸可促进尿酸循环,从而降低血氨。②GABA/BZ 复合受体拮抗药:氟马西平是 BZ 受体拮抗药,对 3、4 期患者具有催醒作用。③减少或拮抗假神经递质:支链氨基酸制剂可减少假神经递质的形成。④人工肝:用药用炭、树脂等进行血液灌流可清除血氨。

3. 对症治疗 ①纠正水、电解质和酸碱失衡:每天入液总量以不超过 2500ml 为宜,肝硬化腹水患者一般以尿量 1000ml 为标准控制入液量,注意纠正低钾和碱中毒,及时补充氯化钾或静脉滴注精氨酸溶液。②保护脑细胞功能,降低颅内温度。③保持呼吸道通畅。④防止脑水肿,静脉滴注高渗葡萄糖、甘露醇等脱水药。

【护理问题】

1. 意识障碍 与血氨增高、干扰脑细胞能量代谢和神经传导有关。

2. 照顾者角色困难 与患者意识障碍、照顾者缺乏有关照顾知识及经济负担过重有关。

3. 营养失调,低于机体需要量 与肝功能减退、消化吸收障碍、限制蛋白质摄入有关。

4. 活动无耐力 与肝功能减退、营养摄入不足有关。

5. 有感染的危险 与长期卧床、营养失调、抵抗力低下有关。

6. 知识缺乏 缺乏预防肝性脑病的有关知识。

【护理措施】

1. 严密观察病情变化 密切注意肝性脑病的早期征象,如患者有无冷漠或欣快、理解力和近期记忆力减退、行为异常及扑翼样震颤。观察患者思维及认知的改变,可通过刺激或定期唤醒等方法评估患者意识障碍的程度。监测并记录患者生命体征及瞳孔变化。

2. 去除和避免诱发因素 ①避免应用催眠镇静药、麻醉药等。②避免快速利尿和大量放腹水,及时处理严重的呕吐和腹泻,以防止有效循环血容量减少、大量蛋白质丢失及低钾血症,避免加重肝损害和意识障碍。③防止感染。④防止大量输液,过多液体可引起低钾血症、稀释性低血钠、脑水肿等,从而加重肝性脑病。⑤保持粪便通畅,防止便秘。便秘者,可口服或鼻饲50%硫酸镁 30~50ml 导泻,也可用生理盐水或弱酸溶液灌肠。忌用肥皂水灌肠,因其为碱性,可增加氨的吸收。⑥积极预防和控制上消化道出血,上消化道出血可使肠道产氨增多,从而使血氨增高诱发本病,故出血停止后也应灌肠和导泻,以清除肠道内积血,减少氨的吸收。⑦禁食或限食者应避免发生低血糖。

3. 减少饮食中蛋白质的供给量　因食物中的蛋白质可被肠菌的氨基酸氧化酶分解产生氨,故肝性脑病患者应限制蛋白质的摄入,保证热量的摄入。在发病开始数天内禁食蛋白质,每天供给足量的热量和维生素,以糖类为主。昏迷患者以鼻饲25%葡萄糖注射液供给热量,以减少体内蛋白质分解。不宜用维生素 B_6,因其可使多巴在外周神经处转为多巴胺,影响多巴进入脑组织,减少中枢神经系统正常传导递质。

4. 用药护理　①少数长期服用新霉素的患者可出现听力或肾损害,故服用新霉素的时间不宜超过1个月。②应用谷氨酸钾和谷氨酸钠时,患者尿少应少用钾剂,有明显腹水和水肿应少用钠剂。谷氨酸盐为碱性,使用前可先注射维生素C 3～5g,碱血症患者不宜使用。③应用精氨酸时,静脉滴注速度不宜过快,否则可出现流涎、呕吐、面色潮红等反应。因精氨酸呈酸性,含氯离子,不宜与碱性溶液配伍使用。④乳果糖因在肠内产气较多,可引起腹胀、腹绞痛、恶心、呕吐及电解质紊乱等。⑤在大量输注葡萄糖的过程中,必须警惕低钾血症、心力衰竭和脑水肿。

5. 昏迷患者的护理　①患者取仰卧位,头略偏向一侧,以防舌后坠阻塞呼吸道。②保持呼吸道通畅,深昏迷患者必要时做气管切开以排痰,保证氧气的供给。③做好口腔、眼的护理,对眼睑闭合不全、角膜外露的患者可用生理盐水纱布覆盖眼部。④尿潴留患者给予留置导尿。⑤给患者做肢体被动运动,防止静脉血栓形成及肌肉萎缩。

【健康教育】

1. 疾病知识指导　向患者及其家属介绍肝病和肝性脑病的有关知识,指导其认识肝性脑病的各种诱发因素,要求患者避免诱发因素,如限制蛋白质的摄入,不滥用对肝有损害的药物,保持大便通畅,避免各种感染,戒烟、酒等。

2. 用药指导　指导患者遵医嘱服药,了解药物的主要不良反应,并定期随访复诊。

3. 照顾者指导　使患者家属了解肝性脑病的早期征象,以便患者发生肝性脑病时能及时被发现,及时得到诊治。

十、结核性腹膜炎护理

【病因与发病机制】　本病是由于结核杆菌感染腹膜引起,常继发于肺或体内其他部位的结核病。大多数结核性腹膜炎是腹腔脏器直接蔓延侵及腹膜引起。少数病例可经血行播散引起腹膜感染。本病依据侵入腹腔的结核菌数量与毒力及机体免疫力，常表现为3种基本的临床类型，即渗出型结核性腹膜炎、粘连型结核性腹膜炎、干酪型结核性腹膜炎，以前2型多见。本病的发展中，可有2种或3种类型的病变并存，称为混合型结核性腹膜炎。

【临床表现】 多数起病缓慢，少数起病急骤，以急性腹胀、腹痛、高热、畏寒为主要表现。

1. 症状

(1) 全身症状：结核病的毒血症状主要是发热和盗汗。多数为低热和中等热，部分呈弛张热，高热伴有明显毒血症者，主要见于渗出型结核性腹膜炎、干酪型结核性腹膜炎，可呈稽留热。

(2) 腹痛、腹胀：早期腹痛不明显，以后可出现持续性隐痛或钝痛。疼痛多位于脐周、下腹或全腹。如腹痛呈阵发性加剧，应考虑并发不完全性肠梗阻，患者出现急腹症时，应考虑腹腔结核病灶溃破后引起的急性腹膜炎，结核性腹膜炎少有穿孔。

(3) 腹泻、便秘：腹泻常见，一般每日不超过4次，粪便呈糊状，有时腹泻与便秘交替出现。

(4) 腹壁柔韧感、腹部包块：包块多位于中下腹部，大小不一，边缘不齐。

2. 体征 ①患者呈慢性病容。②腹部压痛与反跳痛。③腹壁柔韧感，又称揉面感，是结核性腹膜炎的临床特征。④腹部包块，见于粘连型结核性腹膜炎或干酪型结核性腹膜炎，常位于脐周，大小不一，边缘不整，表面粗糙，呈结节感，不易推动。⑤腹水，多为少量至中量腹水，腹水超过1000ml时可出现移动性浊音。

3. 并发症 肠梗阻多见，主要发生在粘连型结核性腹膜炎。此外，也可发生急性肠穿孔、肠瘘及腹腔脓肿等并发症。

【辅助检查】

1. 血常规、红细胞沉降率与结核菌素试验 部分患者可由轻度至中度贫血，多为正细胞正色素性贫血。白细胞计数大多正常或稍偏高。多数患者红细胞沉降率增快，可作为活动性病变的简易指标。结核菌素试验对诊断本病有意义，但粟粒性结核或重症患者可呈阴性。

2. 腹水检查 腹水多为草黄色渗出液，少数为淡血性，偶见乳糜性。

3. X线检查 腹部X线片可见钙化影，提示钙化的肠系膜淋巴结结核。胃肠X线钡剂检查可发现肠粘连、肠结核、肠瘘、肠腔外肿物等征象，对本病有辅助诊断价值。

4. 腹腔镜检查 一般用于有游离腹水的患者，禁用于腹膜有广泛粘连者。

【治疗要点】 本病的治疗关键是及早给予规则、全程抗结核化学药物治疗。

1. 抗结核化学药物治疗　一般渗出型患者,因腹水及症状消失较快,患者常自行停药,从而导致复发,故应强调全程规则治疗,以足量、联合为治疗原则,疗程至少18个月。对粘连型结核性腹膜炎或干酪型结核性腹膜炎患者,由于大量纤维增生,药物不易进入病灶而达到治疗目的,故应加强药物的联合应用,并适当延长抗结核的全疗程。

2. 腹腔穿刺放液治疗　对大量腹水者,可适当放腹水以减轻症状。

【护理问题】

1. 疼痛　腹痛与腹膜炎症及伴有肠结核、盆腔结核或肠梗阻有关。
2. 营养失调,低于机体需要量　与结核毒素侵袭机体所致毒血症及蛋白丢失有关。
3. 腹泻　与腹膜炎所致肠功能紊乱有关。
4. 体温过高　与结核毒血症有关。
5. 体液过多　与腹膜炎症致腹水形成有关。
6. 潜在并发症　肠梗阻、肠穿孔、肠瘘。

【护理措施】

1. 休息与活动　让患者卧床休息,减少活动。
2. 疼痛护理　密切观察腹痛的部位、持续时间及性质,慢性腹痛可用放松技巧、热敷、艾灸足三里等方法减轻疼痛。
3. 用药护理　注意用药后的效果和不良反应。
4. 饮食护理　给予高热量、高蛋白、高维生素、易消化饮食,以增强机体抵抗力。

第四节　内分泌代谢性疾病患者的护理

一、概论

1. 内分泌系统的组成　内分泌系统是由内分泌腺及存在于机体某些脏器中的内分泌组织和细胞所组成的一个体液调节系统。
2. 内分泌系统的主要功能　其主要功能是在神经系统支配下和物质代谢反馈调节基础上释放激素,调节人体的生长、发育、生殖、代谢、运动、病态、衰老等生命现象,维持人体内环境的相对稳定性。
3. 分类　①多种原因可引起内分泌腺的病理和病理生理改变,按功能可分为功能亢进、减退或正常。②按病变部位(发生在下丘脑、垂体或周围靶腺)可分为原发性和继发性。

一般来讲,靶器官(如甲状腺、肾上腺)本身因肿瘤、增生、炎症等原因出现的功能异常为原发性疾病,靶器官上位器官(如垂体)功能异常继而影响靶器官功能改变的为继发性疾病。因治疗、预防而应用激素或某些药物也可以导致医源性内分泌疾病。

4. 常见症状及护理

(1)常见症状

1)身体外形的改变:包括体形的变化和特殊体态,毛发的质地、分布改变,面容的变化及皮肤黏膜色素沉着等。

2)性功能异常:包括生殖器官发育迟缓或发育过早、性欲减退或丧失;女性月经紊乱、溢乳、闭经或不孕;男性阳痿,也可出现乳房发育。

3)进食或营养异常:营养状态是根据皮肤、毛发、皮下脂肪、肌肉的发育情况综合判断的。多种内分泌代谢性疾病可有进食或营养异常,表现为食欲亢进或减退、营养不良或肥胖。

4)疲乏。

5)排泄功能异常。

6)疼痛。

(2)护理

1)护理评估:病史、身体评估、实验室检查及其他检查。

2)常见的护理问题:①自我形象紊乱,与疾病引起身体外形改变等因素有关。②性功能障碍,与内分泌功能紊乱有关。

3)护理措施及依据:结合患者自身特点与患者共同进行护理措施的制定。以身体外形改变为例,护理措施如下。①身体外形改变评价。观察患者外形的改变,如肥胖、消瘦、满月脸、水牛背等,躯体和面部毛发增多,皮肤黏膜色泽改变及身材高大或矮小等。②提供心理支持。③提供修饰技巧。指导患者改善自身形象,如因甲状腺功能亢进症表现突眼的患者外出可戴有色眼镜,以保护眼免受刺激;肥胖患者可穿着合体的衣着,恰当的修饰可以增加心理舒适和美感。④促进患者社会交往,鼓励患者加入社区中的支持团体。

二、糖尿病护理

【病因与发病机制】

1. 糖尿病是一种常见的内分泌代谢性疾病,是由多种原因引起胰岛素分泌或作用的缺陷,或两者同时存在而引起的以慢性高血糖为特征的代谢紊乱。

2. 病因与发病机制复杂,至今未完全阐明。目前公认糖尿病不是唯一病因所致的单一疾病,而是复合病因的综合征,与遗传、自身免疫和环境等因素有关。

3. 糖尿病主要以 1 型、2 型最常见。1 型糖尿病主要见于年轻人,易发生酮症酸中毒;2 型糖尿病患者多有家族史,常见于 40 岁以上的成年人,超体重者占多数。

【临床表现】

1. 代谢紊乱综合征　"三多一少",即多尿、多饮、多食和体重减轻。表现有皮肤瘙痒、四肢酸痛、麻木、腰痛、性欲减退、阳痿不育、月经失调、便秘等。也有一部分患者并无明显的"三多一少"症状,仅因体检或检查其他疾病,或妊娠检查时偶然发现高血糖。

2. 糖尿病急性并发症

(1) 糖尿病酮症酸中毒(diabetic ketoacidosis,DKA):糖尿病代谢紊乱加重时,脂肪分解产生大量乙酰乙酸、β-羟丁酸和丙酮,三者统称为酮体。血清酮体积聚超过正常水平时称为酮血症,尿酮体排出增多称为酮尿,临床上统称为酮症。血酮继续升高,超过机体的处理能力时,便发生代谢性酸中毒。

1) 诱因:1 型糖尿病患者有自发 DKA 倾向,2 型糖尿病患者在感染、胰岛素剂量不足或治疗中断、饮食不当、妊娠和分娩、创伤、手术等情况下可发生 DKA。

2) 临床表现:多数患者在发生意识障碍前有糖尿病症状加重表现。早期表现为疲乏软弱、四肢无力、极度口渴、多饮多尿。当出现酸中毒时,则表现为食欲减退、恶心、呕吐、腹痛,常伴头痛、嗜睡、烦躁、呼吸深快、尿液有烂苹果味(丙酮味)。病情进一步发展出现严重失水、尿量减少、脉细速、血压下降。晚期各种反射迟钝,甚至消失;昏迷。

(2) 高血糖高渗性昏迷。

(3) 感染:糖尿病患者血糖控制差,时常发生疖、痈等皮肤化脓性感染,可反复发生,有时可引起败血症或脓毒血症。

3. 糖尿病慢性并发症　可遍及全身器官,具体如下。①心血管病变。②肾的病变。③神经病变。④眼部病变。⑤糖尿病足糖尿病患者因末梢神经病变,下肢动脉供血不足及细菌感染等各种因素,可引起足部疼痛、皮肤深溃疡、肢端坏疽等病变)。

【辅助检查】

1. 尿糖测定　在肾糖阈正常的情况下,当血糖达到 8～10mmol/L 时,尿糖出现阳性,尿糖阳性为诊断糖尿病的重要线索。

2. 血糖测定　空腹及餐后 2h 血糖升高是诊断糖尿病的主要依据。空腹血糖正常范围为 3.9～6.1mmol/L (70～110mg/dl)。糖尿病症状加任意时间血浆葡萄糖 $\geqslant$ 7.0mmol/L (126mg/dl) 或口服葡萄糖耐量试验后 2h 或随机血浆葡萄糖 $\geqslant$

11.1mmol/L(1999年,WHO糖尿病专家委员会提出的诊断标准)可为诊断依据。

3. 葡萄糖耐量试验　口服葡萄糖耐量试验(oral glucose tolerance test,OGTT)适用于有糖尿病可疑而空腹或餐后血糖未达到诊断标准者。

4. 糖化血红蛋白A1和糖化血清蛋白测定　糖化血红蛋白测定可反映取血前8～12周血糖的总水平,可以补充空腹血糖只反映瞬时血糖值的不足,成为糖尿病控制情况的监测指标之一。

5. 血清胰岛素和C-肽测定　血清胰岛素和C-肽水平测定有助于了解胰岛B细胞功能(包括储备功能)。

【治疗要点】　糖尿病应坚持早期、长期、综合治疗与治疗方法个体化的原则。具体治疗措施以适当的运动锻炼和饮食治疗为基础,根据病情结合药物治疗。

1. 饮食治疗　目的在于维持标准体重,保证未成年人的正常生长发育,纠正已发生的代谢紊乱,使血糖、血脂达到或接近正常水平。饮食治疗对年长者、肥胖型患者、少症状的轻型患者是主要的治疗措施,对重症和胰岛素依赖型糖尿病患者更应严格控制饮食,严格执行饮食计划并长期坚持。

2. 体育锻炼　参加适当的文娱活动、体育运动和体力劳动,可促进糖的利用,减控胰岛负担,使血糖下降,为本病有效疗法之一。

3. 口服药物治疗　主要包括双胍类、胰岛素促泌药、胰岛素增敏药等α葡萄糖苷酶抑制药等,近年来有多种新型药物,如二肽基肽酶4(DPP-4)抑制药、钠-葡萄糖协同转运蛋白2(SGLT-2)抑制药等供临床使用,尚有非胰岛素类注射型降糖药胰高血糖素样肽1(GLP-1)类似物。

4. 胰岛素治疗

(1)适应证:①1型糖尿病患者。②糖尿病酮症酸中毒、高渗性昏迷和乳酸性酸中毒伴高血糖时。③合并重症感染、消耗性疾病、急性应激状态如急性心肌梗死、脑血管意外等患者。④伴发病需外科治疗的围术期患者。⑤妊娠和分娩者。⑥2型糖尿病经饮食治疗及口服降糖药治疗未获得良好控制者。⑦全胰腺切除引起的继发性糖尿病患者。

(2)制剂类型:按作用快慢和维持作用时间,胰岛素制剂可分为速(短)效、中效和长(慢)效3类。

(3)使用原则和剂量调节:胰岛素的应用应在一般治疗和饮食治疗的基础上进行。

5. 胰腺和胰岛移植。

6. 糖尿病酮症酸中毒的治疗　①输液。②胰岛素治疗。③纠正电解质及酸碱平衡失调。④防治诱因和处理并发症,包括休克、严重感染、心力衰竭、心律失常、肾衰竭、脑水肿、急性胃扩张等。

【护理问题】

1. 营养失调,低于机体需要量或高于机体需要量　与糖尿病患者胰岛素分泌或作用缺陷引起糖、蛋白质、脂肪代谢紊乱有关。

2. 有感染的危险　与血糖增高、脂代谢紊乱、营养不良、微循环障碍等因素有关。

3. 低血糖　与胰岛功能差、饮食运动不规律等有关。

4. 潜在并发症　酮症酸中毒、高渗性昏迷。

5. 有体液不足的危险　与血糖升高致渗透性利尿有关。

6. 活动无耐力　与严重代谢紊乱、蛋白质分解增加有关。

7. 自理缺陷　与视力障碍有关。

8. 焦虑　与糖尿病慢性并发症、长期治疗导致经济负担加重有关。

9. 知识缺乏　缺乏糖尿病的预防和自我护理知识。

【护理措施】

1. 营养失调　低于机体需要量或高于机体需要量。

(1)饮食护理:合适的饮食有利于减轻体重,控制高血糖和防止低血糖,改善脂代谢紊乱和高血压。具体方法如下。

1)制订总热量:根据患者性别、年龄和身高查表,或用简易公式算出理想体重,然后根据理想体重计算每日所需总热量。

2)糖类、蛋白质和脂肪的分配:糖类占饮食总热量的50%~60%,提倡用粗制米、面和一定量的杂粮,蛋白质含量一般不超过总热量的15%,脂肪约占总热量的30%。

3)每餐热量合理分配:按食品成分将上述热量分配换算为食物重量,并制订成食谱。

4)糖尿病患者饮食注意事项:①严格定时定量进食。②控制总热量。③严格限制各种甜食。④患者进行体育锻炼时不宜空腹,应补充少量食物,防止低血糖。⑤保持大便通畅,多食含纤维素高的食物。⑥每周定期测量体重1次,衣服重量要相同,且用同一磅秤。如果体重改变>2kg,应报告医师。

(2)休息与运动。

(3)口服降糖药物护理

1)护士除了解各类降糖药物的作用、剂量、用法外,还应掌握药物的不良反应和注意事项,指导患者正确服用,及时纠正不良反应(磺脲类药物主要不良反应是低血糖反应)。

2)观察患者血糖、尿糖、尿量和体重变化,评价药物疗效。

3)指导患者按时进餐,切勿提前或推后。

4)胰岛素治疗的护理:①准确执行医嘱,做到制剂种类正确,剂量准确,按时注射。②掌握胰岛素的注射时间,普通胰岛素于饭前 30min 皮下注射,速效胰岛素(如门冬胰岛素、赖脯胰岛素)餐前即刻注射。胰岛素采用皮下注射法,宜选择上臂三角肌、臀大肌、大腿前侧、腹部等部位,注射部位应交替使用,以免形成局部硬结和脂肪萎缩,影响药物吸收及疗效。③注射胰岛素时应严格无菌操作,防止发生感染。④胰岛素不良反应包括低血糖反应、胰岛素过敏、注射部位皮下脂肪萎缩或增生,停止使用该部位后可缓慢自然恢复。

5)使用胰岛素治疗过程中应定期监测尿糖、血糖变化。

2. 有感染的危险

(1)加强患者的皮肤护理:①保持皮肤清洁,以防皮肤感染。②指导患者选择质地柔软、宽松的内衣。③如有皮肤感染时,应做伤口细菌培养以选用敏感的抗生素,伤口局部不可任意用药,尤其是刺激性药物。④护理操作时应严格无菌技术。

(2)呼吸道、口鼻腔的护理。

(3)泌尿道的护理。

(4)足部护理:①足部观察与检查。②促进肢体的血液循环。③选择合适的鞋袜,避免足部受伤。④保持足部清洁,避免感染。⑤预防外伤。

三、甲状腺功能亢进症护理

甲状腺功能亢进症,是指由多种病因导致甲状腺功能增强,从而分泌甲状腺激素过多所致的临床综合征。其特征有甲状腺肿大、眼征、基础代谢增加和自主神经系统功能失常。各种病因所致的甲状腺功能亢进症中,以 Graves 病最多见。

Graves 病(简称 GD)又称毒性弥漫性甲状腺肿或 Basedow 病,是一种伴甲状腺激素分泌增多的器官特异性自身免疫病。临床表现除甲状腺肿大和高代谢综合征外,尚有突眼及较少见的胫前黏液性水肿或指端粗厚等。

【病因与发病机制】 GD 发生的基本因素是一种伴甲状腺激素合成、分泌过多,与遗传和人类白细胞抗原(human leukocyte antigen,HLA)有关,属于抑制性 T 细胞功能缺陷的器官特异性自身免疫性疾病。

【临床表现】

1. **好发人群** 女性多见,以 20~40 岁者多见。多数起病缓慢。

2. **典型表现** 有甲状腺激素分泌过多所致高代谢综合征、甲状腺肿及眼征。

(1)高代谢综合征

1)患者常有疲乏无力、怕热多汗、低热、多食、消瘦,危象时可有高热。

2)神经过敏、多言好动、焦躁易怒、失眠、紧张不安、记忆力减退、注意力不集中、有时有幻觉甚至精神分裂症表现。

3)心悸、胸闷、气短,严重者可发生甲状腺功能亢进性心脏病。

4)食欲亢进、多食消瘦、大便次数增多。

5)部分患者有甲亢性肌病、肌无力及肌萎缩。

6)女性常有月经减少或闭经;男性有阳痿,偶有乳房发育。

7)血促肾上腺皮质激素(adrenocorticotropic hormone,ACTH 及 24h 尿 17-羟皮质类固醇升高,继而受过高 T_3/T_4 抑制而下降,皮质醇半衰期缩短。

8)周围血白细胞总数偏低,淋巴细胞绝对值和百分比及单核细胞增多,但血小板寿命较短,可出现紫癜。血容量增大,出现轻度贫血。

(2)甲状腺肿:多呈弥散性、对称性甲状腺肿大,随吞咽动作上下移动;质软、无压痛,久病者较韧,可有震颤或血管杂音,为诊断本病的重要体征。

(3)眼征:突眼为重要而较特异的体征之一。按病变程度可分为单纯性突眼和浸润性突眼 2 类。单纯性突眼的常见眼征有:①眼球向前突出,突眼度一般不超过 18mm。②瞬目减少。③上睑挛缩,睑裂增宽。④双眼向下看时,上睑不能随眼球下落;向上看时,额纹消失。⑤两眼看近物时,眼球辐辏不良。浸润性突眼约占 5%,多发生于成年患者。除突眼外,常有眼睑肿胀、肥厚,结膜充血、水肿,眼球明显突出(有时可达 30mm,活动受限,眼睑闭合不全),角膜外露可形成溃疡或全眼球炎,甚至失明。

3. **甲状腺危象** 属甲状腺功能亢进症恶化的严重表现。其发病原因可能与交感神经兴奋,垂体、肾上腺皮质轴应激反应减弱,大量 T_3/T_4 释放入血有关。

(1)主要诱因:①应激状态,如感染、手术、放射性碘治疗等。②严重躯体疾病,如充血性心力衰竭、低血糖症、败血症、脑血管意外、急腹症或严重创伤等。③口服过量甲状腺激素制剂。④严重精神创伤。⑤手术中过度挤压甲状腺。

(2)临床表现:早期表现为原有甲状腺功能亢进症症状的加重,继而有高热(体温>39℃)、心率快(140~240 次/分),常有心房颤动或心房扑动,以及烦躁、大汗淋漓、呼吸急促、畏食、恶心、呕吐、腹泻。患者大量失水导致虚脱、休克、嗜睡、谵妄或昏迷。

【辅助检查】

1. **血清甲状腺激素测定** ①血清游离甲状腺激素与游离三碘甲状腺原氨酸、FT_4/FT_3 均不受血甲状腺结合球蛋白(thyroxine binding globulin,TBG)影响,直接反映甲状腺功能状态。②血清总甲状腺激素是判定甲状腺功能最基本的筛选指标。

③血清总三碘甲状腺原氨酸受 TBG 的影响,为早期 GD 治疗中疗效观察及停药后复发的敏感指标,也是诊断 T_3 型甲状腺功能亢进症的特异指标。④血清反 T_3 可作为了解甲状腺功能的指标;GD 早期或复发早期可仅有反 T_3 增高。

2. 促甲状腺激素(thyroid stimulating hormone,TSH)测定　血中 TSH 是反映下丘脑-垂体-甲状腺轴功能的敏感指标,尤其对亚临床型甲状腺功能亢进症和亚临床型甲状腺功能减退症的诊断有重要意义。

3. 甲状腺摄^{131}I 率　本法诊断甲状腺功能亢进症的符合率达 90%,可鉴别不同病因的甲状腺功能亢进症。

4. 甲状腺自身抗体测定　未经治疗的 GD 患者血中 TSAb 阳性检出率可达 80%~100%,有早期诊断意义,可用于判断病情活动和复发,还可作为治疗后停药的重要指标。

5. 影像学检查　超声、放射性核素扫描、计算机体层成像(CT)及磁共振成像(MRI)等有助于甲状腺、异位甲状腺肿和球后病变性质的诊断,可根据需要选用。但注意禁用含碘造影剂。

【治疗要点】

1. 一般治疗　适当休息和各种支持疗法,补充足够热量和营养,以纠正本病引起的消耗。精神紧张不安、失眠者可给予苯二氮䓬类镇静药。低碘饮食,戒烟。

2. 甲状腺功能亢进症的治疗　包括药物治疗、放射性碘治疗及手术治疗 3 种。

3. 甲状腺危象的防治　去除诱因,积极治疗甲状腺功能亢进症是预防甲状腺危象的关键,尤其是防治感染和充分的术前准备工作。一旦发生需积极抢救。

4. 浸润性突眼的防治　严重突眼不宜行^{131}I 治疗。措施有:①保护眼,防治结膜炎和角膜炎。②早期选用免疫抑制药及非特异性抗炎药物。③对严重突眼、暴露性角膜溃疡或压迫性视神经病变者,行球后糖皮质激素注射、放射或手术治疗,以减轻眶内或球后浸润。④使用抗甲状腺药控制高代谢综合征。⑤左甲状腺素每日 50~100μg,与抗甲状腺药合用,以调整下丘脑-垂体-甲状腺轴的功能。

【护理问题】

1. 营养失调,低于机体需要量　与代谢率增高导致代谢需求大于摄入有关。

2. 活动无耐力　与蛋白质分解增加、甲状腺功能亢进性心脏病、肌无力等有关。甲状腺明显肿大者可影响呼吸。

3. 个人应对无效　与性格及情绪改变有关。

4. 有组织完整性受损的危险　与浸润性突眼有关。

5. 潜在并发症　甲状腺危象。

6. 知识缺乏　缺乏药物治疗知识及自我护理知识。

7. 体液不足　与多汗、呕吐、腹泻有关。

8. 性功能障碍　与内分泌功能紊乱有关。

9. 自我形象紊乱　与突眼、甲状腺肿大有关。

【护理措施】

1. 营养失调　低于机体需要量。

(1)体重监测。

(2)饮食护理：给予高热量、高蛋白、高维生素(尤其是复合维生素B)及矿物质的饮食；每日饮水2000～3000ml以补充出汗、腹泻、呼吸加快等所丢失的水分。禁止摄入刺激性的食物及饮料，如浓茶、咖啡等，以免引起患者精神兴奋。勿进食高纤维食物。

(3)用药护理：有效治疗可使体重增加。护士应指导患者正确用药，不可自行减量或停药，并密切观察药物不良反应，及时处理。

2. 活动无耐力

(1)休息与活动：评估患者目前的活动量、活动和休息的方式，与患者共同制订日常活动计划，做到有计划的适量活动。

(2)环境安排：保持环境安静，避免嘈杂。

(3)生活护理：协助患者完成日常的生活自理，减少其活动度，缓解疲乏。对大量出汗的患者，应随时更换浸湿的衣服及床单，防止受凉。

3. 个人应对无效

(1)心理护理。

(2)病情观察：观察患者精神状态和手指震颤情况，注意有无焦虑、烦躁等甲状腺功能亢进症加重的表现，必要时使用镇静药。

4. 有组织完整性受损的危险

(1)眼部护理：采取保护措施，预防眼受到刺激和伤害。

(2)用药护理：遵医嘱使用利尿药，限制钠盐摄入。

(3)病情观察：观察球后水肿消长情况。

5. 潜在并发症　甲状腺危象。

(1)避免诱因。

(2)病情监测：观察神志及生命体征的变化，准确记录24h出入量。若原有甲状腺功能亢进症状加重，并出现严重乏力、烦躁、发热(体温＞39℃)、多汗、心悸、心率达140次/分以上，伴食欲减退、恶心、呕吐、腹泻、脱水等，特别应警惕甲状腺危象的发生，立即报告医师并协助处理。

（3）绝对卧床休息，呼吸困难时取半卧位，立即给氧，及时准确遵医嘱使用抗甲状腺药物和碘剂。注意碘剂过敏反应，如果出现口腔黏膜发炎、腹泻、恶心、呕吐、鼻出血等症状，应立即停药。通知医师配合处理。

（4）对症护理：体温过高者给予冰敷或乙醇擦浴以降低体温；躁动不安者使用床档保护患者安全等。

四、库欣综合征护理

【病因与发病机制】

1. 垂体分泌ACTH过多　垂体瘤或下丘脑-垂体功能紊乱导致的ACTH分泌过多，刺激双侧肾上腺皮质增生，至皮质醇分泌增多，产生相应的临床症状，是库欣综合征最常见的原因（占60%~70%）。

2. 原发性肾上腺皮质肿瘤　大多为良性肾上腺皮质腺瘤，少数为恶性腺癌。肿瘤的生长和分泌肾上腺皮质激素是自主性的，不受ACTH的控制。由于肿瘤分泌大量的皮质激素，反馈抑制垂体的分泌功能，使血浆ACTH浓度降低，非肿瘤部分的正常肾上腺皮质明显萎缩。

3. 垂体外肿瘤分泌过多ACTH　部分垂体-肾上腺外的肿瘤，可分泌类似ACTH活性的物质，进而引起本病。常见的有燕麦细胞肺癌或小细胞肺癌、胸腺癌、胰腺癌或胰岛细胞癌、嗜铬细胞瘤、神经母细胞瘤、甲状腺髓样癌、神经节及副神经节瘤、支气管腺癌及类癌、卵巢癌、前列腺癌等。

【临床表现】

1. 向心性肥胖　多数为轻至中度肥胖，极少有重度肥胖。有些患者面部及躯干偏肥胖，但体重在正常范围。典型的向心性肥胖指面部及躯干部胖，但四肢包括臀部不胖。满月脸、水牛背、悬垂腹和锁骨上窝脂肪垫是库欣综合征的特征性临床表现。少数患者尤其是儿童可表现为均匀性肥胖。

2. 糖尿病和糖耐量减低　约50%的患者有糖耐量减低，约20%的患者有显性糖尿病。高皮质醇血症使糖原异生作用加强，还可对抗胰岛素的作用，使细胞对葡萄糖的利用减少。于是血糖上升，糖耐量减低，以致糖尿病。如果患者有潜在的糖尿病倾向，则糖尿病更易表现出来，很少会出现酮症酸中毒。

3. 负氮平衡引起的临床表现　蛋白质分解加速，合成减少，因而机体长期处于负氮平衡状态，临床上表现为蛋白质过度消耗状态。全身肌肉萎缩，以四肢肌肉萎缩更为明显。患儿生长发育停滞。因胶原蛋白减少而出现皮肤菲薄，呈透明样。在下腹部、臀外侧、大腿内侧、腋窝周围和乳房等处，可出现典型的对称性皮肤紫纹。皮肤毛细血管脆性增加而易有瘀斑,以上臂、手背、大腿内侧多见。皮肤伤口不易愈合。

4. 高血压 约75%以上的库欣综合征患者会出现高血压。血压一般为轻、中度升高;病程长者,血压升高严重程度也增加。长期高血压还可引起心、肾、视网膜的病变,严重者可出现心力衰竭和脑血管意外。

5. 骨质疏松 约50%的患者可出现骨质疏松,表现为腰背痛,易有病理性骨折,骨折的好发部位是肋骨和胸、腰椎。

6. 性腺功能紊乱 高皮质醇血症不仅直接影响性腺,还可对下丘脑-腺垂体的促性腺激素分泌有抑制,因而库欣综合征患者性腺功能均明显低下。女性表现为月经紊乱,继发闭经,极少有正常排卵。男性表现为性功能低下、阳痿。

7. 精神症状 多数患者有精神症状,但一般较轻,表现为欣快感、失眠、注意力不集中、情绪不稳定、烦躁易怒、焦虑、抑郁、记忆力减退。少数患者会出现类似躁狂、抑郁或精神分裂症样的表现。

8. 感染 库欣综合征患者免疫功能受到抑制,易有各种感染,如皮肤毛囊炎、牙周炎、泌尿系统感染、甲癣及体癣等。原有的已经稳定的结核病灶有可能活动。同时感染不易控制,可发展为败血症和毒血症。

9. 高尿钙和肾结石 高皮质醇血症时小肠对钙的吸收受影响,但骨钙被动员,大量钙离子进入血液后从尿中排出。因而,血钙虽在正常低限或低于正常,但尿钙排量增加,易出现泌尿系结石。

【辅助检查】

1. 血浆皮质醇水平和昼夜节律测定 正常人皮质醇呈脉冲式分泌,有明显的昼夜节律。库欣综合征患者血浆皮质醇水平增高且昼夜节律消失。

2. 24h尿游离皮质醇(urinary free cortisol,UFC)测定 测定24h UFC可避免血皮质醇的瞬时变化,也可避免受血中皮质类固醇结合球蛋白浓度的影响,对库欣综合征的诊断有较大的价值,诊断符合率约为98%,但一定要准确留取24h尿量,并且避免服用影响尿皮质醇测定的药物。

3. 地塞米松抑制试验 这是确诊库欣综合征的必需实验。不论是经典的小剂量地塞米松抑制试验,还是简化的过夜法,其诊断符合率都在90%以上。

4. 蝶鞍区影像学检查 蝶鞍区MRI或CT扫描对垂体大小及是否有腺瘤颇有帮助。MRI对于垂体病变的诊断优于CT,推荐对所有ACTH依赖性库欣综合征患者进行垂体增强MRI或垂体动态增强MRI。

5. 肾上腺影像学检查 包括B超、CT、MRI及放射性碘化胆固醇扫描等,首选双侧肾上腺CT薄层(2~3mm)增强扫描。

6. **异位 ACTH 综合征病灶影像学检查** 由于大部分引起异位 ACTH 综合征的肿瘤位于肺或纵隔内,故胸部 X 线、CT 扫描等检查十分必要。生长抑素受体显像也可用于异位 ACTH 综合征的肿瘤定位。

【治疗要点】

1. **垂体性皮质醇症** 经鼻经蝶窦垂体微腺瘤摘除术为近年治疗本病的首选方法,治愈率达 80% 以上,术后复发率在 10% 以下。此法手术创伤小,并发症少,可最大限度地保留垂体的分泌功能。

2. **肾上腺皮质肿瘤本症** 是皮质醇症中治疗效果最好的一种,一般诊断明确者,多采取第 11 肋间或第 12 肋腰部切口单纯肿瘤切除。

3. **异位 ACTH 综合征** 应以治疗原发肿瘤为主,视具体病情安排手术、放疗或化疗。对体积小、恶性度低、定位明确的异位 ACTH 分泌瘤,手术治疗是首选方法,切除后可获痊愈。双侧肾上腺全切或一侧全切,一侧大部分切除在下列情况下可列入适应证:①异位 ACTH 综合征诊断明确,但未找到原发肿瘤。②无法切除异位 ACTH 分泌瘤,高皮质醇血症依然存在。③患者情况尚能接受肾上腺手术。手术目的是解除高皮质醇血症对患者生命的威胁。

4. **药物治疗** 也是皮质醇症治疗的一个重要方法,但只是一种辅助治疗,用于术前准备或其他治疗方法疗效不佳时。常有 2 类药物:一类为皮质醇生物合成抑制药,如米托坦、氨鲁米特(氨基导眠能)、甲吡酮、酮康唑;另一类直接作用于下丘脑-垂体水平,如赛庚啶、溴隐亭等。

【护理问题】

1. **焦虑** 与环境改变及对预后缺乏信心相关。
2. **自我形象紊乱** 与患者形象改变,即向心性肥胖(满月脸、水牛背)相关。
3. **活动无耐力** 与向心性肥胖及高血压致水钠潴留相关。
4. **有皮肤受损的危险** 与皮质功能亢进、皮质醇加速蛋白质分解相关。
5. **潜在并发症——感染** 与糖代谢紊乱、免疫能力低下相关。

【护理措施】

1. 焦虑

(1)热情接待患者,提供安静、舒适、无不良刺激的病室环境,介绍有关医护人员及病室有关规章制度,消除患者的陌生感。

(2)主动与患者交谈沟通,了解情况,及时进行心理疏导,并在生活上给予患者关心体贴。

(3)做好家属的思想工作,取得共识,多探视、多关心患者,使其经常能感受来自家庭的温暖,增强战胜疾病的信心。

(4)讲述术前准备的重要性,以及各项检查、操作的目的,使患者能主动配合完善相关检查和治疗。

(5)对患者提出的疑问给予明确、有效的答复,以消除其顾虑。

(6)对患者主动合作的态度,给予及时肯定和鼓励。

2. 自我形象紊乱

(1)讲解本病的发病原因和临床表现,说明经过手术和药物治疗后,疾病症状和体征会逐渐消失。

(2)利用同种疾病已治愈的患者做现身宣传教育,鼓励和帮助患者恢复自信。

(3)做好心理护理,找出患者不良心态之症结,及时对症疏导,使其情绪稳定,愉快接受治疗和手术。

3. 活动无耐力

(1)评估患者目前的活动程度和休息方式。

(2)循序渐进地进行活动耐力试验,与患者一起制订活动计划。指导患者自我监测耐力的方法:即休息时、活动中、活动后 3min 分别监测脉搏,以活动中脉搏规律、每分钟不超过 112 次,活动后 3min 与休息时相比每分钟不超过 6 次,且呼吸正常,无其他异常症状为宜。

(3)指导和协助患者进行日常生活自理,鼓励其尽可能做力所能及的事情。

(4)若术后病情允许,鼓励和协助患者尽早下床活动,促进体力恢复,同时须严防摔伤。

4. 有皮肤受损的危险

(1)嘱患者多休息,避免剧烈活动及超负荷劳动,防止病理性骨折及意外伤害。

(2)协助患者修剪指(趾)甲,避免抓破皮肤导致感染。

(3)保持床铺清洁、干燥、平整无皱。

(4)术后患者床上使用便器或为患者翻身按摩时,避免拖、拉动作。

(5)保持患者全身皮肤清洁卫生,沐浴或擦澡时,注意动作要轻柔。

5. 潜在并发症——感染

(1)观察体温变化,术后 1 周每天监测体温 3 次,若体温>38.5℃,每天监测 4 次,若体温>39℃,每天监测 6 次,且依据先物理降温后药物降温的原则,进行降温处理,并记录降温效果。

(2)保持皮肤清洁卫生,勤擦澡,勤更衣。

(3)保护伤口敷料的清洁、干燥、固定,敷料渗湿、污染应及时更换。

(4)观察切口愈合情况,发现红、肿、热、痛及有分泌物排出时,及时通知医师处理。

(5)遵医嘱使用抗生素,并观察其疗效。

第五节 血液及造血系统疾病患者的护理

一、概述

造血系统由骨髓、肝、脾、淋巴结等造血器官构成,胎儿期肝、脾参加造血,出生后骨髓为人体主要造血器官。5~7岁以前全身骨髓都为红骨髓,20岁左右红骨髓仅限于扁骨及长骨的髓端。

肝、脾的造血功能在出生后基本停止,在造血功能应激的情况下,肝、脾能够重新恢复造血,称为髓外造血。

血细胞是血液的重要组成部分,包括红细胞、白细胞及血小板。①红细胞成熟时,外形呈双凹扁圆形,中央较薄,边缘较厚,细胞内无细胞核和细胞器,细胞质中充满血红蛋白。其功能是结合与输送 O_2 和 CO_2。②白细胞种类多,功能较复杂,中性粒细胞、单核细胞具有吞噬作用;T淋巴细胞参与细胞免疫,B淋巴细胞参与体液免疫。③血小板对机体止血和凝血过程起重要作用。

(一)血液病的分类

1. 红细胞疾病 常见各类贫血、红细胞增多症。

2. 粒细胞疾病 如粒细胞减少或缺乏症、中性粒细胞分叶功能不全及类白血病反应等。

3. 淋巴细胞和浆细胞疾病 如各种淋巴瘤,急、慢性淋巴细胞白血病等。

4. 单核细胞和巨噬细胞疾病 如反应性组织细胞增多症等。

5. 造血干细胞疾病 如再生障碍性贫血、阵发性睡眠性血红蛋白尿等。

6. 脾功能亢进。

7. 出血性及血栓性疾病 如过敏性紫癜、原发性血小板减少性紫癜、血小板无力症、凝血功能障碍性疾病、弥散性血管内凝血及血栓性疾病等。

(二)血液病常见症状

1. 贫血 循环血液单位体积中血红蛋白(Hb)浓度、红细胞计数和(或)血细胞比容低于正常最低值,以 Hb 浓度较重要。临床上将贫血分为轻度贫血(男 Hb<120g/L,女 Hb<110g/L)、中度贫血(Hb<90g/L)、重度贫血(Hb<60g/L)及极重度贫血(Hb<30g/L)4级。

(1)常见原因:红细胞生成减少、红细胞破坏过多、失血。

(2)临床表现:轻度贫血多无症状,中、重度贫血可见甲床、口唇及眼结膜苍白,甚至面色苍白。神经系统对缺氧最敏感,常出现头晕、耳鸣、头痛、记忆力减退、注意力不集中;呼吸系统、循环系统表现为活动后心悸、气短,严重贫血可诱发心绞痛、发生贫血性心脏病;由于胃肠道缺血、缺氧,消化液分泌减少及胃肠蠕动功能紊乱,多表现食欲缺乏、恶心、呕吐、腹胀、腹泻或便秘;肾、生殖系统缺氧,可出现多尿、低比重尿、蛋白尿及性功能减退,女性常伴有月经不调或继发性闭经等;皮肤黏膜苍白是贫血最突出的体征,由于环境温度、皮肤色素及水肿等因素会影响皮肤的颜色,贫血时一般以观察甲床、口唇黏膜、睑结膜较为可靠。

2.继发感染

(1)常见原因:多见急性白血病、淋巴瘤、再生障碍性贫血、粒细胞缺乏症等血液病。发热常由于正常成熟白细胞形成减少,特别是中性粒细胞减少,使机体防御能力降低而引起。引起感染的常见病原体为细菌、病毒、真菌。

(2)临床表现:感染部位多为呼吸系统、皮肤、泌尿系统,严重者可发生败血症。急性白血病易发生肛周感染或脓肿。轻度或早期感染多为低热或不规则热,严重感染如败血症可为弛张热。

3.出血或出血倾向　止血和凝血功能障碍而引起自发性出血或轻微创伤后出血不易停止的一种症状。

(1)常见原因:①血小板数量减少或功能异常。②血管脆性增加,如过敏性紫癜、老年性紫癜。③凝血因子减少或缺乏。

(2)临床表现:常见出血部位是皮肤黏膜(口腔、鼻腔、牙龈等)、关节腔、内脏出血(咯血、呕血、便血、血尿及阴道出血),严重时可发生颅内出血。

(三)血液病的护理问题

1.出血倾向　有受伤的危险。出血与血小板减少、凝血因子缺乏、血管壁异常有关。

2.发热　体温过高与感染有关。

(四)护理措施

1.出血倾向　主要有以下几个方面的内容。

(1)病情观察:定时测血压、心率,注意意识状态。观察皮肤黏膜出血部位、出血范围、出血量等。

(2)保证休息:限制活动,多卧床休息以防出血,如有被血液污染的衣物、地面,应迅速处理,避免患者受惊吓,并嘱患者静心养病、积极配合治疗。

(3)饮食:应给予高热量、高蛋白、高维生素、少渣软食,以避免口腔黏膜擦伤。餐前后可用冷的苏打漱口水含漱。

(4)皮肤出血的护理:肢体皮肤或深层组织出血可抬高肢体,以减少出血,深部组织血肿也可应用局部压迫方法,促进止血。避免搔抓皮肤,保持皮肤清洁。尽量少用注射药物,必须使用时在注射后用消毒棉球充分压迫局部直至止血。

(5)鼻出血的护理:少量出血可用干棉球或 1∶1000 肾上腺素棉球塞鼻腔压迫止血,并局部冷敷,促使血管收缩达到止血。若出血不止,用油纱条做后鼻孔填塞,压迫出血部位促进凝血。嘱患者不要用手挖鼻痂,可用液状石蜡滴鼻,防止黏膜干裂出血。

(6)口腔、牙龈出血的护理:牙龈渗血时,可用肾上腺素棉球或吸收性明胶海绵片贴敷齿龈。牙龈出血时易引起口臭,可用 1% 过氧化氢液体漱口。不要用牙刷、牙签清理牙齿,可用棉签蘸漱口液擦洗牙齿。用液状石蜡涂抹口唇,以防干裂。

(7)用药的护理:注意观察止血药作用、不良反应。

(8)输血及血液制品:遵医嘱输入浓缩血小板、血浆或新鲜全血,输注前要认真核对血型、姓名,输入后注意输血反应、过敏反应。

2. 发热　主要有以下几个方面的内容。

(1)病情观察:注意体温变化规律、呼吸、脉率、血压、意识状态及进食情况。

(2)保持心情平静及舒适体位。

(3)保持病室清洁:室内空气要新鲜,每天定时通风,限制探视人员,以防交叉感染。白细胞计数≤$1×10^9$/L 时应实行保护性隔离。

(4)保持皮肤、口腔卫生。

(5)饮食:给予高蛋白、高热量、高维生素、易消化饮食,多饮水,出汗多时注意补充含盐饮料,必要时遵医嘱静脉补液,发热时每日液体入量在 3000ml 左右为宜。

(6)寒战与大量出汗的护理:寒战时全身保暖,并饮用较热开水。大量出汗时注意更换内衣,擦干汗液,减少不适。

(7)降温护理:体温 38.5℃ 以上应行降温,降温措施具体如下。①物理降温,在头颈部、腋下及腹股沟等大血管处放置冰袋,血液病患者不宜用乙醇擦浴,以免造成皮下出血。②药物降温。

(8)有关检查的护理:及时配合医师做好各项检查,检查前应向患者说明检查的目的及标本采集方法。

(9)用药护理:观察药物作用及不良反应。

二、贫血护理

(一)缺铁性贫血患者的护理

缺铁性贫血是由于体内储存铁缺乏,血红蛋白合成不足,红细胞生成障碍引起的一种小细胞、低色素性贫血。缺铁性贫血是最常见的一种贫血,各年龄组均可发生,以育龄期妇女和婴幼儿更多见。

【铁的代谢】

1. 铁的来源和吸收　正常人体每天制造新鲜红细胞所需的铁大部分来源于衰老红细胞破坏后释放的铁,每天从食物中只需摄取 1.0~1.5mg 即可满足需要。含铁量较丰富的食物有动物肝、瘦肉类、蛋黄、豆类、紫菜、海带及香菇等,谷类、多数蔬菜、水果含铁较低,乳类(如牛奶)含铁最低。铁的吸收分 2 步:①胃酸将铁游离化。②铁的主要吸收部位在十二指肠及空肠上端,亚铁离子被小肠吸收后,大部分进入血液,小部分与肠黏膜上皮细胞内去铁蛋白结合形成铁蛋白。

2. 铁的转运　经肠黏膜进入血流的亚铁大部分被氧化为高铁,高铁与血浆转铁蛋白(β_1 球蛋白)相结合成为血清铁,将铁运送到全身各组织中,主要是骨髓。

3. 铁的储存及排泄　储存铁主要以铁蛋白和含铁血黄素形式储存在肝、脾和骨髓、肠黏膜等组织中。正常男性每天排泄铁不超过 1mg,女性每天排泄铁 1.0~1.5mg。

【病因与发病机制】

1. 需要增加而摄入不足　婴幼儿、青少年生长快,需铁量多,如果铁摄入不足,可导致缺铁。育龄期女性需铁量亦增加,育龄期女性若饮食中供铁不足,易发生缺铁性贫血。

2. 铁吸收不良　十二指肠及空肠上端是铁的主要吸收部位,胃大部切除或胃空肠吻合术后,由于胃酸缺乏、肠道功能紊乱、小肠黏膜病变等均可使铁吸收障碍。

3. 损失铁过多　慢性失血是缺铁性贫血的主要病因,由于反复多次小量失血,常使体内储存铁耗竭。溃疡病出血、痔出血、月经过多、钩虫病等均可引起缺铁性贫血。

【临床表现】　本病发展缓慢,它具有一般贫血的表现,如面色苍白、疲乏无力、头晕、耳鸣、心悸、气短等。由于缺血、缺氧,含铁酶及依赖酶的活性降低,患者可伴以下特征。

1. 营养缺乏　皮肤干燥、角化、萎缩、无光泽,毛发干枯、易脱落,指(趾)甲变平,指甲条纹隆起,严重呈"反甲"、薄脆易裂等。

2. 黏膜损害　舌炎、口角炎及胃炎,舌乳头萎缩严重者吞咽困难。

3. 神经、精神系统异常　如易激动、烦躁、兴奋、头痛,多见于小儿。少数患者有异食癖,喜吃泥土、生米、冰块、石子等。

【辅助检查】

1. 血常规　为小细胞、低色素性贫血,血红蛋白降低,红细胞体积较小且大小不一,中心淡染区扩大;白细胞、血小板均正常。

2. 骨髓象　示骨髓中度增生,主要是中、晚幼红细胞增生活跃。

3. 其他　血清铁降低,多<500μg/L;总铁结合力多>45μmol/L;血清铁蛋白<14μg/L,血清铁蛋白检查可准确反映体内储存铁情况,能作为缺铁依据。

【诊断】　根据病史、症状和体征、有关检查,结果显示小细胞低色素性贫血、血清铁及铁蛋白降低、骨髓细胞铁染色阴性可诊断为缺铁性贫血。

【治疗要点】

1. 去除病因　病因或原发病确诊后,必须积极治疗,这是纠正贫血、防止复发的关键环节。

2. 补充铁剂　包括含铁丰富的食物及药物。药物首选口服铁剂,胃酸缺乏者可同服稀盐酸促进铁吸收。

口服铁剂不能耐受或病情要求迅速纠正贫血等情况时可使用注射铁剂,常用右旋糖酐铁肌内注射,成年人首剂50mg深层肌内注射。

【护理问题】

1. 活动无耐力　与贫血引起全身组织缺氧有关。

2. 营养失调,低于机体需要量　与体内铁不足有关。

3. 有受伤的危险　与严重贫血有关。

4. 知识缺乏　缺乏缺铁性贫血的预防知识。

【护理措施】

1. 病情观察　观察贫血症状、体征,评估其活动耐受力,有无头晕、头痛、食欲缺乏,测心率、呼吸频率。了解有关检查结果,以判断患者贫血程度。

2. 限制活动　根据贫血程度、发生速度及原有身体状况,帮助患者制订活动计划。

3. 饮食护理　应进食高蛋白、高维生素、高铁质食物,动物食品的铁更易吸收。纠正长期不吃肉食的习惯,消化不良者要少食多餐。食用含维生素C的食物,有利于铁吸收。另外,餐后不要即刻饮浓茶、牛奶、咖啡。

4. 用药护理　根据给药方法分别护理。

(1)口服铁剂的护理:①向患者解释口服铁剂易引起胃肠道反应,该类药物宜在饭后服用,从小剂量开始,若有不适感应及时告诉医护人员。②口服液体铁剂时,患者要使用吸管,避免染黑牙齿。③服铁剂同时忌饮茶、牛奶、咖啡。④服铁剂期间大便会变成黑色,及时向患者说明以消除其顾虑。

(2)注射铁剂的护理:需深层肌内注射,可减轻疼痛。注射时应注意:①不要在皮肤暴露部位注射。②抽取药液后,要更换针头注射。③可采用"Z"形注射法,以免药液溢出。

极少数患者可有局部疼痛、淋巴结肿痛,全身反应轻者面红、头晕、荨麻疹,重者可发生过敏性休克,注射后 10min 至 6h 之内要注意观察不良反应。

应用铁剂治疗至血红蛋白正常后,患者仍需继续服用铁剂 3～6 个月,目的是补足体内储存铁。

三、再生障碍性贫血护理

【病因】 多数患者患病原因不明确。

1. 药物及化学物质　最常见的是氯霉素,其毒性可引起骨髓造血细胞受抑制及损害骨髓微环境。苯是重要的骨髓抑制毒物,长期与苯接触危害性较大。

2. 物理因素　X 线、γ 射线等可干扰 DNA 的复制,使造血干细胞数量减少,骨髓微环境也受损害。

3. 病毒感染　各型肝炎病毒均能损伤骨髓造血,EB(Epstein-Barr)病毒、流感病毒、风疹病毒等也可引起再生障碍性贫血。

【发病机制】 再生障碍性贫血的发生可能与下述因素有关。

1. 造血干细胞缺陷　上述各种病因损伤造血干细胞,使骨髓各系造血细胞明显减少,导致外周血全血细胞减少。

2. 造血微环境受损　骨髓微环境由巨噬细胞、网状组织及微血管构成。

3. 免疫机制　研究发现,骨髓体外培养时,再生障碍性贫血患者骨髓或血的淋巴细胞能抑制红细胞、粒细胞生长,说明再生障碍性贫血的发生可能与免疫机制有关。

【临床表现】 主要表现为进行性贫血、出血、反复感染,而肝、脾、淋巴结多不大。依据临床表现的严重程度和发病缓急将再生障碍性贫血分为急性型再生障碍性贫血和慢性型再生障碍性贫血。

1. 急性再生障碍性贫血(重型再生障碍性贫血Ⅰ型)　起病急、进展迅速,早期表现为出血与感染,随病程的延长出现进行性贫血,伴明显的乏力、头晕及心悸等。出血部位广泛,除皮肤黏膜外,还常有深部出血,如便血、血尿、子宫出血或颅内出血,危及生命。皮肤感染、肺部感染多见,严重者可发生败血症,病情险恶,一般常用的对症治疗不易奏效。1/3～1/2 的重型再生障碍性贫血患者在数月至 1 年内死亡,死亡原因为脑出血和严重感染。

2. 慢性再生障碍性贫血　此型较多见,起病及进展较缓慢。贫血往往是首发和主要表现。出血较轻,以皮肤黏膜为主。除女性有子宫出血外,很少有内脏出血。感染以呼吸道多见,合并严重感染者少。少数病例病情恶化可演变为急性再生障碍性贫血,预后极差。

【辅助检查】

1. 血常规　呈正细胞贫血,全血细胞减少,重型较明显,但3种细胞减少的程度不一定平行。网织红细胞绝对值低于正常;白细胞计数多减少,以中性粒细胞减少为主;血小板减少,出血时间延长。

2. 骨髓象　骨髓穿刺物中骨髓颗粒极少,脂肪滴增多。①急性再生障碍性贫血骨髓显示增生低下或极度低下,粒、红两系明显减少,无巨核细胞。②慢性再生障碍性贫血由于造血组织有灶性增生,故不同部位骨髓象不一致,受损部位造血细胞明显减少,增生部位粒、红两系减少不显著,但共同点是巨核细胞都减少。

【诊断】　依据全血细胞减少,网织红细胞低于正常,骨髓增生尚好或低下,均伴巨核细胞减少,一般无肝、脾、淋巴结肿大,即可诊断为本病。

【治疗要点】

1. 去除病因　去除或避免周围环境中可能导致骨髓损害的因素,禁用对骨髓有抑制的药物。

2. 支持和对症治疗

(1)预防和控制感染:做好个人卫生和环境的清洁消毒,减少感染的机会。发生感染时,早期使用强力抗生素,以防止感染扩散。

(2)止血:皮肤、鼻黏膜出血可用糖皮质激素。出血严重可输浓缩血小板或新鲜冷冻血浆。

(3)输血:主要的支持疗法,特别是成分输血,如浓缩红细胞等。

3. 雄激素　为治疗慢性再生障碍性贫血首选药物,作用机制可能是刺激肾产生红细胞生成素,对骨髓有直接刺激红细胞生成作用。目前常用丙酸睾酮衍生物司坦唑,需治疗3~6个月,才能判断疗效,判断指标为网织红细胞或血红蛋白升高。

4. 免疫抑制药　抗胸腺细胞球蛋白和抗淋巴细胞球蛋白能抑制患者T淋巴细胞或非特性免疫反应,是目前治疗重型再生障碍性贫血的首选药物。

5. 造血细胞因子　主要用于重型再生障碍性贫血,一般在免疫抑制药治疗的同时或以后应用,有促进血常规恢复的作用。

6. 骨髓移植　主要用于重型再生障碍性贫血,40岁以下、未接受输血、未发生感染的患者,有供髓者可考虑。

7. 胎肝细胞输注　妊娠 3～6 个月的胎肝中有丰富的造血干细胞,对治疗再生障碍性贫血有一定疗效。

8. 脐血输注　脐血含有丰富的造血干细胞和多种造血刺激因子,有利于患者免疫功能的调节。

9. 其他　脾切除,应用骨髓兴奋药等。

【护理问题】

1. 活动无耐力　与贫血有关。
2. 组织完整性受损　与血小板减少有关。
3. 自我形象紊乱　与丙酸睾酮引起不良反应有关。
4. 焦虑　与再生障碍性贫血久治不愈有关。
5. 有感染的危险　与白细胞减少有关。
6. 潜在并发症　脑出血与血小板过低($<30×10^9$/L)有关。

【护理措施】

1. 贫血的护理

(1)病情观察:详细询问患者贫血症状、持续时间,观察口唇、甲床苍白程度,了解有关检查结果,如血红蛋白及网织红细胞计数。

(2)评估患者目前活动耐力。

(3)制订活动计划:与患者一起制订活动计划,依据贫血程度及目前活动耐力,决定患者活动量。一般重度以上贫血(血红蛋白<60g/L)要以卧床休息为主;轻、中度贫血应休息与活动交替进行,活动中如出现心慌、气短应立刻停止活动。

(4)疾病知识指导:向患者讲述再生障碍性贫血为多种原因导致,病程长,鼓励患者坚持治疗会有好转或治愈的可能。

(5)药物护理:遵医嘱给予丙酸睾酮,向患者说明该类药物的不良反应。

不良反应及护理:①该药为油剂,需深层注射。②由于吸收慢,注射部位易发生肿块,要经常检查注射部位,发现硬块要及时理疗。③男性化,如毛须增多、声音变粗、痤疮、女性闭经等,上述不良反应于停药后短期内会全部消失。④肝功能受损。

(6)输血:慢性严重贫血患者可输注浓缩红细胞。输血操作应严格按程序进行并观察输血反应。

2. 脑出血的护理

(1)嘱患者多卧床休息,观察患者有无脑出血先兆,如头痛、呕吐、烦躁不安等。

(2)若发生颅内出血,处理如下:①迅速通知医师。②患者取平卧位,头偏向一侧,保持呼吸道通畅。③开放静脉通路,遵医嘱给予脱水药、止血药或输注浓缩血小板。

④观察患者意识状态、瞳孔大小、血压、脉搏及呼吸频率、节律。

四、白血病护理

(一)急性白血病患者的护理

【临床表现】 多数患者起病急骤,常突然高热或有明显出血倾向;也可缓慢起病,出现进行性疲乏、苍白、低热、轻微出血等。本病主要表现为发热、出血、贫血及各种器官浸润所引起的症状和体征。

1. 发热 发热为本病常见的症状之一。可低热,也可体温高达 39~40℃ 或以上,常伴畏寒、出汗。发热的主要原因是感染,发生感染最主要原因是成熟粒细胞缺乏。以口腔炎最多见,牙龈炎、咽峡炎也是常见的感染,还有肺部感染及肛周炎、肛周脓肿。严重时可致菌血症或败血症。常见致病菌有铜绿假单胞菌、肺炎杆菌、大肠埃希菌及金黄色葡萄球菌等。

2. 出血 最主要原因是血小板减少。多数患者有出血表现,但出血程度不同。出血部位可遍及全身,常见皮肤瘀点、瘀斑、鼻出血、齿龈出血、口腔血肿、子宫出血,眼底出血可影响视力,颅内出血最严重,常表现头痛、呕吐、瞳孔大小不等、瘫痪,甚至昏迷或突然死亡。

3. 贫血 贫血常为首发症状,随病情发展而加重,贫血原因主要是正常红细胞生成减少及无效性红细胞生成、溶血、出血等。

4. 白血病细胞浸润不同部位的表现

(1)肝、脾及淋巴结肿大。

(2)骨骼和关节:胸骨下端局部压痛较为常见。四肢关节痛和骨痛以儿童多见。

(3)中枢神经系统白血病:表现为头痛、呕吐、颈强直,重者抽搐、昏迷,但不发热,脑脊液压力增高。

(4)脾及黏膜浸润:皮肤浸润表现为弥漫性斑丘疹、结节性红斑等;牙龈可增生、肿胀。

(5)白血病细胞浸润眼眶骨膜:可引起眼球突出、复视或失明。睾丸受浸润表现为无痛性肿大,多为一侧性。

此外,尚可累及心、肺、胃肠等部位,但不一定出现相应的症状。

【辅助检查】

1. 血常规 多数患者白细胞计数增多,甚至可 $>100\times10^9/L$,部分患者白细胞计数正常或减少。分类中可发现原始细胞及幼稚细胞。贫血轻重不同,一般属正常细胞正常色素性贫血。早期血小板轻度减少或正常,晚期明显减少,可伴出血时间延长。

2. 骨髓象　骨髓检查是诊断白血病的重要依据,骨髓一般增生明显活跃或极度活跃,主要细胞为白血病原始细胞和幼稚细胞,正常粒系细胞、红系细胞及巨核细胞均显著减少。

3. 细胞化学染色　常见白血病的原始细胞形态相似,故用此法可帮助区分。

4. 免疫学检查　可用于急性淋巴细胞白血病和急性非淋巴细胞白血病的区别,以及T细胞和B细胞白血病的区别。

5. 其他　染色体和基因检查,白血病患者血液中尿酸浓度及尿液中尿酸排泄均增加,在化疗期间更显著,这是由于大量白血病细胞被破坏所致。

【诊断】　根据临床表现贫血、出血、发热、骨痛及血常规、骨髓象的检查可以确诊本病。

【治疗要点】

1. 对症支持治疗　病情较重的患者须卧床休息,最好是将患者安置在隔离病室或无菌层流室进行治疗。

(1)防治感染:严重感染是白血病患者的主要死亡原因。感染应做咽拭子、血培养和药敏试验,同时应用广谱抗生素治疗,待阳性培养结果出来后再更换细菌敏感的抗生素。有条件者可多次输注浓缩粒细胞。

(2)控制出血:血小板计数$<20\times10^9/L$而出血严重者,应输注浓缩血小板悬液或新鲜血。轻度出血者可使用各种止血药。

(3)纠正贫血:严重贫血者可输注浓缩红细胞或全血。积极争取白血病缓解是纠正贫血最有效的方法。

(4)预防尿酸肾病:由于大量白血病细胞被破坏,可产生尿酸肾结石,引起肾小管阻塞,严重者可致肾衰竭,患者表现为少尿或无尿。故要求患者多饮水,给予别嘌醇以抑制尿酸合成。

2. 化学治疗　急性白血病的化疗过程分为诱导缓解及巩固强化治疗2个阶段。

(1)诱导缓解:是指从化疗开始到完全缓解。完全缓解标准是白血病的症状、体征消失,血常规和骨髓象基本正常。急性白血病治疗前体内白血病细胞数量为$10^{10}\sim10^{13}$,达到完全缓解时体内白血病细胞数减少到$10^8\sim10^9$范围或以下。

(2)巩固强化治疗:巩固强化治疗的目的是继续消灭体内残存的白血病细胞,防止复发,延长缓解期,争取治愈。

3. 中枢神经系统白血病的防治　常用药物为甲氨蝶呤,在缓解前或缓解后鞘内注射,可同时加用地塞米松。

4. 其他　骨髓或外周干细胞移植。

【护理问题】

1. 组织完整性受损　与血小板过低致皮肤黏膜出血有关。

2. 潜在并发症　脑出血与血小板过低有关。

3. 活动无耐力　与白血病引起贫血、白血病致代谢率增高、化疗药物不良反应有关。

4. 有感染的危险　与正常粒细胞减少,免疫力低下有关。

5. 体温过高　与白血病引起感染有关。

6. 疼痛　全身骨骼痛与白血病细胞浸润骨骼有关。

7. 预感性悲哀　与白血病久治不愈有关。

8. 恐惧　与急性白血病疾病性质有关。

9. 知识缺乏　缺乏对急性白血病预防出血、感染的知识。

【护理措施】

1. 病情观察　询问患者有无恶心、呕吐及进食情况,疲乏无力感有无改善。观察体温、脉率、口腔、鼻腔、皮肤有无出血,血常规、骨髓象变化,记出入量。

2. 保证休息、活动和睡眠　根据患者体力,活动与休息可以交替进行,以休息为主,每天睡眠7～9h。

3. 饮食护理　需要高蛋白、高维生素、高热量饮食。

4. 化疗不良反应的护理　根据用药发生的情况分别处理。

(1)局部反应:某些化疗药物,如柔红霉素、氮芥、多柔比星等多次静脉注射可引起静脉炎,药物静脉注射速度要慢,在静脉注射后要用生理盐水冲洗静脉,以减轻其刺激。若发生静脉炎需及时使用普鲁卡因局部封闭,或冷敷;静脉注射时,血管要轮换使用。

(2)骨髓抑制:抗白血病药物在杀伤白血病细胞的同时也会损害正常细胞,在化疗中必须定期查血常规、骨髓象,以便观察疗效及骨髓受抑制情况。

(3)胃肠道反应:化疗期间患者饮食要清淡、易消化和富有营养,必要时可用镇吐镇静药。

(4)其他:长春新碱能引起末梢神经炎、手足麻木感,停药后可逐渐消失。柔红霉素、高三尖杉酯碱类药物可引起心肌及心脏传导损害,用药时要缓慢静脉滴注,注意听心率、心律,复查心电图。甲氨蝶呤可引起口腔黏膜溃疡,可用0.5%普鲁卡因含漱,减轻疼痛,便于进食和休息,亚叶酸钙可对抗其毒性作用,可遵医嘱使用。环磷酰胺可引起脱发及出血性膀胱炎所致血尿,嘱患者多饮水,有血尿时必须停药。

5. 预防感染。

6. 输血或输血浆护理。

(二)慢性粒细胞白血病的护理

【临床表现】 慢性粒细胞白血病自然病程可分为慢性期、加速期及急性变期。

1. 慢性期 起病缓慢,早期常无自觉症状。随着病情的发展,可出现乏力、消瘦、低热、多汗或盗汗等代谢亢进的表现。脾大常为最突出体征,随病情进展脾可达脐水平甚可伸入盆腔。若发生脾梗死时,压痛明显。多数患者可有胸骨中下段压痛。慢性期可持续1～4年。

2. 加速期及急性变期 起病后1～4年,约70%慢性粒细胞白血病患者可进入加速期。加速期主要表现为不明原因的发热,骨关节痛,贫血、出血加重,脾迅速增大。加速期从几个月至1～2年即进入急性变期,急性变期表现与急性白血病相似。

【辅助检查】

1. 血常规 白细胞计数明显增高,疾病早期白细胞计数多在 $50 \times 10^9/L$ 以下,晚期可达 $100 \times 10^9/L$ 以上。各阶段中性粒细胞均增多,以中幼粒细胞、晚幼粒细胞、杆状核粒细胞为主,原始粒细胞及早幼粒细胞<10%。早期血小板计数正常或增多;晚期血小板可明显下降,并可出现贫血。

2. 骨髓象 骨髓呈现粒细胞系列增生明显至极度活跃,中幼粒细胞、晚幼粒细胞、杆状核粒细胞明显增多,慢性期原始粒细胞<10%,急性变期可明显增高达30%～50%或更高。

3. 染色体检查及其他 90%以上的慢性粒细胞白血病患者血细胞中出现 Ph' 染色体。少数患者 Ph' 染色体呈阴性,此类患者预后较差。

4. 血生化检查 血及尿中尿酸浓度增高,与化疗后大量白细胞破坏有关。

【诊断】 主要根据血常规、骨髓象的检查结果诊断,患者有贫血和脾明显增大的表现,Ph' 染色体阳性有助于诊断本病。

【治疗要点】

1. 化学治疗 常用化疗药物有白消安、羟基脲、二溴甘露醇、氮芥类药物,其中首选白消安,其次为羟基脲。

(1)白消安:为最常用的化疗药物,始用剂量为每日4～8mg,口服。缓解率>95%。白消安的不良反应主要是骨髓抑制,还可引起皮肤色素沉着、阳痿或停经等。

(2)羟基脲:较白消安药效作用迅速,持续时间短。用药期间需查血常规以调节药量,该药需长期维持治疗。该药治疗慢性粒细胞白血病中位数生存期比白消安治疗者为长,且急性变率低。

(3)靛玉红:不良反应有腹泻、腹痛、便血等症状。

2. α干扰素 用α干扰素治疗慢性粒细胞白血病慢性期患者效果较好,约70%的患者可获缓解。该药起效慢,需使用数月。不良反应有发热、恶心、食欲缺乏、血小板减少及肝功能异常。

3. 骨髓移植　异基因骨髓移植需在慢性粒细胞白血病慢性期缓解后尽早进行,移植成功者可获得长期生存或治愈。

4. 慢性粒细胞白血病急性变期的治疗　按急性白血病的化疗方法治疗。

5. 其他治疗　脾大明显而化疗效果不佳时,可做脾区放射治疗。服用别嘌醇且每日饮水1500ml以上,可以预防化疗期间细胞破坏过多、过速引起的高尿酸血症肾病。

【护理问题】

1. 有感染的危险　与慢性粒细胞白血病正常粒细胞减少有关。

2. 活动无耐力　与慢性粒细胞白血病贫血有关。

3. 知识缺乏　缺乏慢性粒细胞白血病疾病知识。

4. 潜在并发症　加速期至急性变期。

【护理措施】

1. 休息与活动　治疗期间要注意休息,尤其贫血较重患者(血红蛋白60g/L以下),以休息为主,不可过劳。

2. 饮食　进食高蛋白、高维生素食物,如瘦肉、鸡肉、新鲜蔬菜及水果,每日饮水1500ml以上。

3. 症状护理　定期洗澡,注意口腔卫生,少去人多的地方,以预防感染。脾大显著,易引起左上腹不适,可采取左侧卧位。

4. 药物护理　遵医嘱给患者服用白消安(或羟基脲),定期复查血常规,向患者说明药物不良反应,使之能与医护人员配合,坚持治疗。

5. 病情观察　注意观察患者有无原因不明的发热、骨痛、贫血、出血加重及脾迅速增大,有变化者应及时就诊,以便及早得到治疗。

【健康教育】

1. 慢性期缓解后患者的指导　应向患者及其家属讲解疾病知识,争取缓解时间延长;帮助患者建立长期养病的生活方式,缓解后可以工作或学习,但不可过劳,要安排好休息、锻炼、睡眠、饮食,按时服药、定期门诊复查,保持情绪稳定,家庭应给予患者精神、物质多方面的支持。

2. 饮食指导。

3. 定期门诊复查　出现贫血加重、发热、脾大时,要及时到医院检查。

五、特发性血小板减少性紫癜护理

【病因与发病机制】

1. 感染 约80%的急性特发性血小板减少性紫癜(idiophathic thrombocytopenic purpura,ITP)患者,在发病前2周左右有上呼吸道感染史;慢性ITP患者常因感染而使病情加重。

2. 免疫因素 患者体内有病理性免疫所产生的抗血小板抗体,血小板与抗体结合后易遭破坏。抗体不仅导致血小板破坏,同时也影响巨核细胞成熟,使血小板生成减少。

3. 肝、脾因素 体外培养证实慢性型ITP患者脾能产生血小板特异性IgG,与抗体结合的血小板主要在脾遭到破坏,正常血小板平均寿命为7～11d,ITP患者血小板寿命明显缩短,为1～3d。

4. 其他因素 鉴于女性患者多见且多于40岁以前发病,推测本病可能与雌激素抑制血小板生成及增强单核巨噬细胞对与抗体结合的血小板的破坏有关。

【临床表现】 本病分为急性型和慢性型。

1. 急性型 50%以上的患者见于儿童,起病前1～2周常有上呼吸道或病毒感染史,起病急骤,可出现畏寒、发热,全身的皮肤、黏膜出血,可有大片瘀斑,甚至血肿。鼻、齿龈、口腔黏膜及眼结膜出血常见,消化道及泌尿道出血也较常见。颅内出血可危及生命。急性型病程多在4～6周恢复。

2. 慢性型 以青年女性多见。起病缓慢隐匿,一般无前驱症状。出血症状较轻,表现为反复发作皮肤及黏膜瘀点、瘀斑,可伴轻度脾大,女性患者常以月经过多为主要表现。每次发作常持续数周或数月,可迁延多年。

【辅助检查】

1. 血常规 血小板计数减少程度不一,急性型常低于$20 \times 10^9/L$,失血多可出现贫血,白细胞计数多正常,嗜酸性粒细胞可增多。

2. 骨髓象 骨髓巨核细胞数量增多或正常,形成血小板的巨核细胞减少。

3. 其他 出血时间延长,血块回缩不良,束臂试验阳性。血小板寿命明显缩短,最短者仅几小时,血小板相关免疫球蛋白(PAIgG)增高。

【诊断】 根据临床表现,血小板减少,骨髓内巨核细胞增多或正常,排除继发性血小板减少性紫癜,本病诊断可以确立。

【治疗要点】

1. 一般疗法 血小板明显减少,出血严重者应卧床休息,防止创伤。避免使用降低血小板数量及抑制血小板功能的药物。感染时应使用抗生素治疗。

2. 肾上腺糖皮质激素　为首选药物,该类药物可以抑制血小板与抗体结合,以及阻滞单核巨噬细胞吞噬破坏血小板(主要是在脾、肝),并降低血管壁通透性。

3. 脾切除适应证　①应用糖皮质激素治疗6个月以上无效者。②应用糖皮质激素治疗有效,但维持量必须＞30mg/d。脾切除作用机制是减少血小板破坏及抗体的产生,约70%的患者切脾后获疗效。

4. 免疫抑制药　用以上治疗方法无效、疗效差或不能切脾者,可加用免疫抑制药或单独使用免疫抑制药。免疫抑制药有抑制骨髓造血功能的不良反应,使用时应慎重。

5. 输血和输血小板　适用于危重出血者、血小板$<20\times10^9/L$者,脾切除术前准备或其他手术及严重并发症,输新鲜血或浓缩血小板悬液有较好止血效果。

【护理问题】

1. 组织完整性受损　皮肤、黏膜出血与血小板减少有关。

2. 有皮肤完整性受损的危险　与血小板减少有关。

3. 焦虑　与反复发作血小板减少有关。

4. 自我形象紊乱　与长期服用肾上腺皮质激素有关。

5. 潜在并发症　脑出血与血小板过低$<20\times10^9/L$有关。

【护理措施】

1. 病情观察　注意出血部位、范围、出血量及出血是否停止,有无内脏出血,血小板计数。

2. 休息与活动　血小板计数在$40\times10^9/L$以上者,出血不重,可适当活动。血小板在$30\times10^9/L$以下者,要少活动,卧床休息,保持心情平静。

3. 饮食　进食富含高蛋白、高维生素、少渣饮食。

4. 症状护理　皮肤出血者不可搔抓皮肤,若鼻腔出血不止,可用油纱条填塞。便血、呕血、阴道出血者需卧床休息,对症处理。

5. 预防脑出血　血小板计数$<20\times10^9/L$者应警惕脑出血,便秘、剧烈咳嗽会诱发脑出血,故便秘时要用泻药或开塞露,剧咳者可用镇咳药。

6. 药物护理　本病首选药物为糖皮质激素,用药期间向患者及家属解释药物不良反应(库欣综合征),说明在减药、停药后不良反应可以逐渐消失,以避免患者忧虑。还应定期为患者检查血压、尿糖、白细胞计数,发现可疑不良反应应及时报告医师。

7. 心理护理　向患者讲述本病为慢性病,易反复发作,帮助寻找诱因,以减少发作,增强治愈信心。

第六节 泌尿系统疾病患者的护理

一、概论

泌尿系统由肾、输尿管、膀胱、尿道及有关的血管和神经组成。输尿管以下称下尿路，输尿管以上称上尿路。

(一)肾的解剖生理

1. 肾的解剖结构　肾分为皮质和髓质，其中皮质由肾小体及肾小管曲部构成，髓质由髓襻和集合管构成。肾单位是肾结构和功能的基本单位，每个肾由约100万个肾单位组成，每个肾单位由肾小体和肾小管组成，肾小体是由肾小球和肾小囊组成的球状结构。

2. 肾的生理功能　肾小球具有滤过作用，流经肾的血液经肾小体滤过形成原尿；肾小管是细长、纡曲的小管，具有重吸收作用和排泄功能。肾还具有内分泌功能，可产生多种激素和生物活性物质。

(二)泌尿系统疾病常见症状和护理

1. 常见症状

(1)肾性水肿：是肾小球疾病最常见的症状，可分为肾炎性水肿和肾病性水肿2种。肾炎性水肿多从眼睑及颜面部开始，重者波及全身，指压凹陷不明显。肾病性水肿多从下肢开始，常为全身性水肿、体位性水肿和凹陷性水肿。

(2)肾性高血压：仅指肾病引起的血压升高，按病因可分为肾血管性高血压和肾实质性高血压两类，按发生机制可分为容量依赖性高血压和肾素依赖性高血压。

(3)尿量异常：正常成年人24h尿量为1000～2000ml；24h尿量＜400ml为少尿，＜100ml为无尿；每日尿量＞2500ml称为多尿；夜尿量超过白天尿量或夜尿持续＞750ml称为夜尿增多。

(4)蛋白尿：尿蛋白定性检查呈阳性称为蛋白尿。

(5)血尿：新鲜尿沉渣每高倍视野红细胞＞3个或尿沉渣Addis计数12h排泄的红细胞数＞50万，称镜下血尿。尿液外观为洗肉水样、血样或有血凝块时，称肉眼血尿。

(6)管型尿：管型是由蛋白质、细胞及其碎片在肾小管内凝固而成的圆柱状物。

(7)尿路刺激征：包括尿频、尿急、排尿痛和排尿不尽感及下腹坠痛。

(8)肾区疼痛及肾绞痛：急、慢性肾病常表现为单侧或双侧肾区持续或间歇性隐痛或钝痛，多由于肾包膜受牵拉所致。输尿管结石可表现患侧发作性绞痛，并向下腹部、大腿内侧及会阴部放射,多伴有血尿。

2. 泌尿系统疾病患者护理

(1)肾性水肿

1)护理问题:①体液过多,与水、钠潴留,大量蛋白尿致血白蛋白水平下降等因素有关。②有皮肤完整性受损的危险,与皮肤水肿、抵抗力降低有关。

2)护理措施:①休息,轻度水肿患者卧床休息与活动可交替进行,限制活动量,严重水肿者应以卧床休息为主。②饮食护理,限制水、钠和蛋白质摄入。水、钠摄入,轻度水肿尿量>1000ml/d,不用过分限水,钠盐限制在3g/d以内,包括含钠食物及饮料。蛋白质摄入,严重水肿伴低蛋白血症患者,可给予蛋白质1g/(kg·d),其中60%以上为优质蛋白,轻、中度水肿者可给予蛋白质0.5~0.6g/(kg·d),给予蛋白质的同时必须要有充足热量摄入,每日125.5~146.4kJ/kg(30~35kcal/kg)。③皮肤护理,保持皮肤、黏膜清洁,告知患者应坚持每日温水擦浴或淋浴,勤换内衣裤;每日冲洗会阴1次。防止水肿皮肤破损。病因及诱因知识指导。

3)病情观察:询问患者有何不适、进食情况;观察水肿消长情况,有胸腔积液者注意呼吸频率,体位要舒适,有腹水时要测腹围;准确记录24h出入量,进行透析治疗者记录超滤液量;隔日测量体重1次。

4)用药的护理:遵医嘱使用利尿药、肾上腺糖皮质激素或其他免疫抑制药等,观察药物的疗效及可能出现的不良反应,使用激素和免疫抑制药时,应特别交代患者及其家属不可擅自加量、减量甚至停药。

(2)尿路刺激征

1)护理问题:排尿异常,与尿频、尿急、尿痛及尿路感染有关。

2)护理措施:①休息,嘱患者急性发作期要卧床休息,心情尽量放松,避免因紧张而加重尿频。指导患者从事感兴趣的活动,以分散对不适的注意力,减轻焦虑。②饮食护理,告知患者应进食清淡富有营养的食物,并补充多种维生素,同时在无禁忌证的情形下,嘱患者尽量多饮水,勤排尿,以达到不断冲洗尿路的目的,减少细菌在尿路的停留时间。③疼痛护理,指导患者进行膀胱区热敷或按摩,以缓解疼痛。④高热护理,体温>39℃时,应进行物理降温,必要时可遵医嘱给予药物降温。⑤药物护理,遵医嘱给予抗生素,注意观察药物的治疗反应及有无不良反应。

二、慢性肾小球肾炎护理

【病因与发病机制】 大多数病因不明,发病的起始因素是免疫介导炎症,多数患者肾小球内有免疫复合物沉积,仅少数患者是急性肾炎发展所致。非免疫性因素在慢性肾炎的发生与发展中也可能起重要作用,如高血压、低蛋白饮食等。

【临床表现】

1. 蛋白尿　是本病必有的表现,24h尿蛋白定量常在1~3g/d。

2. 血尿　多为镜下血尿,也可出现肉眼血尿及管型尿。

3. 水肿　多为眼睑水肿和(或)下肢轻、中度可凹性水肿,一般无体腔积液。

4. 高血压　可为轻度或持续的中度以上的高血压,严重高血压可致高血压脑病、高血压心脏病及高血压危象,中度以上的高血压若控制不好,肾功能恶化较快,预后较差。

5. 肾功能损害　呈慢性进行性损害,可因感染、劳累、血压升高或应用肾毒性药物而急剧恶化,去除诱因后肾功能可在一定程度上缓解。

6. 并发症　慢性肾炎容易并发尿路感染、上呼吸道感染,多数与患者抵抗力差及应用免疫抑制药物有关。慢性肾功能不全为其终末期并发症。

【辅助检查】

1. 尿液检查　蛋白尿,有肉眼血尿或镜下血尿及管型尿。

2. 血液检查　肾功能不全的患者可有内生肌酐清除率下降,血尿素氮、血肌酐增高;贫血患者出现血红蛋白下降;部分患者可有血脂升高,血浆白蛋白水平降低。

3. B超检查　双肾可有结构紊乱、缩小等改变。

4. 肾活检组织病理学检查　可以确定慢性肾炎的病理类型。

【治疗要点】　治疗的主要目的在于防止或延缓肾功能进行性减退,改善症状,防治严重并发症,而不以消除尿蛋白及血尿为目标。一般不宜使用激素及细胞毒药物,多采用综合治疗措施。

1. 休息与饮食　若患者尿蛋白不多、水肿不明显、无严重的高血压及肾功能损害时,可以从事轻工作,但应避免体力活动、受凉,防止感染。宜采取低蛋白、低磷饮食,限制蛋白质0.5~0.8g/(kg·d),水肿、原发性高血压患者应限制钠盐<3g/d。

2. 利尿　水肿较明显的患者,可利尿消肿。

3. 降压　容量依赖性高血压治疗首选氢氯噻嗪、呋塞米等利尿药,肾素依赖性高血压治疗首选血管紧张素转换酶抑制药。

4. 抗血小板药物　可改善微循环,能延缓肾功能衰退。但近年多数循证医学的研究结果并未证实其确切疗效,目前结果显示对系膜毛细血管性肾炎有一定降尿蛋白作用。

5. 避免加重损害的因素　如应避免劳累、感染、妊娠、应用肾毒性药物等。

【护理问题】

1. 体液过多 水肿与肾小球滤过率下降导致水、钠潴留等有关。

2. 营养失调,低于机体需要量 与摄入量减少、肠道吸收障碍有关。

3. 有感染的危险 与大量蛋白丢失、抵抗力下降有关。

4. 知识缺乏 缺乏有关肾炎防治的知识。

5. 焦虑 与疾病的反复发作、预后不良有关。

【护理措施】

1. 休息 可减轻肾的负担,减少蛋白尿及水肿。

2. 饮食指导 帮助患者制订合理的饮食计划。要求蛋白质摄入量为0.6~0.8g/(kg·d),其中60%以上为高生物效价蛋白质;饱和脂肪酸和非饱和脂肪酸比为1:1,其余热量由糖类供给;盐的摄入量为1~3g/d,同时补充多种维生素。

3. 心理支持。

4. 控制及预防感染 遵医嘱给予抗生素,连续使用1~2周;指导患者避免发生感染的措施。

5. 用药指导 指导患者遵医嘱坚持长期用药,以延缓或阻止肾功能恶化;使用降压药时不宜降压过快、过低;避免使用损伤肾的药物。

6. 健康教育 ①如无明显水肿或高血压可坚持上班,但不能从事重体力劳动,避免劳累。②进行适当锻炼,提高抵抗力,预防呼吸道感染。③禁烟、酒。④避免一切加重疾病或使其复发的因素,尽量延缓病情进展。

三、肾盂肾炎护理

【病因与发病机制】 肾盂肾炎是尿路感染中常见的重要临床类型。主要是由细菌引起的肾盂肾盏和肾实质的感染性炎症。肾盂肾炎一般都伴有下尿路感染。肾盂肾炎临床上分为急性和慢性,多发于女性,尤其是育龄期女性、女幼婴及老年妇女。已婚和未婚者发病率之比约为2:1。

1. 致病菌 以大肠埃希菌最为多见,其次为副大肠埃希菌、变形杆菌、葡萄球菌、铜绿假单胞菌、产碱杆菌、粪链球菌等,偶见厌氧菌、真菌、原虫及病毒等。

2. 感染途径 ①上行感染:是最常见的感染途径,正常情况下,尿道口及其周围有细菌寄生,当机体抵抗力下降或尿道黏膜有损伤时,或者细菌毒力大,细菌可沿尿路上行引起感染。②血行感染:较少见,多为体内感染灶的细菌侵入血液循环到达肾,引起肾盂肾炎。③淋巴管感染:更少见,多因盆腔、肠道炎症时,细菌经该处淋巴管与肾周围淋巴管交通支进入肾,引起炎症。④直接感染:偶见外伤或肾周围器官发生感染时,该处细菌直接侵入肾引起感染。

3. 发病机制　细菌侵入肾后,血液循环与肾感染局部均可产生抗体。与细菌结合,引起免疫反应。另外,细菌毒力在发病机制中也起重要作用,某些大肠埃希菌对尿路上皮细胞有特殊亲和力,可黏附在尿路上皮细胞的相应受体上引起感染。

4. 易感因素　①尿路梗阻:如结石、肿瘤等。②尿路畸形:如肾、肾盂、输尿管畸形,多囊肾、马蹄肾等。③机体抵抗力降低:如糖尿病或长期应用肾上腺皮质激素的患者等。④女性:女性尿道短直而宽,括约肌收缩力弱;尿道口与肛门、阴道相近;女性经期、妊娠期、绝经期因内分泌等因素改变而更易发病。⑤泌尿系统局部损伤与防御机制的破坏:如外伤、手术、导尿导致黏膜损伤,使细菌进入深部组织而发病。

【临床表现】

1. 急性肾盂肾炎　起病急骤,畏寒、发热,体温可达 40℃,常伴头痛、全身不适,疲乏无力、食欲减退、恶心、呕吐等全身症状。泌尿系统表现有尿频、尿急、尿痛及下腹部不适,可有腰痛、肾区叩击痛、脊肋角有压痛,部分患者有膀胱区、输尿管走行区压痛,尿液浑浊或有血尿。轻症患者可无明显全身症状,仅有尿路刺激征及尿液改变。

2. 慢性肾盂肾炎　大多数因急性肾盂肾炎治疗不彻底发展而来。临床表现多不典型,病程长,迁延不愈,反复发作。急性发作时可有全身及尿路刺激症状,与急性肾盂肾炎相似。部分患者仅有低热、乏力,多次尿细菌培养阳性,称为"无症状性菌尿",还有患者以高血压、轻度水肿为首发表现。慢性肾盂肾炎后期有肾功能减退症状。

3. 并发症　多见于严重急性肾盂肾炎,可有肾周围炎、肾脓肿、败血症等。

【辅助检查】

1. 尿常规和尿细胞计数　尿蛋白少量,尿沉渣白细胞、红细胞增多,其中以白细胞最常见。若见白细胞(或脓细胞)管型,对肾盂肾炎有诊断价值。

2. 血常规　急性期血白细胞计数增高并可见中性粒细胞核左移,慢性期血红蛋白可降低。

3. 尿细菌定量培养　临床常用清洁中段尿做细菌培养、菌落计数。尿细菌定量培养的临床意义为:菌落计数$\geqslant 10^5$/ml 为有意义,$10^4 \sim 10^5$/ml 为可疑阳性,$< 10^4$/ml 则可能是污染。

4. 肾功能检查　慢性期可出现持续性功能损害,肾浓缩功能减退,如夜尿多,尿渗透浓度下降,肌酐清除率降低,血尿素氮、肌酐增高。

5. 其他检查　X线、B超等检查。

【诊断】　不能单纯依靠临床症状和体征,而应依靠实验室检查结果,特别是尿细菌学检查,如有真性细菌尿均应诊断此病。

【治疗要点】 治疗目的是纠正诱因,采取合理药物消灭细菌,辅以全身支持疗法。

1. 急性肾盂肾炎

(1)一般治疗:休息、多饮水,保持每日尿量在2500ml以上。

(2)抗菌药物治疗,在留取尿标本做尿常规、细菌检查之后,立即应用抗菌药物治疗,包括喹诺酮类、氨基糖苷类、青霉素类、头孢类。上述用药一般疗程为10～14d或至症状完全消失,尿检阴性后再用药3～5d。

2. 慢性肾盂肾炎

(1)一般治疗:首先寻找易感因素,并予以去除,如解除尿路梗阻,提高机体免疫力等。

(2)抗菌药物治疗:选用敏感药物,不要用氨基糖苷类抗生素,多需两类药物联合应用,疗程为2～4周;或轮换用药,每组用1个疗程,中间停药3～5d,共2～4个月。

【护理问题】

1. 疼痛　腰痛与肾炎症而致肾被膜被牵拉有关。

2. 体温过高　与细菌感染有关。

3. 排尿异常　尿频、尿急、尿痛与膀胱炎症刺激有关。

4. 知识缺乏　缺乏有关疾病防治的知识。

【护理措施】

1. 休息　急性发作期的第1周应卧床休息,慢性肾盂肾炎患者一般也不宜从事重体力活动。

2. 饮食及饮水指导　进食清淡并含丰富营养的食物,补充多种维生素。多饮水,一般每天饮水量要在2500ml以上,督促患者2h排尿1次,以冲洗细菌和炎症物质,减少炎症对膀胱和尿道的刺激。

3. 高热护理。

4. 疼痛的护理　肾区疼痛为肾炎症所致。减轻疼痛的方法为卧床休息,采用屈曲位,尽量不要站立或坐位,因为站立时肾受到牵拉,会加重疼痛。

5. 药物护理　喹诺酮类可引起轻度消化道反应、皮肤瘙痒等;氨基糖苷类抗生素对肾和听神经均有毒性,使用期间应注意询问患者的听力。

6. 清洁中段尿培养标本的采集　向患者解释检查的意义和方法。做尿细菌定量培养时,最好用清晨第1次清洁、新鲜中段尿液送检。为保证培养结果的准确性,留取标本须注意以下事项。①宜在使用抗菌药物前或停药后5d收集标本。②留取标本时要严格无菌操作。③尿标本中勿混入消毒药液,女性患者留尿时注意勿混入白带。

【健康教育】 ①注意个人清洁卫生,尤其会阴部及肛周皮肤的清洁,特别是女性月经期、妊娠期、产褥期。女婴应特别注意尿布及会阴卫生。②避免劳累,坚持体育运动,增强机体的抵抗力。③多饮水、勤排尿是最简便而有效的预防尿路感染的措施。④若局部有炎症应及时治疗。⑤如果炎症的反复发作与性生活有关,应注意性生活后即排尿,并口服抗菌药物预防。⑥定期门诊随访,了解尿液检查的内容、方法和注意事项。

四、原发性肾病综合征护理

肾病综合征为一组临床综合征,临床表现为大量蛋白尿(24h 尿蛋白定量≥3.5g)、低白蛋白血症(血浆白蛋白≤30g/L),常伴有高度水肿、高脂血症。肾病综合征是多种肾病的共同表现,不是一独立疾病。

【病因与发病机制】 肾病综合征可由多种肾小球疾病引起,按病因分为原发性肾病综合征和继发性肾病综合征。原发性肾病综合征是指原发于肾本身疾病,如急性肾炎、急进性肾炎、慢性肾炎等疾病过程中发生肾病综合征。继发性肾病综合征是指继发于全身系统疾病或先天遗传性疾病,如糖尿病肾病、肾淀粉样变、狼疮肾炎、过敏性紫癜、感染等。

引起原发性肾病综合征的肾小球疾病的病理类型有微小病变型肾病、系膜增生性肾小球肾炎、系膜毛细血管性肾小球肾炎、膜性肾病及局灶性节段性肾小球硬化。各种病理类型的病因、发病机制、临床表现、对激素的治疗反应和预后不尽相同,从根本上来讲,都属于免疫介导性炎症疾病。

【临床表现】 原发性肾病综合征一般发病较急,可于短期内发病,少数隐匿起病,典型临床表现如下。

1. 大量蛋白尿 由于肾小球滤过膜通透性增加,大量血浆蛋白漏出,远远超过近曲小管的回收能力,形成大量蛋白尿。

2. 低蛋白血症 因为血浆蛋白从尿中丢失及肾小管对重吸收的白蛋白进行分解,出现低蛋白血症。白蛋白分子量小,易从滤过膜漏出,故其血浆浓度最易减低。

3. 高脂血症 低蛋白血症刺激肝合成脂蛋白代偿性增加,加之脂蛋白分解减少,导致高脂血症。

4. 水肿 低蛋白血症导致血浆胶体渗透压减低,水分外渗。另外,部分水肿患者循环血容量不足,激活肾素-血管紧张素-醛固酮系统,水、钠潴留加重,产生水肿。水肿是肾病综合征患者最常见临床体征。严重水肿的患者还可出现胸腔积液、腹水、心包积液。

5. 并发症

(1)感染:是常见的并发症,也是导致肾病综合征复发及疗效不佳的主要原因之一,主要与大量蛋白尿和低蛋白血症、免疫功能紊乱及使用大量糖皮质激素等有关。

(2)血栓及栓塞:多数肾病综合征患者血液呈高凝状态,加之高脂血症、血液黏稠度增加、强力利尿药的应用等因素,易导致血管内血栓形成和栓塞,多见于肾静脉、下肢静脉,较少见其他静脉及动脉。

(3)急性肾衰竭:低蛋白血症使血浆胶体渗透压下降,水分从血管内进入组织间隙,引起有效循环血容量减少,肾血流量不足,易导致肾前性氮质血症,经扩容、利尿治疗可恢复。

(4)其他:如长期高脂血症引起动脉粥样硬化、冠状动脉粥样硬化性心脏病等心血管并发症。

【辅助检查】

1. 尿液检查 尿蛋白定性一般为(+++)~(++++),尿中有红细胞、管型等。24h 尿蛋白定量测定≥3.5g。

2. 血液检查 血清白蛋白≤30g/L,血清胆固醇、三酰甘油增高。

3. 肾功能检查 肾衰竭时血尿素氮、血肌酐升高。

4. 肾活检病理检查 可以明确肾小球的病变类型,对指导治疗及明确预后有重要意义。

5. 肾B超检查 双肾正常或缩小。

【诊断】 肾病综合征的诊断标准包括 4 条:①大量蛋白尿(≥3.5g/d);②低蛋白血症(血浆白蛋白≤30g/L);③高脂血症;④水肿。前 2 条必备,存在第 3 或第 4 条时,肾病综合征诊断即成立。

【治疗要点】

1. 一般治疗

(1)休息:严重水肿、体腔积液时需卧床休息。

(2)饮食:蛋白摄入量应为正常入量[体重 1.0g/(kg·d)]的优质蛋白(富含必需氨基酸的动物蛋白),热量要保证充分,不少于 126kJ/(kg·d)。为减轻高脂血症,应少进食富含饱和脂肪酸的食物(如动物油脂),多食不饱和脂肪酸(植物油及鱼油),水肿时应低盐(食盐<3g/d)饮食。

2. 对症治疗

(1)利尿消肿:噻嗪类利尿药与保钾利尿药合用,可增强利尿效果,减少钾代谢紊乱,为利尿治疗基础药物;提高血浆胶体渗透压,右旋糖酐-40 500ml 静脉滴注,隔日 1 次,与襻利尿药合用,有明显的利尿效果;静脉输注血浆或白蛋白可提高血浆胶体渗透压从而利尿,但不可输注过多、过频,因长时间输注将造成肾小球高滤过及肾小管的重吸收,可能导致肾小球及肾小管损伤。

(2)减少尿蛋白:血管紧张素转换酶抑制药能直接降低肾小球内高压,从而减少尿蛋白排泄,并延缓肾功能损害。

3. 抑制免疫与炎症反应的治疗

(1)糖皮质激素:可通过抑制免疫和炎症,抑制醛固酮和精氨酸加压素分泌,从而达到减少蛋白尿及利尿消肿的作用,应用时需要遵从下列用药原则。①起始用量要足。②减撤药物要慢。③维持用药要久,服6个月至1年或更久。

(2)细胞毒药物:环磷酰胺是目前最常用的细胞毒药物,适用于激素治疗无效或拮抗的患者。环磷酰胺100mg/d或2mg/(kg·d),分1~2次口服,或200mg/d加入生理盐水注射液20ml中隔日静脉注射,累积量达6~8g后停药。不良反应有骨髓抑制、中毒性肝炎、出血性膀胱炎及脱发,并可出现性腺抑制(尤其男性)。

(3)环孢素:应用激素及细胞毒药物治疗无效的难治性肾病综合征可试用环孢素,5mg/(kg·d),分2次口服,服3个月后缓慢减量,共服6个月左右。不良反应有肝肾毒性、高血压、高尿酸血症、多毛及牙龈增生等,停药后易于复发。

4. 并发症防治

(1)感染:用激素治疗时不必预防性使用抗生素,因其不能预防感染,反而可能诱发真菌双重感染。一旦出现感染,应及时选用敏感、强效及无肾毒性的抗生素。

(2)血栓及栓塞:当血液出现高凝状态时应及时给予抗凝药,一旦出现血栓或栓塞时应及早溶栓,并配合应用抗凝药。

(3)急性肾衰竭:利尿无效且达到透析指征时应进行血液透析。

【护理问题】

1. 体液过多 水肿与大量蛋白尿、血浆胶体渗透压过低、肾血流量减少、滤过率降低有关。

2. 营养失调,低于机体需要量 与大量蛋白质丢失、食欲下降有关。

3. 有感染的危险 与抵抗力下降、激素及免疫抑制药的应用有关。

4. 有皮肤完整性受损的危险 与皮肤高度水肿有关。

5. 活动无耐力 与严重的全身水肿有关。

6. 焦虑 与病程长、易反复发作有关。

【护理措施】

1. 适当的休息和活动 全身严重水肿,合并胸腔积液、腹水,出现呼吸困难者应绝对卧床休息,取半卧位,因卧床可增加肾血流量,使尿量增加。为防止肢体血栓形成,应保持肢体的适度活动。当病情缓解后,可逐渐增加活动量,以利于减少并发症的发生。对于有高血压的患者,应限制活动量。

2. 饮食护理

(1)蛋白质为高生物效价的优质蛋白,但当肾功能不全时,应根据肌酐清除率调整蛋白质的摄入量。

(2)供给的热量要充足,不少于 125.5。脂肪占供能的 30%～40%,饱和脂肪酸和非饱和脂肪酸比为 1∶1,其余热量由糖供给。

(3)水肿时低盐饮食,钠的摄入量不超过 3g/d,勿食腌制食品。

(4)水的摄入量应根据病情而定,高度水肿而尿量少者应严格控制入量,准确记录出入量。

(5)及时补充各种维生素及微量元素。

3. 皮肤护理　保持皮肤清洁、干燥;避免皮肤长时间受压,经常更换体位,并有适当支托,预防水肿的皮肤受摩擦或损伤;避免医源性皮肤损伤,注射时用 5～6 号针头,拔针后压迫一段时间。

4. 预防感染　加强口腔及皮肤护理,教育患者皮肤不宜用力擦洗,以防皮肤破损;严格无菌操作;预防交叉感染。

五、慢性肾衰竭护理

慢性肾衰竭是各种慢性肾实质疾病进行性发展恶化的最终结局,主要表现为肾功能减退,代谢产物潴留引起全身各系统症状,水、电解质紊乱及酸碱平衡失调的一组临床综合征。

【分型】　慢性肾功能不全可分为 3 个阶段。

1. 肾功能不全代偿期　肾小球滤过率(glomerular filtration rate,GFR)降低至 20%～35%,但内生肌酐清除率(creatinine clearance rate,Ccr)在 50ml/min 以上,血尿素氮和肌酐正常,临床无症状。

2. 肾功能不全失代偿期　当 Ccr 降至 25～50ml/min 时,临床出现夜尿多、乏力、轻度消化道症状和贫血等,肾浓缩功能差,血尿素氮及肌酐明显升高,可有酸中毒。又称氮质血症期。

3. 肾衰竭期　当 Ccr 降至 25ml/min 以下时即进入此阶段。此期,血肌酐多在 445μmol/L 以上;出现全身的严重中毒症状,表现在消化系统、心血管系统、造血系统、神经系统等,以及水、电解质和酸碱平衡紊乱,还可出现继发性甲状旁腺功能亢进症。尿毒症是慢性肾衰竭的晚期,其血肌酐在 707μmol/L 以上,内生肌酐清除率在 10ml/min 以下,酸中毒症状明显,全身各系统症状严重,需行透析治疗维持生命。

【病因】

1. 原发性肾病　如肾小球肾炎、慢性肾盂肾炎。

2. 继发于全身疾病的肾病变　如高血压肾小动脉硬化症、系统性红斑狼疮、过敏性紫癜、糖尿病等引起的肾损害,最后均可导致慢性肾衰竭。

3. 慢性尿路梗阻　如结石。

4. 先天性疾病　多囊肾、遗传性肾炎、肾发育不良等均可导致肾衰竭。我国以慢性肾小球肾炎、梗阻性肾病、糖尿病肾病、高血压肾小动脉硬化症等较多见。

【发病机制】　慢性肾衰竭发病机制尚未完全清楚,目前主要有健存肾单位学说、矫枉失衡学说及肾小球高灌注、高压、高滤过学说。

【临床表现】　肾功能不全早期除氮质血症外仅有原发病症状,进入慢性肾衰竭时,才会逐渐显现出来代谢产物、毒素积蓄引起的中毒症状。

1. 消化系统　胃肠道症状是最早、最常出现的症状。初期表现为食欲缺乏、腹部不适,以后出现恶心、呕吐、呃逆、腹泻、消化道出血、口腔尿臭味。上述症状的产生与体内毒素刺激胃肠黏膜、水和电解质平衡紊乱、代谢性酸中毒等因素有关。

2. 心血管系统　①高血压:尿毒症时80%以上的患者有高血压,主要与水、钠潴留有关,部分也与肾素活性增高有关。②心力衰竭:可表现为急性左心衰竭、慢性全心衰竭,是常见的死亡原因之一,与高血压、水钠潴留、贫血、尿毒症心肌病等有关。③尿毒症心包炎:可为干性心包炎,表现为胸痛、心前区可听到心包摩擦音,少数患者可为心包积液,多与尿毒症毒素沉着有关。尿毒症心包炎是病情危重的表现之一。④动脉粥样硬化:本病患者常有高三酰甘油血症及高密度胆固醇升高,动脉粥样硬化发展迅速,是主要的死亡原因之一。

3. 血液系统　①贫血:尿毒症患者必有的症状,为正常色素正细胞性贫血,主要是由于红细胞生成素减小致红细胞生成减少和破坏增加。②出血倾向:表现为皮下出血、鼻出血、月经过多等,主要为尿毒症时血小板容易被破坏所致。③白细胞异常:中性粒细胞趋化、吞噬和杀菌的能力减弱,因而易发生感染。

4. 呼吸系统　代谢产物潴留可引起尿毒症支气管炎、胸膜炎、肺炎等,酸中毒时呼吸深而长。

5. 精神、神经系统　早期常精神萎靡、疲乏、失眠,后期可出现性格改变、幻觉、抑郁、记忆力下降、谵妄、昏迷等。

6. 肾性骨营养不良　又称肾性骨病。可出现纤维化骨炎、尿毒症骨软化症、骨质疏松和骨硬化症,患者可有骨酸痛、行走不便等。

7. 皮肤表现　常见皮肤瘙痒。患者面色较深而萎黄,轻度水肿,称"尿毒症"面容,与贫血、尿素霜的沉积等有关。

8. 内分泌失调　常有性功能障碍,女性患者月经不规则甚至闭经。男性患者常有阳痿现象。

9. 代谢紊乱　尿毒症时毒素可干扰胰岛素作用,且加强外周组织对胰岛素的抵抗性,故可表现空腹血糖轻度升高,糖耐量异常。

10. 继发感染　尿毒症患者免疫系统功能低下,白细胞功能异常,易伴发感染,以肺部及泌尿系统感染多见,且不易控制,多为主要死亡原因之一。

11. 水、电解质和酸碱平衡失调　脱水或水肿,高血钾及低血钾,酸中毒,低钙血症与高磷血症。

【辅助检查】

1. 血常规　红细胞数目下降,血红蛋白多在80g/L(8g/dl)以下,最低达20g/L(2g/dl)。白细胞与血小板计数正常或偏低。

2. 尿液检查　尿量可正常,但夜尿多,尿比重低,严重者尿比重固定在1.010～1.012。尿蛋白(＋)～(＋＋＋),晚期可阴性。尿沉渣有管型、蜡样管型,对诊断有意义。可有红细胞、白细胞,若数量增多表示病情活动或有感染。

3. 肾功能检查　肌酐清除率多在30ml/min以下,血肌酐、尿素氮、尿酸增高。血清电解质增高或降低,有代谢性酸中毒。

4. B超或X线片　示双肾体积缩小。

【诊断要点】　根据上述慢性肾衰竭的系统表现,内生肌酐清除率下降,血肌酐升高,B超等示双肾缩小,即可初步诊断为慢性肾衰竭,应进一步查明原发病。

【治疗要点】

1. 治疗原发病和纠正加重肾衰竭的可逆因素　防治水和电解质紊乱、感染、尿路梗阻、心力衰竭等,是防止肾功能进一步恶化、促使肾功能有不同程度恢复的关键。

2. 饮食治疗

(1)腔进食低蛋白(20～40g/d)、高生物价优质蛋白质,蛋白质入量根据肾功能加以调整,应保证供给充足的热量以减少体内蛋白质的分解,并补充多种维生素。

(2)有高血压、水肿及尿少者应限盐。每日液体入量应按前1d出液量加不显性失水500～600ml来计算。尿量在1000ml/d以上而又无水肿者,可不限制饮水。

(3)高钾血症者应限制含钾高的食物,尿量每日超过1000ml,一般无须限钾;限制含磷丰富的食物,每日食磷400～600mg。

3. 应用必需氨基酸　慢性肾衰竭时,如摄入低蛋白饮食的时间超过3周则会发生蛋白质营养不良。

4. 对症治疗

(1)高血压：容量依赖性高血压患者，限水、钠，配合利尿药及降压药等综合治疗；对肾素依赖性高血压，应首选血管紧张素转换酶抑制药。用药过程中注意药物不良反应。

(2)积极控制感染：慢性肾衰竭出现感染时，应积极控制感染，避免使用肾毒性药物，病情需要用药时可根据肌酐清除率、药物半衰期来调整药物剂量。

(3)代谢性酸中毒：酸中毒不严重可口服碳酸氢钠。当二氧化碳结合力<13.5mmol/L时，酸中毒明显，应静脉补碱。在纠正酸中毒过程中同时补钙，防止低钙引起的手足抽搐。

(4)贫血：重组人红细胞生成素是治疗肾性贫血的特效药，同时应补充造血原料(铁剂、叶酸)，严重贫血时可适当输新鲜血。

(5)肾性骨病：骨化三醇提高血钙水平，对骨软化症疗效甚佳；甲状旁腺次全切除对纤维性骨炎、转移性钙化有效。

5. 透析疗法　可代替失去功能的肾排泄各种毒物，减轻症状，维持生命。

6. 肾移植　对慢性肾衰竭的患者，经非手术治疗无效时，应考虑肾移植。

【护理问题】

1. 体液过多　水肿与肾小球滤过率降低、水钠潴留有关。

2. 营养失调，低于机体需要量　与氮质血症所致的畏食、恶心、呕吐及腹泻有关。

3. 有感染的危险　与营养不良、贫血、透析治疗有关。

4. 有皮肤完整性受损的危险　与皮肤水肿、皮肤瘙痒有关。

5. 有受伤的危险　与血压过高、低血钙、视物模糊有关。

6. 活动无耐力　与心脏病变、贫血、水和电解质及酸碱平衡紊乱有关。

7. 焦虑　与病情反复发作、疾病预后不良有关。

8. 家庭应对无效　与家属对疾病认识不足、经济困难等因素有关。

【护理措施】

1. 水肿的护理

(1)准确记录24h出入量。

(2)指导患者限制液体摄入量，控制水的入量<1500ml/d，并给予低盐(<2g/d)饮食。

(3)每天测量体重。

(4)严密观察病情变化，定时测量生命体征及血清电解质。

2. 预防感染

(1)评估引起患者感染的危险因素及部位。

(2)向患者及其家属解释引起感染的危险因素、易感部位、表现及预防措施。

(3)增加营养,透析患者要进正常蛋白饮食,蛋白质摄入量为 0.6~0.8g/(kg·d),优质蛋白占 50%以上,动物蛋白与植物蛋白(包括大豆蛋白)各占 50%(近日研究认为豆制品蛋白质含量高,必需氨基酸含量高于谷类,对肾功能无不良影响,因此,优质蛋白不列为纯动物蛋白)。

(4)指导并协助患者做好皮肤、口腔、外阴的护理。

(5)注意保暖,避免与上呼吸道感染的患者接触。

(6)注意保暖,避免受凉,以免引起上呼吸道感染。

(7)慢性肾衰竭的患者应注意保护和有计划地使用血管,尽量使用前臂、肘部等大静脉,以备用于血透治疗。对于已行透析治疗的患者,血液透析应注意保护好动静脉瘘管,腹膜透析应注意保护好腹膜透析管道。

六、透析护理

(一)血液透析

【原理】 是利用弥散作用,使半透膜两侧 2 种不同浓度及性质的溶液发生物质交换。半透膜是人工合成的膜,小分子可以自由通过半透膜,而多肽、蛋白质等大分子则不能通过。血液透析时,透析液和血液分别位于半透膜的两侧,两者间进行物质交换。透析能快速纠正肾衰竭时产生的高尿素氮、高肌酐、高血钾、低血钙、高血磷等。另外,通过半透膜两侧的压力差来达到超滤脱水的目的,可纠正肾衰竭时的水潴留。

【适应证】 急性肾衰竭、慢性肾衰竭、急性药物或毒物中毒。

【禁忌证】 血液透析无绝对禁忌证,相对禁忌证有严重休克或低血压、心肌梗死、心力衰竭、心律失常、严重出血或感染、恶性肿瘤晚期等。

【血液透析患者的护理】

1. 透析前的护理

(1)患者的心理准备。

(2)药物准备:透析用药,生理盐水、肝素、5%碳酸氢钠;急救用药,一般急救药、降压药、高渗葡萄糖注射液、10%葡萄糖酸钙注射液、地塞米松等;透析液。

(3)测量血压、体温、脉搏、呼吸和体重。

(4)患者取舒适的卧位。

2. 透析过程中的护理

(1)建立血液透析的血管通路,并适当固定。

(2)调节机器控制系统,透析开始时血流速度要慢(50ml/min),以后逐渐增快,约

15min才能使血流量达到200ml/min。

(3)定时观察患者的血压、脉搏、呼吸、体温的变化。

(4)并发症的预防和处理：对症处理。

1)低血压处理：①根据患者体重及增长量，严格把握脱水量。②对醋酸盐透析液不耐受者，改用碳酸氢盐透析液。③静脉注射10%氯化钠注射液10ml或50%葡萄糖注射液40～60ml。④通过透析管道输注生理盐水、林格液、碳酸氢钠或新鲜血，一般输入200～250ml。⑤查明原因给予相应处理。

2)失衡综合征：表现为头痛、恶心、呕吐、血压升高、抽搐，严重者可有昏迷。

预防：①第1次透析时缩短透析时间。②每小时静脉注射50%葡萄糖注射液40ml。③采用高钠、碳酸氢盐透析液。

处理：发生失衡综合征时静脉注射高渗糖、高渗钠，慎用镇静药等。

3)致热原反应：为内毒素进入体内所致，多在透析开始后1h发生，表现为寒战，继而发热。

预防：严格执行透析管道、透析器的清洗和消毒程序，避免透析液被污染。

处理：发生后可肌内注射异丙嗪25mg，静脉注射地塞米松2～5mg，并注意保暖。

4)出血：由于应用肝素、血小板功能不良、高血压等所致，多表现为鼻出血、牙龈出血、消化道出血，甚至颅内出血。

处理：减少肝素的用量，静脉注射鱼精蛋白中和肝素，改用无抗凝剂透析等。

5)其他：变态反应、肌肉痉挛、心绞痛、心律失常、栓塞(空气栓塞、血栓)、失血、溶血等。

3.透析后的护理　①测量生命体征，留取血标本进行生化检查，了解透析效果；②缓慢回血，动脉穿刺压迫止血时间要长，以压迫止血法止血，压迫点要正确；③测量患者体重，与之约定下次透析时间。

(二)腹膜透析

【原理】　同血液透析。利用人体的腹膜作为半透膜，腹膜透析液放入腹腔后，通过腹膜间皮细胞和丰富的毛细血管壁，与血液进行物质交换。其超滤脱水是通过增加腹膜透析液的渗透压来实现的。

【适应证】　同血液透析，但腹膜透析更适用于低血压、有出血倾向、糖尿病、感染、大手术后的患者及老年人。

【禁忌证】　主要为腹膜炎、腹膜广泛粘连、腹部大手术后。

【腹膜透析的护理】

1.腹膜透析操作注意事项　①操作中要严格执行无菌原则。②透析液注入腹腔之前要干加温至37℃,由于在水浴中加温易被污染,最好使用恒温箱加温。③应用"Y"形或"O"形管,可使腹膜透析感染率明显下降。④测生命体征,每天1～3次。⑤准确填写透析记录,记录透析液进出量及时间,24h小结1次出入量。⑥鼓励患者变动体位,增加肠蠕动。

2. 常见并发症及其处理

(1)引流不畅或腹膜透析管堵塞:为常见并发症。常见的原因有:①腹膜透析管扭曲、移位、漂浮。②腹腔内气体过多。③肠麻痹、肠胀气。④膀胱充盈压迫腹膜透析管。⑤血块、纤维块、大网膜堵塞包裹腹膜透析管。

处理:①改变体位。②透析前排空膀胱。③可服导泻药或灌肠,加强肠蠕动。④肝素5mg和(或)尿激酶1000U加入透析液,可促使纤维块溶解。⑤经上述处理仍不能改善者,可在X线透视下注入造影剂观察调整透析管的位置。⑥经上述处理仍不能改善者需再次手术置管。

(2)腹膜炎:是腹膜透析的主要并发症,细菌来自透析管道的皮肤出口处。临床表现为寒战、发热、腹部不适、压痛、反跳痛、透析出液浑浊,查血常规白细胞计数增多、细菌培养阳性等。

处理:①用透析液1000ml连续冲洗3～5次。②腹膜透析液内加抗生素或全身应用抗生素。③若抗感染治疗2～4周后仍不能控制,或有真菌感染者宜拔除腹膜透析管。

(3)腹痛:常见原因包括:透析管位置不当;灌入或排出透析液过快、压力过大;发生腹膜炎。

处理:①腹膜透析液加温要适当。②需变换患者体位。③降低腹膜透析液渗透压。④减慢透析液进出速度。⑤治疗腹膜炎等。

(4)水、电解质紊乱:①腹膜透析超滤过多可致脱水、血压下降。②引流不畅可致水过多。

处理:①密切观察腹膜透析管引流是否通畅。②保持透析液进出量大致平衡。

第七节 神经系统疾病患者的护理

一、概论

1. 头痛的护理 头痛一般指头颅上半部(眉弓、耳郭上部、枕外隆凸连线以上)的疼痛。

(1)观察患者头痛的性质及特征,头痛发生时的伴随症状,了解头痛的主要因素及诱因。告知患者尽可能避免诱发头痛的因素。

(2)提供并指导患者及其家属减轻头痛的方法:①患者急性期应以卧床休息为主,减少头部活动。②保持环境安静、舒适、光线柔和。③指导患者做头颈部的按摩,以减少紧张性头痛发作。④根据患者具体情况,提供冷、热敷护理,同时叮嘱患者避免冻或烫伤。⑤保证患者充足休息和睡眠。⑥指导患者保持心情愉悦,消除紧张、焦虑等不良情绪。⑦急性期应戒烟、戒酒。

(3)心理支持:解除思想顾虑,鼓励患者树立信心,积极配合治疗。

(4)用药护理:遵医嘱合理应用镇痛药物,关注药物疗效和不良反应。

2.感觉障碍的护理

(1)生活护理:保持床单整洁、干燥、无渣屑。避免过热或过冷刺激,禁用热水袋,慎用冰袋。

(2)知觉训练:可用砂纸、毛线等刺激触觉。用冷水、温水刺激温度觉。用针尖刺激痛觉。辅以按摩、理疗及针灸。指导家属每日按摩或摩擦患肢,以增加其感觉。

(3)了解患者紧张、焦虑、恐慌等不良情绪,及时给予疏导,鼓励患者树立战胜疾病的信心。

3.瘫痪的护理

(1)做好生活护理,满足患者基本需要。病情平稳后,鼓励患者用健侧肢体活动。将常用物品放在患者容易取到的位置。

(2)卧床患者保持床铺干净、整洁,每2小时协助患者翻身,及时更换污染的被服,避免压力性损伤发生。

(3)做好基础护理工作,及时清理尿、便污染的皮肤,保持口腔清洁,预防并发症。

(4)保持病房空气清新,定时开窗通风,减少探视,防止交叉感染。

(5)排尿困难的患者按摩膀胱以助排尿,训练患者自主解小便。留置尿管患者每2~4小时开放1次,每天给予会阴冲洗。鼓励患者多饮水,每日饮水2000ml以上,观察尿的颜色、性质及量。每天按摩腹部,养成定时排尿的习惯。

(6)患者卧床期间应使用床档保护,危险物品远离患者,家属贴身陪伴,防止跌倒、坠床等意外的发生。

(7)患者卧床时要保持瘫痪肢体的良肢位,防止关节畸形和挛缩。根据患者病情,促使患者早期活动,向患者说明锻炼的目的,根据患者肢体瘫痪程度制订锻炼计划,强调合理、适度、循序渐进、主动运动与被动运动相结合的原则。

(8)心理护理:护理人员要理解、鼓励患者,及时听取不适主诉,为其排解不良情绪,给予患者心理上的支持。

4. 昏迷的护理

(1)监测患者的生命体征、昏迷程度、瞳孔变化、肢体有无瘫痪、有无脑膜刺激征和抽搐等。

(2)确保患者呼吸道通畅,使患者取平卧位并头偏向一侧,或给予患者侧卧位,准备吸引器,随时准备吸痰。病情严重者做好气管插管和气管切开的准备,及时给予呼吸机辅助呼吸。

(3)做好基础护理工作,给予患者口腔护理,保持口腔清洁。每2小时给予患者翻身、叩背、吸痰。留置胃管的患者合理鼻饲,做好胃管护理,防止误吸,预防肺部感染的发生。

(4)保持床单位干净、整洁,及时更换污染被服,及时清理被尿、便污染的皮肤,保持皮肤清洁,每2小时更换体位1次,给予患者骨隆凸处贴膜保护,预防压力性损伤。

(5)留置尿管的患者,每日给予会阴冲洗,保证饮水量在2000ml,做好尿管护理,防止泌尿系统感染。

(6)给予患者双下肢被动活动或穿着弹力袜,预防深静脉血栓的发生。

5. 腰椎穿刺术的护理

(1)腰椎穿刺的目的

1)诊断性穿刺:①检查脑脊液的成分。②测定脑脊液的压力。③注入造影剂、空气或示踪剂。

2)治疗性穿刺:注入药物或放出炎性、血性脑脊液。

(2)禁忌证:①穿刺部位皮肤和软组织有局灶性感染或有脊柱结核者。②颅内病变伴有明显颅高压或已有脑疝先兆者。③病情危重,处于呼吸循环衰竭者。④脊髓压迫症。

(3)穿刺前护理:①告知患者穿刺的目的、方法与注意事项,患者及其家属签字同意。②备好用品,做好局部麻醉药物过敏试验。③指导患者排空大、小便,放松,配合检查。

(4)穿刺中配合:①指导和协助患者保持正确体位,去枕侧卧,背齐床沿,屈颈抱膝使腰椎后凸。②观察患者面色、呼吸及脉搏变化。③协助医师留取标本。

(5)穿刺后护理:①去枕平卧4~6h,不可抬高头部。②观察患者有无头痛、腰背痛,有无脑疝及感染等并发症。穿刺后头痛最常见。③保持穿刺部位无渗液、渗血。

二、急性脑血管疾病护理

【病因与发病机制】

1. 出血性脑血管病

(1)脑出血:最常见的病因是高血压合并细、小动脉硬化。其他病因包括颅内动脉瘤、脑动静脉畸形、脑动脉炎、血液病、抗凝及溶栓治疗等。其发病机制为脑内动脉壁薄弱,中层肌细胞和外膜结缔组织较少,而且无弹性外层,管壁弹性减弱,血压骤然升高时导致血管破裂出血。

(2)蛛网膜下腔出血:最常见的病因为颅内动脉瘤,其他原因包括脑部血管畸形、脑底异常血管网病、血液病、血管炎、结缔组织病、颅内肿瘤、凝血障碍性疾病、抗凝治疗等。发病机制为用力或情绪激动时导致血管破裂。

2. 缺血性脑血管病

(1)短暂性脑缺血发作:有关短暂性脑缺血发作的病因和发病机制的学说很多,主要原因有微栓塞,脑血管痉挛、狭窄或受压,血流动力学改变。

(2)脑血栓形成:最常见的病因是动脉粥样硬化,其次为高血压、糖尿病和血脂异常等。发病机制为动脉粥样硬化导致血管壁变化,致使管腔狭窄、闭塞或有血栓形成,造成局部脑组织因血液供应中断发生缺血、缺氧而坏死。

(3)脑栓塞:指血液中的各种栓子随血流进入颅内动脉,使血管腔急性闭塞引起脑缺血、脑软化。常见原因有心源性脑栓塞(心房颤动、心瓣膜病、感染性心内膜炎、心肌病等)、非心源性脑栓塞(斑块破裂、粥样物溢出等)。

【临床表现】

1. 脑出血

(1)多在活动中或情绪激动时突然发生,少数在安静状态下起病。血压常明显升高,并出现头痛、呕吐、意识障碍、肢体瘫痪、脑膜刺激征和痫性发作等。

(2)基底核区出血,其中壳核是高血压脑出血最常见的部位,血肿常向内扩展波及内囊。主要表现为"三偏",出血灶对侧偏瘫、偏身感觉障碍、对侧同向偏盲。

(3)脑桥出血约占脑出血的10%,临床表现为头痛、呕吐、眩晕、复视、交叉性瘫痪或四肢瘫等。

(4)小脑出血也较少见,常发病突然,眩晕和共济失调明显,可伴有频繁呕吐及枕部疼痛、构音障碍等。

(5)脑叶出血占脑出血的5%～10%,临床可表现为头痛、呕吐等,癫痫发作比其他部位出血常见,还可出现大小便障碍、失语、精神症状等。

2. 蛛网膜下腔出血　数秒和数分钟内发生的头痛是其常见的起病方式。头痛呈胀痛或爆裂样疼痛,难以忍受,多伴有恶心、呕吐,可有意识障碍或烦躁、谵妄、幻觉等精神症状,脑膜刺激征阳性,少数患者会出现癫痫发作、失语等。

3. 短暂性脑缺血发作　起病突然,迅速出现局灶性神经系统或视网膜的功能缺损,持续数分钟或数小时,多在1h内恢复,在24h内完全恢复不留任何后遗症状,常有反复发作。

4. 脑血栓形成

(1)多见于动脉硬化、糖尿病、高脂血症患者。

(2)起病缓慢,出现头痛、眩晕、肢体麻木或短暂性脑缺血发作等前驱症状,患者一般无意识障碍,多在安静状态下或睡眠时起病。在发病后4～5d脑水肿达高峰。

(3)根据脑动脉血栓形成的部位不同,相应地出现神经系统局灶性症状和体征,常见各种类型的失语、偏瘫、感觉障碍、吞咽困难、共济失调等。

5. 脑栓塞　起病急骤,常见的临床症状为短暂意识障碍、癫痫发作、偏盲、偏瘫、偏身感觉障碍、失语等。

【辅助检查】

1. 颅脑CT及MRI　颅脑CT是最常用的影像学检查手段,它对于发病早期脑梗死与脑出血的识别很重要。MRI比CT更易发现脑血管畸形、肿瘤及血管瘤等病变。

2. 脑血管造影　磁共振血管成像(magnetic resonance angiography,MRA)、计算机体层摄影血管造影(computer tomographic angiography,CTA)、数字减影血管造影(digital substraction angiography,DSA)等既可显示血管的位置、形态及分布,易于发现脑出血的原因,也可显示脑部大动脉的狭窄、闭塞和其他血管病变。

3. 彩色多普勒超声检查　用于评估颅内外血管狭窄、闭塞、痉挛或侧支循环建立的程度。

4. 脑脊液检查　脑出血的患者脑脊液压力增高可至$1.96kPa(20cmH_2O)$以上,多为血性。脑缺血时脑脊液检查也可正常,一般不作为常规检查。

【治疗要点】

1. 出血性脑血管疾病　以降低颅内压,减轻脑水肿,控制血压,防止继续出血,减轻血肿造成的继发性损害,促进神经功能恢复,防治并发症为主。

(1)脑出血的治疗

1)一般治疗:使患者安静休息,卧床2～4周。

2)脱水、降低颅内压、减轻脑水肿:一般用20%甘露醇125～250ml,快速静脉滴注,每6～8小时1次,建议应用5～7d。

3)控制高血压:降低颅内压治疗后,若收缩压≥200mmHg、舒张压≥110mmHg时给予降低血压治疗,使血压略高于发病前水平,注意血压降低幅度不宜过大,防止血压降低过快造成脑的低灌注,加重脑损害。

4)亚低温治疗:局部亚低温治疗是脑出血的一种新的辅助治疗方法。

5)外科治疗:主要目的是清除血肿,降低颅内压,挽救生命;其次是尽可能早期减少血肿对周围脑组织的压迫,降低致残率。

6）康复治疗。

（2）蛛网膜下腔出血的治疗：治疗原则是防治再出血、血管痉挛及脑积水等并发症,降低致死率和致残率。

2. 缺血性脑血管疾病的治疗　以抗凝治疗为主,同时应用血管扩张药、血液扩充药以改善微循环。

（1）短暂性脑缺血发作的治疗

1）病因治疗。

2）药物治疗：①抗血小板聚集药有阿司匹林、双嘧达莫、噻氯吡啶、氯吡格雷。②抗凝治疗。③钙拮抗药及中医药治疗。

3）手术治疗。

（2）脑血栓形成的治疗

1）早期溶栓,尽快恢复脑缺血区的血液供应是急性期的主要治疗原则。早期溶栓是指发病6h内采用溶栓治疗。

2）调整血压：急性期的血压维持在比发病前稍高的水平,除非血压过高,一般不使用降压药物。

3）防止脑水肿：出现颅内压增高时,应行降低颅内压治疗,常用20%甘露醇125～250ml快速静脉滴注。

4）抗凝治疗：用于进展型脑梗死的患者,防止血栓继续进展。

5）降纤治疗。

6）脑保护治疗。

7）高压氧舱治疗。

8）抗血小板聚集治疗。

9）中医药及介入治疗。

10）恢复期治疗：主要目的是促进神经功能恢复。

（3）脑栓塞治疗：同脑血栓形成的治疗原则;积极治疗引起栓塞的原发病。

【护理问题】

1. 急性意识障碍　与脑水肿、颅内压增高有关。

2. 生活自理能力缺陷　与限制活动、卧床有关。

3. 有皮肤完整性受损的危险　与偏瘫、感觉障碍、尿失禁有关。

4. 有感染的危险　与昏迷时呼吸道分泌物排出不畅、留置导尿管有关。

5. 有失用综合征的危险　与肢体功能障碍不能活动有关。

6. 便秘　与长期卧床、肠蠕动减少有关。

7. 潜在并发症　脑疝与颅内压增高有关。

8. 潜在并发症　再出血与颅压增高、脑血管破裂有关。

【护理措施】

1. 急性期密切观察患者病情及生命体征变化

(1)定时监测生命体征、意识、瞳孔的变化。

(2)观察患者有无颅内压增高症状。如果发生颅内压增高,遵医嘱静脉快速滴注20％甘露醇等脱水药以降低颅内压,并观察药物疗效,关注患者电解质、肾功能及出入量。

(3)患者出现脉搏减慢、呼吸不规则、一侧瞳孔散大、意识障碍加重等脑疝的表现,应立即通知医师,组织抢救。

(4)脑出血患者绝对卧床休息2～4周,避免长途搬动,患者尽量侧卧位。蛛网膜下腔出血患者绝对卧床4～6周。出血性卒中的患者均应保持病室环境安静,避免用力(用力咳嗽、排便等),减少探视,保持情绪稳定。

(5)脑血栓形成患者采取平卧位,头部禁用冰袋及冷敷。

2. 专科基础护理

(1)急性脑出血患者有意识障碍、消化道出血,宜禁食24～48h后再酌情进食。宜提供给患者低盐、低脂、易消化、富含维生素的食物,少食辛辣、刺激性强的食物。保持体液及电解质平衡。

(2)加强皮肤、口腔、呼吸道及排便的护理,预防各种并发症。

(3)促进肢体功能恢复。患者病情稳定后即进行瘫痪肢体关节按摩及被动运动,以免关节挛缩,影响功能。

(4)失语者进行言语训练。

(5)关注患者情绪,给予心理护理。

【健康教育】

1. 脑血管患者应注意改变不良生活方式和饮食习惯,少盐、少酒、戒烟、少食饱和脂肪酸,避免肥胖和过度紧张。

2. 向出血性脑血管病患者及其家属介绍疾病的基本知识,指导患者自我控制情绪,保持心情愉快,高血压患者应长期服药,避免诱因,防止再出血。

3. 向缺血性脑血管病患者及其家属介绍疾病基本知识,积极治疗心脏病、高脂血症、糖尿病等,遵医嘱按时抗凝及应用抗血小板聚集药物治疗,以防血栓形成。

4. 肢体瘫痪及语言障碍者应进行功能锻炼,持之以恒。

三、癫痫护理

【病因】

1. 症状性癫痫　由各种明确的中枢神经系统结构损伤或功能异常所致,如脑外伤、脑血管病、脑肿瘤、感染、皮质发育异常等。

2. 特发性癫痫　病因不明,可能与遗传因素有关,常在某一特定年龄段起病。

3. 隐源性癫痫　临床表现提示为症状性癫痫,但是现有的检查手段不能发现其病因。

【发病机制】　神经元异常放电是癫痫的病变基础。有研究表明,癫痫患者神经元突触有明显的功能异常,这种病态的突触使正常情况下每秒仅能传播数次或数十次的神经冲动增加到每秒数十次或数百次,使癫痫样放电得以迅速扩布。

【临床表现】

1. 部分性发作

(1)单纯部分性发作:患者发作时意识始终存在,发作后能复述发作的细节是其主要特征。可表现为身体某一局部发生不自主抽动,也可表现为身体局部的感觉障碍、自主神经功能紊乱、身体空间感觉异常等,亦可出现短暂的精神行为异常。

(2)复杂部分性发作:患者发作时有意识障碍,对外界刺激无反应,发作后不能复述发作细节是其主要特征。发作时看起来像是有目的的,但实际是无目的的活动,如咂嘴、咀嚼、舔舌、脱衣、奔跑等动作。

(3)部分继发全身性发作:先出现上述部分性发作,随之出现全身性发作。

2. 全身性发作

(1)全身强直-阵挛发作:意识丧失,躯体强直后紧接着有阵挛是其发作的主要临床特征。发作分为3期。

1)强直期:表现为全身骨骼肌持续性收缩。可出现眼球上翻或凝视,牙关紧闭,舌咬伤,肢体屈曲或伸直,呼吸停止,持续10~20s。

2)阵挛期:患者由强直转为阵挛,阵挛频率逐渐变慢,间歇期延长。患者可出现血压升高、瞳孔扩大、唾液及其他分泌物增多。

3)发作后期:此期可有牙关紧闭、大小便失禁。随后呼吸恢复,瞳孔、血压、心率渐至正常。肌肉松弛,意识逐渐恢复。全身强直-阵挛发作的患者醒后常有头痛、嗜睡、意识模糊等。

(2)肌阵挛性发作:为突然、短暂、快速的肌肉收缩。

(3)阵挛性发作:类似全身-阵挛性发作中阵挛期的表现。

(4)强直性发作:表现为全身-阵挛性发作中强直期的表现。

(5)失神发作:突然发生或突然停止的意识丧失是失神发作的特征。典型的失神发作表现为活动突然停止、发呆、呼之不应、手中物体突然落地等,发作持续数秒。发作后立即清醒,无明显不适,可继续之前活动。醒后不能回忆。

(6)失张力发作:表现为患者肌张力突然丧失,患者头或肢体下垂,严重者可致患者倒地。

【辅助检查】

1. 脑电图 可有特异性脑电图改变,是诊断癫痫的主要佐证。

2. 实验室检查 血常规、血糖、血寄生虫检查,可明确癫痫发作的原因。

3. 脑血管造影 可发现颅内血管畸形和动脉瘤、血管狭窄或闭塞,以及颅内占位性病变。

4. 头部放射性核素、CT及MRI检查 可发现脑部器质性改变、占位性病变和脑萎缩等。

【治疗要点】

1. 病因治疗 有明确病因者应积极治疗原发病。

2. 药物治疗 无明确病因或虽有明确病因但不能根除者,需要考虑药物治疗。

(1)发作间期药物治疗原则

1)用药时机的选择:6个月内发作2次以上者,一经诊断明确就应用药。

2)用药方法:抗癫痫药物根据癫痫发作类型、不良反应大小、药物来源和价格等来决定。从小剂量开始,逐渐增加至既能有效控制症状又没有明显的不良反应为宜。单一药物治疗是应遵守的基本原则。必要时进行血药浓度监测来指导用药。

(2)发作期的治疗:癫痫发作有自限性,多数患者无须特殊处理。多次发作者,可应用苯巴比妥0.2g肌内注射。

(3)终止治疗:一般来说,强直-阵挛性发作、强制性发作、阵挛性发作完全控制4~5年后,以及失神发作停止6个月后可终止治疗。

3. 常用抗癫痫药物 部分性发作或部分性继发全身性发作,首选药物为卡马西平,次选苯妥英钠、苯巴比妥。全身强直-阵挛性发作,首选丙戊酸钠,次选卡马西平、苯妥英钠。强直性发作,首选药物为卡马西平,次选苯妥英钠、丙戊酸钠。阵挛性发作,首选药物为丙戊酸钠,次选苯妥英钠、苯巴比妥。典型失神、肌阵挛性发作,首选药物为丙戊酸钠,次选氯硝西泮、拉莫三嗪。

4. 癫痫持续状态的治疗

(1)保持稳定的生命体征,保持呼吸道通畅,给予吸氧及保护。

(2) 控制发作,首选地西泮 10～20mg 静脉注射。发作控制后,可考虑苯巴比妥 0.1～0.2g 肌内注射,每日 2 次,以巩固和控制疗效。发作控制不佳者,可静脉泵入咪达唑仑、丙泊酚、丙戊酸钠,同时关注患者生命体征,尤其是呼吸变化。

5. 手术治疗　对药物治疗无效的难治性癫痫,可根据患者自身情况选择手术治疗。

6. 其他　保持呼吸道通畅,高热时降温,脑水肿时给予甘露醇和呋塞米脱水治疗,预防和控制感染。

【护理问题】

1. 有窒息的危险　与癫痫发作时意识丧失、喉头痉挛、口腔和支气管分泌物增多有关。

2. 有受伤的危险　与抽搐、突然意识丧失有关。

3. 焦虑　与病程长、反复发作有关。

【护理措施】

1. 观察患者发作时的情况,特别关注发作时意识和瞳孔的变化、眼球凝视和转头方向、抽搐的部分和持续时间等。

2. 有发作先兆的患者,发作前给予患者平卧位,防止跌倒。患者抽搐时切勿用力按压患者抽搐肢体,防止骨折及脱臼。同时加床档,防止患者坠床。最新癫痫指南指出,不建议向患者口腔内放入压舌板或其他物品来防止患者舌咬伤。患者抽搐时,注意保护患者头部和四肢,防止磕伤、摘下眼镜、义齿,给患者解开衣领。

3. 癫痫发作时可协助患者侧卧位,头偏向一侧,及时清理口腔及呼吸道内分泌物,保持患者呼吸道通畅,给予吸氧,必要时做好气管切开的准备。

4. 癫痫持续状态患者,遵医嘱给予抗癫痫药物,尽快控制发作。患者颅内压增高时,给予脱水药物,防治脑水肿。静脉补液,保持水、电解质平衡。积极预防各种并发症。

5. 对于有大小便失禁的患者,发作结束后,及时清洁患者皮肤,更换被服。

6. 嘱患者不可随意增减药物剂量,不能随意停药或换药,同时关注药物疗效及不良反应,出现异常情况及时就医。

7. 加强心理护理,使患者保持平稳的情绪,避免过度兴奋。

【健康教育】

1. 指导患者生活有规律,适当参加体力劳动与脑力劳动,避免过劳、睡眠不足和情绪起伏过大。

2. 合理饮食,避免暴饮暴食、进食辛辣和刺激性的食物,戒烟、酒。

3. 定期复查,坚持服药。

4. 叮嘱患者减少独自外出,避免从事危险作业,如攀登、游泳、驾驶等。

5. 随身携带有姓名、住址、联系电话及病史的个人资料,以备发作时及时联系与处理。

四、吉兰-巴雷综合征(急性炎性脱髓鞘性多发性神经炎)护理

【病因与发病机制】 目前认为,吉兰-巴雷综合征是自身免疫性疾病。由于病原体(细菌、病毒)的某些组分与周围神经髓鞘的某些组分相似,免疫系统错误识别后,机体产生自身抗体,并针对周围神经发生免疫应答,引起周围神经髓鞘损害或脱失。

【临床表现】

本病于任何年龄均可发病,男、女发病率相似,且全年均可发病。多数患者发病前有呼吸道或消化系统感染的症状、疫苗接种史。

1. 运动障碍 首发症状常为四肢远端对称性无力,进而向近端发展,或自近端开始向远端发展。病情严重的患者可累及肋间肌和膈肌,导致呼吸肌麻痹。瘫痪为弛缓性,后期肢体远端可出现肌肉萎缩。

2. 脑神经受损 患者常表现为面瘫、吞咽困难、声音嘶哑等。

3. 感觉障碍 可有肢体远端感觉异常和(或)手套、袜子样感觉减退。某些患者肌肉可有压痛,尤其是腓肠肌压痛明显。

4. 自主神经功能障碍 常表现为多汗、皮肤潮红、手足肿胀、心动过速,罕见出现括约肌功能障碍(大小便困难)、血压降低。

【辅助检查】 典型的脑脊液检查结果为细胞数正常而蛋白质明显增高,称蛋白-细胞分离现象,在病后第 3 周明显,此现象为本病的特征。

【治疗要点】 ①人免疫球蛋白的应用。②血浆置换疗法。③激素的应用。④免疫抑制药的应用。⑤给予足量的 B 族维生素、维生素 C、泛癸利酮。⑥预防感染等并发症。⑦康复治疗。

【护理问题】

1. 低效性呼吸形态 与呼吸肌麻痹有关。

2. 躯体移动障碍 与四肢瘫痪有关。

3. 有皮肤完整性受损的危险 与瘫痪卧床及感觉障碍有关。

4. 清理呼吸道无效 与呼吸肌麻痹有关。

5. 有失用综合征的危险 与肢体瘫痪有关。

6. 营养失调,低于机体需要量 与吞咽困难、气管切开有关。

7. 焦虑或恐惧　与起病急、呼吸肌麻痹有关。

【护理措施】

1. 观察患者病情和生命体征的变化,尤其是呼吸的变化。

2. 保持患者呼吸道通畅是关系患者生命安危的关键问题。患者呼吸困难时,遵医嘱积极给予患者氧气吸入。必要时做好气管插管或气管切开的准备,使用人工呼吸机辅助呼吸。

3. 急性期保持瘫痪肢体于功能位,进行被动运动,当肌力恢复时,鼓励患者做主动运动,积极进行康复锻炼。

4. 做好饮食指导,给予患者高蛋白、高热量、高维生素、易消化饮食。

5. 保持皮肤清洁干燥,床单位干净、整洁。患者禁用热水袋,以防烫伤。每2小时翻身1次,避免压力性损伤。

6. 做好基础护理工作,预防各种并发症。

7. 做好心理护理,鼓励患者树立战胜疾病的信心,减轻恐惧、焦虑、抑郁等不良情绪,以促进疾病恢复。

8. 做好用药护理,应用激素治疗时,关注药物不良反应。使用人免疫球蛋白时,关注患者是否有过敏反应。

第八节　风湿性疾病患者的护理

一、概论

1. 风湿性疾病的特点　风湿性疾病是指病变累及骨关节和肌腱、滑囊、筋膜等周围软组织的一组疾病。其共同的临床特点是:①多为慢性起病,病程较长,甚至终身。②病程中发作与缓解交替出现。③同一疾病的临床表现个体差异很大。④有较复杂的生物化学及免疫学变化。⑤治疗效果有较大的个体差异。

2. 风湿性疾病的常见症状

(1)关节疼痛与肿胀:关节及周围肌肉、软组织、神经的疼痛是风湿性疾病的主要症状。其疼痛特点包括:①大多数起病缓慢,病程多为慢性。②疼痛与关节活动有特征性关系。③疼痛部位对疾病诊断有一定意义。④关节痛的伴随症状及演变对评价预后有价值。

(2)关节僵硬与活动受限:僵硬是指经过一段时间的静止或休息后,患者试图再活动某一关节时,感到局部不适、难以达到平时关节活动范围的现象。

(3)皮肤损害:风湿病常见的皮损有皮疹、红斑、水肿、溃疡等,多由血管炎性反应引起。

二、系统性红斑狼疮护理

【病因】 未明,可能与遗传、病毒、性激素、环境因素(阳光照射)、药物等有关。

【发病机制】 可能是由于具有遗传素质者,在上述因素作用下,促发了异常的免疫应答,而持续产生大量的免疫复合物和致病性自身抗体,引起组织损伤。

【临床表现】

1. 全身症状 约90%的患者可出现发热,以长期低、中度热多见。

2. 皮肤黏膜 80%的患者有皮肤黏膜损害,蝶形红斑是系统性红斑狼疮最具特征性的皮肤改变,约40%的患者可见,表现为鼻梁和双面颊部呈蝶形分布的红斑。

3. 关节与肌肉疼痛 约85%的患者有关节受累,大多数关节肿痛是首发症状,受累的关节常是近端指间关节、腕关节、足部关节、膝关节和踝关节。呈不对称分布,较少引起畸形。

4. 脏器损害 几乎所有的系统性红斑狼疮患者均有肾损害。

【辅助检查】

1. 血液检查 患者常有轻至中度贫血,病情活动时红细胞沉降率多增快,约33%的患者有血小板计数减少,约50%的患者白细胞计数减少。

2. 免疫学检查 ①狼疮细胞。②抗核抗体阳性率达95%,但特异性不高。③抗Sm抗体是系统性红斑狼疮的标志抗体。④抗双链DNA抗体。⑤免疫球蛋白与补体。

3. 病理学检查 如皮肤检查、肾活检、细胞病理学检查。

4. 其他 CT、X线及超声心动图检查分别有利于早期发现出血性脑病、肺部浸润及心血管病变。

【治疗要点】

1. 一般治疗 活动期患者应注意卧床休息,慢性期或病情稳定者可适当活动;注意预防感染;夏天避免日晒。

2. 药物治疗 ①糖皮质激素是目前治疗系统性红斑狼疮的首选药。通常使用泼尼松,每日或隔日顿服,根据病情调整剂量,病情好转后逐渐减量,防止反跳。②非甾体消炎药。③抗疟药主要治疗盘状狼疮。④免疫抑制药。

【护理问题】

1. 疼痛 与免疫复合物沉积于关节、肌肉有关。

2. 皮肤完整性受损　与血管炎性反应有关。

3. 预感性悲哀　与疾病反复发作和预后不良有关。

【护理措施】

1. 密切观察病情。

2. 注意活动与休息：活动期患者应注意卧床休息，慢性期或病情稳定者可适当活动；注意预防感染；夏天避免日晒。

3. 做好皮肤护理：患者应避免在烈日下活动，必要时穿长袖衣裤，戴遮阳帽、打伞、禁忌日光浴。保持皮肤的清洁卫生，可用清水冲洗皮损处，忌用碱性肥皂，避免用化妆品及化学药品，防止刺激皮肤。脱发的患者应减少洗头次数，可每周用温水洗头2次，也可用梅花针轻刺头皮，避免脱发加重，忌染发、烫发、卷发。建议患者采用适当方法遮盖脱发，可戴帽子、假发等。保持口腔清洁及黏膜完整，坚持晨起、睡前、餐后用消毒液漱口，防止感染。有细菌感染者用1∶5000呋喃西林液漱口，局部涂以碘甘油；有真菌感染者用1%～4%碳酸氢钠液漱口或用2.5%制霉菌素甘油涂敷患处。有口腔溃疡的患者，漱口后用中药冰硼散或锡类散涂敷。

4. 预防感染。

5. 药物护理：指导患者遵医嘱用药，勿随意减药、停药。

6. 饮食护理：饮食以高蛋白质、富含维生素、营养丰富、易消化的食物为主，避免刺激性食物。

7. 心理护理。

8. 健康教育：①介绍疾病知识。②介绍预防感染的方法。③介绍相关药物知识。④介绍生育知识。系统性红斑狼疮好发于育龄期女性，活动期患者要注意避孕，待病情稳定后在医师指导下可妊娠。

三、类风湿关节炎护理

【病因】　类风湿关节炎病因无定论，可能与感染、遗传和激素有关。

【发病机制】　类风湿关节炎是一种自身免疫性疾病。抗原进入人体后，与细胞膜的HLA-DR分子结合形成复合物，并引起一系列免疫反应。

【临床表现】

1. **全身表现**　多数患者起病缓慢，在明显的关节症状出现前多有乏力、全身不适、发热、食欲缺乏和手足发冷等症状。

2. **关节症状**　①晨僵：出现在95%以上的类风湿关节炎患者，被视为观察本病活动性的指标之一。②关节疼痛和肿胀：关节痛往往是最早的关节症状，最常出现的部位为腕关节、掌指关节、近端指关节,多呈对称性、持续性。③关节畸形及功能障碍。④关节外表现:类风湿结节是本病较特异的皮肤表现。

【辅助检查】

1. 血液检查 轻至中度贫血,活动期血小板增多,白细胞计数及分类多正常。

2. 免疫学检查 C反应蛋白的增高说明本病的活动性。类风湿因子在80%的患者中呈阳性,其滴度与本病活动性和严重性成正比。

3. 关节滑液检查。

4. X线检查 以手指和腕关节的X线片最有价值。

【治疗要点】 早期诊断和早期合理治疗是本病的治疗关键。

1. 一般性治疗 急性期患者应卧床休息。恢复期进行适当的关节功能锻炼或做理疗,避免关节畸形。

2. 药物治疗 ①非甾体消炎药:常用药物有阿司匹林、吲哚美辛、布洛芬。②慢作用抗风湿药:常用药物有甲氨蝶呤、雷公藤、环磷酰胺等。③肾上腺糖皮质激素:常用药物有泼尼松,症状控制后用量递减。

3. 外科手术治疗 关节置换、滑囊切除术。

【护理问题】

1. 慢性疼痛 与关节肿胀、肌肉痉挛有关。

2. 生活自理能力缺陷 与关节疼痛、强直畸形、肌肉萎缩等有关。

【护理措施】

1. 密切观察病情:患者关节疼痛的强度、肿胀畸形的程度、活动情况及患者的自理能力、心理状况、药物疗效及不良反应等。

2. 注意活动与休息:活动期发热或关节肿胀明显时应卧床休息,勿长时间维持抬高头部和膝部的姿势,以免屈曲姿势造成关节挛缩致残。病情缓解后尽早指导患者进行功能锻炼。

3. 疼痛的护理:遵医嘱用药;采取解除或减轻疼痛的措施,如每日清晨起床时进行15min温水浴等。

4. 保持患者自理能力。

5. 做好心理护理。

6. 药物护理:指导患者按照治疗计划定时、定量服药,不可随意加、减药量或停药。服用非甾体抗炎药后易出现胃肠道不良反应。

【健康教育】

1. 强调休息和治疗性锻炼两者兼顾的重要性。

2. 指导患者遵医嘱服药,不要随意减量或停服;服用非甾体抗炎药,如阿司匹林、吲哚美辛、布洛芬等,应饭后服药、多饮水。

3. 嘱患者定期复查,检测血常规、免疫指标以调整用药。

4. 日常生活中避免潮湿、寒冷。

第九节 物理与化学损伤患者的护理

一、概论

1. **疾病特点** 物理与化学损伤是指存在于人类生活环境和生产环境中有害的物理、化学因素对人体损害所致的疾病。物理、化学因素所致疾病往往在特殊情况下发生,其特点是病因较明确,而且与环境有关,多有特定的临床表现,病情危急,变化迅速,需紧急处理。

2. **急性中毒患者的处理**

(1)迅速确定患者是否中毒及其中毒程度

1)毒物接触史:了解患者的职业和中毒史,毒物的种类,中毒的过程、症状、治疗过程等。

2)临床症状:对于突然出现的、原因不明的症状,如发绀、呕吐、昏迷、惊厥、休克、呼吸困难等,应考虑急性中毒的可能。

3)体格检查:各系统的阳性体征。

4)毒物检验:应尽快直接采集剩余毒物、药物、食物或各种标本,如呕吐物、涎液、胃内容物、血液、尿、大便及其他可疑物品等送检。

5)辅助检查:检测有关生化、血气分析、电解质等,必要时可做心电图、X线检查。

6)鉴别诊断:急性中毒导致的昏迷应与低血糖反应、糖尿病酮症酸中毒、脑血管意外、癫痫发作、肝性脑病、尿毒症昏迷、脑膜炎、电解质紊乱、脑外伤相鉴别。

(2)立即处理危及生命的情况。

(3)有效排毒

1)清除尚未吸收的毒物:①食入性中毒常用催吐、洗胃、导泻的方法。催吐用于神志清、能合作者,昏迷、惊厥、服腐蚀剂者禁用。洗胃时间一般在服毒后6h内。患者的体位是头低位并左侧卧位,以防洗液误吸入气管,每次注入液量为200~250ml,过多可使毒物进入肠内,一般洗液总量为2~5L。注意洗胃液的选用。导泻目的是清除进入肠道的毒物,常用硫酸钠或硫酸镁15g溶于水中由胃管灌入。②接触性中毒时尽快将患者移离中毒现场;皮肤接触者可用大量肥皂水或清水冲洗;毒物污染眼睛可用清水反复冲洗至少5min,并滴入相应的中和剂。③吸入性中毒应立即脱离现场,呼吸新鲜空气,保持呼吸道通畅,吸氧等。

2) 促进已吸收的毒物排泄:常用的方法有利尿、吸氧、血液透析、血液灌流、血浆置换。

3) 阻止毒物的吸收及解毒:常用特殊解毒药。有机磷农药的解毒药为碘解磷定、氯解磷定;阿片类、吗啡的解毒药为纳洛酮;亚硝酸盐、苯胺中毒所致的高铁血红蛋白血症的解毒药为亚甲蓝(美蓝);急性氰化物中毒的解毒药是亚硝酸钠;急性砷、汞等重金属中毒的解毒药是二巯丙醇等。

(4) 积极的支持疗法:常用的方法有高压氧治疗、肾上腺皮质激素治疗、呼吸机辅助呼吸治疗等。

二、急性有机磷农药中毒护理

有机磷农药的主要毒性是抑制胆碱酯酶,引起乙酰胆碱蓄积,使胆碱能神经受到持续冲动,导致先兴奋后衰竭的一系列症状,严重者可因昏迷、呼吸衰竭而死亡。

【病因】

1. 职业性中毒　由于生产设备密闭不严,使毒物污染空气或在产品包装过程中手套破损和衣裤、口罩污染,杀虫药通过皮肤、呼吸道吸收入体内,或在使用及喷洒过程中违反操作规则,个人防护措施不符合防毒要求造成中毒。

2. 生活性中毒　多由于误服、误用或摄入被有机磷农药污染的水源和食物所致。

【发病机制】　有机磷农药大多数属磷酸酯类或硫代酸酯类化合物,其结构近似乙酰胆碱,进入人体后可与胆碱酯酶结合形成磷酰化胆碱酯酶,使其失去分解乙酰胆碱的能力,造成胆碱能神经的化学递质——乙酰胆碱积聚,导致神经传导功能障碍,出现一系列中毒症状。

【临床表现】

1. 发病情况　急性中毒发病时间与杀虫药毒性大小、剂量及侵入途径有关。一般经皮肤吸收症状常在接触后2～6h出现。自呼吸道吸入和口服者可在10min至2h内出现症状。通常发病越早,病情越重。有机磷农药中毒无论表现轻重均有特殊大蒜气味。

2. 主要症状

(1) 毒蕈碱样症状:主要是副交感神经末梢兴奋所致,且出现最早,其表现为腺体分泌增加及平滑肌痉挛。消化道、呼吸道症状比较突出,胃肠道症状常见恶心、呕吐、腹痛、腹泻、流涎;呼吸系统多见支气管痉挛及分泌物增多、胸闷、咳嗽、呼吸困难、发绀等。严重时发生肺水肿。还可引起大小便失禁、心率减慢、瞳孔缩小、多汗等。

(2)烟碱样症状:横纹肌运动神经过度兴奋,表现为肌纤维颤动,常先自小肌群如眼睑、面部、舌肌开始,逐渐发展至四肢、全身肌肉抽搐,患者常有全身紧束及压迫感,后期出现肌力减退和瘫痪,如果发生呼吸肌麻痹可诱发呼吸衰竭。交感神经节受乙酰胆碱刺激,其节后交感神经纤维末梢释放儿茶酚胺使血管收缩,引起血压增高、心率加快和心律失常。

(3)中枢神经系统症状:早期可有头晕、头痛、倦怠无力,逐渐出现烦躁不安、谵妄、抽搐及昏迷。严重时可发生呼吸中枢衰竭或脑水肿而死亡。

3. 中毒程度　为了便于观察病情及治疗,将急性中毒分为3级。

(1)轻度中毒:表现为头晕、头痛、恶心、呕吐、多汗、流涎、视物模糊、瞳孔可缩小。全血胆碱酯酶活力一般在50%~70%。

(2)中度中毒:除上述症状外,还出现肌纤维颤动、瞳孔明显缩小、轻度呼吸困难、大汗、腹痛、腹泻、意识清楚或轻度障碍等。全血胆碱酯酶活力降至30%~50%。

(3)重度中度:除上述症状外,发生肺水肿、惊厥、昏迷及呼吸肌麻痹。全血胆碱酯酶活力降至30%以下。

4. 晚发症和并发症

(1)迟发性神经毒性:急性中毒患者经急救病情好转后,经4~45d潜伏期又突然出现症状,病情反复,主要累及运动系统和感觉系统,表现出下肢瘫痪、四肢肌肉萎缩等症状,为迟发性神经毒性。

(2)中间综合征:急性中毒症状缓解后和迟发性神经病发病前,多在急性中毒后24~96h突然病情加重,表现为肌无力,称中间综合征。

(3)并发症:肺水肿、脑水肿、呼吸衰竭。

【辅助检查】　①全血胆碱酯酶测定,胆碱酯酶活性降至正常人的70%以下。②尿中有机磷代谢产物测定。③血、胃内容物、大便中有机磷测定。

【治疗要点】

1. 迅速清除毒物　喷洒农药中毒者应立即脱离现场,脱去污染衣服,用肥皂水冲洗皮肤、眼,口服中毒者要用清水、生理盐水、2%碳酸氢钠(敌百虫忌用)反复洗胃。

2. 尽早给予足量特效解毒药物　主要是抗胆碱药和胆碱酯酶复能剂。

(1)抗胆碱药:最常用的药物为阿托品。阿托品能阻断乙酰胆碱对副交感神经和中枢神经毒蕈碱样受体的作用,对减轻、清除毒蕈碱症状和对抗呼吸中枢抑制有效,但对烟碱样症状和恢复胆碱酯酶活力无效。

1）使用原则：早期、足量、反复给药，直到毒蕈碱样症状明显好转或有阿托品化表现为止。当出现阿托品化时，应减少阿托品剂量或停药。

2）阿托品化指标：瞳孔较前扩大，颜面潮红、口干、皮肤干燥、肺部湿啰音减少或消失，心率加快。

3）阿托品中毒表现：意识模糊、狂躁不安、谵妄、抽搐、瞳孔扩大、昏迷和尿潴留等，应及时停用阿托品，进行观察。

（2）胆碱酯酶复能剂：此类药物能夺取磷酰化胆碱酯酶中的磷酸基，使胆碱酯酶恢复活性，且能解除烟碱样症状，如肌束震颤，但对解除毒蕈样症状和呼吸中枢的抑制效果差。目前常用药物有碘解磷定和氯解磷定，还有双复磷。用复能剂时应注意不良反应，防止过量中毒。一般不良反应有短暂的眩晕、视物模糊或复视、血压升高。碘解磷定剂量较大时，可有口苦、咽痛、恶心；注射速度过快可致暂时性呼吸抑制。双复磷不良反应明显，用量过大可引起室性期前收缩、心室颤动或传导阻滞。

（3）对症治疗：有机磷中毒的死因主要是呼吸衰竭，其多因是肺水肿、呼吸肌瘫痪或呼吸中枢抑制所致，故维持正常呼吸功能极为重要。及时吸氧、吸痰、保持呼吸道通畅，必要时行气管插管、气管切开或应用人工呼吸机治疗。发生休克、急性脑水肿、心搏骤停及时处理。防治感染应早期使用抗生素。为防止病情反复，症状消失后至少观察3~5d。一旦症状反复，应及时抢救。

【护理问题】

1. 体液不足　与严重呕吐、腹泻过多有关。

2. 气体交换受损　与呼吸道腺体分泌过多有关。

3. 急性意识障碍如昏迷，与有机磷毒物累及中枢神经系统有关。

4. 有自伤的危险　与曾有自伤史有关。

5. 知识缺乏　对有机磷农药的毒性缺乏认识。

【护理措施】

1. 病情观察　定时测量生命体征，观察神志状态、瞳孔大小及肺部啰音、尿量及呼吸困难程度、发绀情况，观察全血胆碱酯酶活力测定结果，以便及时了解治疗、护理效果，写出病情报告。

2. 清除未吸收毒物的护理　洗胃后若保留胃管，注意洗出液体有无蒜臭味，以决定胃管保留时间。喷洒农药中毒者除脱去衣物用肥皂清洗皮肤外，注意指甲缝隙、头发是否清洗过，若未做需再补做，否则可引起病情反复。

3. 保持呼吸道通畅　昏迷者肩部要垫高，以保持颈部伸展或头偏一侧，防止舌根后坠，定时吸痰。松解紧身内衣，减少呼吸运动的障碍。一旦出现呼吸肌麻痹，应及时报告医师并准备人工呼吸机。

4. 吸氧 根据呼吸困难程度调节氧气流量,并给予持续吸氧。

5. 药物治疗的护理 遵医嘱给予阿托品及胆碱酯酶复能剂,用药过程中要注意其不良反应,应会区分阿托品化和阿托品中毒的表现,怀疑阿托品中毒时应提醒医师,做好给药、输液及药物反应的记录。

6. 预防感染 对昏迷患者要做好口腔、皮肤清洁及定时翻身的护理。吸痰时要注意吸痰管一次性操作,定期更换吸痰连接管,避免交叉感染。

【健康教育】 普及预防有机磷农药中毒的有关知识,患者出院时应向其家属交代患者需要在家休息2~3周,按时服药,不可单独外出,以防发生迟发性神经毒性。一般无后遗症。因自杀致中毒者出院时,患者要学会如何应对应激源的方法,并争取社会支持。

三、急性一氧化碳中毒护理

【病因】 急性一氧化碳中毒分为职业性中毒(如煤气、炼钢、炼焦、烧窑等生产过程中煤气管道漏气)和生活性中毒(如家庭室内使用煤炉取暖及煤气加热淋浴器,因通风不良造成)。

【中毒机制】 一氧化碳(CO)经呼吸道进入血液,与红细胞内的血红蛋白结合形成碳氧血红蛋白(HbCO)。由于CO与血红蛋白的亲和力比氧与血红蛋白的亲和力大240倍,同时HbCO的解离速度是氧合血红蛋白解离速度的1/3600,易造成碳氧血红蛋白在体内的蓄积。HbCO不能携氧,而且还影响氧合血红蛋白正常解离,即氧不易释放到组织中,从而导致组织和细胞的缺氧。此外,CO还可抑制细胞色素氧化酶,影响细胞呼吸,这些因素更加重组织和细胞缺氧。CO中毒时,脑和心脏对缺氧最敏感,最先受损害。脑血管先发生痉挛,后麻痹扩张,脑内三磷腺苷生成不足,钠泵转移失灵,细胞内钠离子蓄积可引起脑细胞内水肿,缺氧使血管渗透性增加又引起细胞间质水肿,最终致脑血管循环障碍,造成缺血性坏死及大脑白质发生广泛脱髓鞘病变。心脏发生心肌坏死。

【临床表现】 CO中毒程度与空气中CO和血液中HbCO浓度呈正比关系。血液中HbCO浓度与空气中CO浓度及接触时间有密切关系,即空气中CO浓度越高、接触时间越长,则血液中HbCO浓度越高。根据临床症状严重程度及HbCO的含量,中毒程度可分为轻度中毒、中度中毒、重度中毒和迟发性脑病。

1. 轻度中毒 可出现搏动性剧烈头痛、头晕、恶心、呕吐、无力、嗜睡、心悸、意识模糊等。血液HbCO浓度可在10%~20%。此时若及时脱离中毒环境,吸入新鲜空气,症状可较快消失。

2. 中度中毒　除上述症状加重外,常出现神志不清,多为浅昏迷,面色潮红,口唇呈樱桃红色,脉快,多汗。血液中 HbCO 浓度在 30%～40%。若能及时脱离中毒环境,积极抢救,多在数小时后清醒。一般无明显并发症。

3. 重度中毒　患者出现深昏迷、抽搐、呼吸困难、面色苍白、四肢湿冷、全身大汗、血压下降。最后因脑水肿,呼吸、循环衰竭而死亡。血液 HbCO 浓度可高于 50%。

4. 迟发性脑病(神经精神后发症)　急性 CO 中毒患者在清醒后,经过 2～60d 的"假愈期",可出现下列一种临床表现:①精神意识障碍,出现幻视、幻听、忧郁、烦躁等精神异常,少数患者可发展为痴呆。②锥体外系神经障碍:出现震颤麻痹综合征,部分患者逐渐发生表情缺乏,肌张力增加,肢体震颤及运动迟缓。③锥体系神经损害及大脑局灶性功能障碍:可发生肢体瘫痪、大小便失禁、失语、失明等。

【辅助检查】　①血液碳氧血红蛋白测定。②脑电图检查可见缺氧性脑病波形。

【治疗要点】

1. 立即脱离中毒环境　将患者转移到空气新鲜处,保持呼吸道通畅。

2. 纠正缺氧　氧疗是治疗 CO 中毒最有效的方法。CO 中毒患者最好的给氧方式是高压氧舱,高压氧舱治疗能增加血液中物理溶解氧,供组织细胞利用,加速 HbCO 的解离,促进 CO 消除,提高动脉氧分压,可迅速纠正组织缺氧。

3. 对症治疗　①治疗脑水肿。②降低脑代谢:如果患者出现高热及抽搐,则采用各种降温方法使体温保持在 32℃左右。必要时可用冬眠药。有频繁抽搐者首选药物为地西泮。③促进脑细胞功能恢复。④防治并发症及迟发性脑病:急性中毒患者从昏迷苏醒后应休息观察 2 周,以防迟发性脑病和心脏并发症的发生。

【护理问题】

1. 疼痛　头痛与 CO 中毒致脑血管痉挛有关。

2. 急性意识障碍　与 CO 中毒引起的脑缺氧、脑水肿有关。

3. 潜在并发症　迟发性脑病。

4. 知识缺乏　缺乏对 CO 毒性的认识。

【护理措施】

1. 昏迷者要防止舌后坠,使颈部伸展,保持呼吸道通畅。应迅速用鼻导管给高浓度氧(60%),流量为 8～10L/min,有条件可用高压氧舱治疗。呼吸停止者应做人工呼吸,必要时做气管切开。

2. 惊厥者用镇静药,如地西泮等,注意口内放置开口器或压舌板,严防舌咬伤。高热者给予物理降温。

3. 鼻饲营养应进高热量、高维生素饮食。做好口腔、皮肤护理,定时翻身叩背,以防压力性损伤和肺部感染。

4. 清醒后仍要休息2周,并向患者及其家属解释可能发生迟发性脑病及其病因,使之主动配合。

【健康教育】 加强预防CO中毒的宣传。居室用火炉要装烟筒,保持室内通风。厂矿要认真执行安全操作规程,煤气管道要经常维修,应有专人负责矿井空气中CO浓度的检测和报警,进入高浓度CO的环境,要戴好CO防毒面具,系好安全带。我国规定车间空气中CO最高容许浓度为30mg/m^3。

四、中暑护理

中暑是指在高温环境下或受到烈日暴晒引起体温调节障碍、汗腺功能减退和水、电解质代谢紊乱所致的疾病。根据发病机制不同,中暑分为热射病、热衰竭和热痉挛、日射病4种。

【病因】

1. 环境因素 在高温(室温35℃)、烈日暴晒环境下劳动;若环境温度偏高,空气中湿度大,通风不良时从事重体力劳动也易中暑。

2. 诱发因素 年老体弱、产妇、慢性病患者易发生中暑;睡眠不足、工作时间过长、劳动强度过大、过度疲劳等易诱发中暑。

【发病机制】 正常人的体温在下丘脑体温调节中枢控制下,使产热和散热处于平衡状态,维持体温在37℃左右。散热方式有辐射、传导、对流及蒸发,以保持体温在正常范围。在周围环境温度超过体表温度时,通过辐射、传导及对流散热发生困难,人体只能借助于汗液蒸发进行散热,有时大量出汗不足以散热,或空气中湿度大,通风不良时,出汗减少使散热受阻。以上情况均可造成体内热的积蓄。高热对人体系统的影响有以下几个方面。

1. 体温调节障碍 在高温环境下,产热过多而散热不足时,体温调节中枢功能障碍,汗腺功能减退导致汗闭,使体温迅速升高发生热射病。

2. 中枢神经系统抑制 高温对中枢神经系统起抑制作用,使患者注意力不集中、反应迟钝、四肢无力。烈日或高热辐射长时间作用于头部,可穿透头皮和颅骨引起脑组织损伤、充血。大脑温度可达40~42℃,体温不一定升高,称为日射病。

3. 心脏负担加重 散热时皮肤血管扩张,血液重新分配,血流加速,心排血量增加,而且大量出汗引起血液浓缩及黏稠度增高,均造成心脏负担加重,最终导致心排血量降低。

4. 水、盐代谢紊乱 高温工作出汗是主要的散热途径,而汗液中氯化钠含量为 0.3%～0.5%,排汗增多引起盐及水分丢失,导致脱水,此时血管扩张,血容量更加不足,可引起周围循环衰竭的症状称为热衰竭;丢失盐过多且补充不足引起肌肉痉挛,可发生热痉挛。

5. 其他 高热时心排血量降低,可使肾血流量减少,肾小球滤过率下降易致肾功能减退。体温>42℃时,蛋白质可变性;体温>50℃,数分钟后所有细胞均死亡。

【临床表现】

1. 先兆中暑 在高温环境下活动一定时间后,大量出汗、口渴、头晕、胸闷、全身疲乏,体温正常或略有升高(37.5℃)。如果能及时转移到通风处安静休息,适当补充水分和盐,短时间可恢复正常。

2. 轻度中暑 除上述表现加重外,体温升高到38℃以上,出现面色潮红、皮肤灼热或面色苍白,以及全身皮肤湿冷、血压下降、脉率增快等周围循环衰竭的早期表现。如果能及时有效治疗,可在数小时内恢复。

3. 重度中暑

(1)热衰竭(中暑衰竭):为最常见的类型。常发生于老年人、产妇及尚未能适应高温气候和环境者。由于大量出汗导致水、盐丢失,外周血管扩张引起血容量不足。主要表现为皮肤苍白、出冷汗、脉搏细速、血压下降、昏厥或意识模糊,体内多无过量热蓄积,体温基本正常。

(2)热痉挛(中暑痉挛):大量出汗后大量饮水,盐分补充不足,使血中钠、氯浓度降低,患者常感到四肢无力,阵发性肌肉痉挛和疼痛,常呈对称性,以腓肠肌痉挛最为多见,体温多正常。

(3)日射病:由于烈日暴晒或强烈热辐射作用于头部,患者出现剧烈头痛、头晕、眼花、耳鸣、呕吐、烦躁不安。严重时可发生昏迷、惊厥。体温多不升高。

(4)热射病(又称中暑高热):早期表现为头痛、头晕、全身乏力、多汗,不久体温迅速升高,可达40℃以上,出现颜面潮红、皮肤干燥无汗、神志渐转模糊、谵妄、昏迷,可伴抽搐,严重者出现休克、脑水肿、肺水肿、弥散性血管内凝血,以及肝、肾功能损害等严重并发症。本型特点为高热、无汗和昏迷,为严重类型。虽然中暑可分为以上各种类型,但常可混合存在。

【辅助检查】 热射病者白细胞总数和中性粒细胞比例增高,尿常规可见蛋白及管型,血尿素氮、乳酸脱氢酶等增高。热痉挛者血清钠、氯降低。热衰竭者可有血液浓缩、高钠血症。

【治疗原则】

1. 先兆中暑与轻症中暑　应立即脱离高温环境,转移到通风处休息,给予清凉含盐饮料或口服十滴水、人丹等。

2. 重症中暑

(1)热衰竭:纠正血容量不足,静脉补充生理盐水及葡萄糖液、氯化钾。一般数小时可恢复。

(2)热痉挛:给予含盐饮料,若痉挛性肌肉反复发作,可静脉滴注生理盐水或葡萄糖生理盐水。

(3)日射病:头部用冰袋或冷水湿敷。

(4)热射病:迅速采取各种降温措施,若抢救不及时,病死率高达5%～30%。

1)物理降温:用冷水或乙醇擦浴,同时按摩四肢及躯干皮肤,促进血液循环加速散热。肛温降至38℃时应停止降温。

2)药物降温:常用药物为氯丙嗪,其作用有抑制体温调节中枢,扩张血管加速散热,降低器官代谢及耗氧。

3)纠正脱水、酸中毒及电解质紊乱:抽搐时肌内注射地西泮,酌情应用抗生素,积极处理并发症。

【护理问题】

1. 体液不足　如脱水,与中暑衰竭引起血容量不足有关。

2. 体温过高　与中暑高热有关。

3. 急性意识障碍　如昏迷,与中暑引起头部温度过高有关。

【护理措施】

1. 中暑高热者进行降温治疗时,每10～15分钟测量1次体温、血压、脉搏及呼吸。

2. 室温应保持在20～25℃,通风良好。

3. 物理降温时,无论擦浴或冰袋冷敷,均要同时不断按摩四肢及躯干皮肤,使之潮红充血,促进散热。测量肛温时,肛表要深插,使之能够反映直肠温度。肛温38℃时应暂时停止降温,避免体温过低。

4. 降温使用氯丙嗪静脉滴注,滴速要严格遵医嘱操作,严密观察血压变化。

5. 循环衰竭或原患心脏病者输液速度不可过快,以免发生肺水肿。

6. 昏迷者应按昏迷护理常规进行护理,保持呼吸道通畅、吸氧、吸痰,定时翻身,做好口腔护理、皮肤卫生。

【健康教育】　①加强防暑降温的宣传。②高温作业人员在夏季来临前做体格检查。对心脏病、原发性高血压、肝、肾疾病等慢性病患者及年老体弱者,要加强观察,必要时减轻工作。③高温作业人员要补充含盐饮料,饮食要增加维生素C的含量。④夏季田间劳动者必须戴草帽,劳动时要有一定的时间到阴凉处休息,出汗多时应补充含盐饮料。

第5章 内科急症症状护理

第一节 昏迷护理

昏迷指患者意识完全丧失，即使给予强烈刺激仍不能睁眼苏醒，无应答反应和随意运动，属于高度的意识障碍。

一、评估

1. 迅速评估病史　了解昏迷起病的缓急及发病过程，昏迷是否首发症状，有无外伤史，有无导致昏迷的内科疾病。

2. 昏迷程度判定　通过角膜反射、瞳孔对光反射、压眶反应、生命体征的变化情况判断患者处于浅昏迷、中昏迷或深昏迷，或使用 Glasgow 评分法判定意识障碍程度。

3. 迅速进行必要检查　通过血常规、尿常规、脑脊液、脑血流、颅内压、影像学等检查，迅速判断昏迷原因、病变部位和性质。

二、急救

1. 保持呼吸道通畅

(1) 清理呼吸道：迅速松开患者的衣领，使其取侧卧位，清除口腔、鼻腔内分泌物或呕吐物，对牙关紧闭者用压舌板和开口器将口腔打开，利于口腔内分泌物的引流。

(2) 开放气道：将患者头部充分后仰，下颌前移使气道通畅。

(3) 建立人工气道：遇到舌后坠的患者可以使用口咽或鼻咽通气道使气道通畅；对呼吸节律不规则的患者实施气管插管，准备好呼吸机备用。

(4) 吸氧：立即给予鼻塞或面罩吸氧，持续心电监护，观察记录呼吸、氧饱和度等变化，保持血氧饱和度在95%以上，血氧分压在80mmHg以上。

2. 维持循环血容量　立即建立静脉通道；休克者迅速扩充血容量，使用血管活性药物；血压低者及时给予升压药维持等。

3. 密切观察患者的病情变化　详细而准确地记录患者的呼吸、心率、血压、脉搏、瞳孔和意识的改变。

4. 保证脑的能量代谢　排除糖尿病性昏迷的情况下给予补充葡萄糖。

5. 恢复脑功能　酌情使用胞磷胆碱、三磷腺苷、辅酶 A、脑活素等促进脑细胞功能恢复；采用降温措施降低脑细胞代谢，减少脑耗氧量，增强脑组织对缺氧的耐受力，有利于大脑皮质功能的恢复。

6. 纳洛酮的应用　纳洛酮是吗啡受体的拮抗药，能有效拮抗 β-内啡肽对机体产生的不利影响，在酒精中毒、脑卒中及麻醉药过量等应激情况下，使用纳洛酮可使昏迷和呼吸抑制减轻，常用剂量为 0.4～0.8mg，给予静脉注射或肌内注射，可重复使用，直到预期效果。

7. 对症支持治疗　控制抽搐、脑水肿，降低颅内压，维持水、电解质代谢平衡，镇静镇痛；防治急性心力衰竭、急性呼吸衰竭、消化道出血、急性肾衰竭等各种并发症。

8. 病因治疗　颅内占位性病变行开颅手术，切除肿瘤；细菌性脑膜炎应迅速给予大量有效的抗生素治疗；低血糖昏迷立即给予高渗葡萄糖溶液；糖尿病高渗性昏迷应给予胰岛素治疗；中毒者立即洗胃，使用解毒药，大量补液以促进排泄；一氧化碳中毒者行高压氧疗等。

9. 管饲营养　昏迷患者行鼻饲饮食，从胃管内注入流食、药物、水，保证昏迷患者的营养供给。食物选择高热量、高维生素、高蛋白质、易消化的营养剂，从低浓度、慢速度开始逐渐增加，同时做好患者的口腔护理。

第二节　心搏骤停与猝死

心搏骤停是院前急救中经常遇到的最严重的急症，它指患者的心脏在出乎预料的情况下突然停止搏动，瞬间丧失了有效的泵血功能，从而引发一系列的临床综合征。心搏骤停发生后，由于血液循环的停止，全身各个脏器的血液供应在数十秒之内完全中断，迅即使患者处于临床死亡阶段，如果在数分钟内得不到正确抢救，病情将进展至不可逆转的生物学死亡，患者生还希望渺茫。由于绝大部分心搏骤停是在院外发生，故对该病的现场抢救是院前急救机构和基层医疗单位的急救人员随时面临的不可回避的任务。

目前临床上将心搏骤停分为原发性心搏骤停和继发性心搏骤停 2 种。由于心脏疾病导致的心搏骤停称为原发性心搏骤停。世界卫生组织和国际心脏病学会在《冠心病的诊断命名和标准》一书中指出："突然发生的、并认为是由于心电不稳定所致的、而缺少别的诊断证据的死亡定名为原发性心搏骤停。"导致原发性心搏骤停的最常见原因是急性冠脉综合征(特别是其中的急性心肌梗死)造成的心室颤动。非心脏原因导致的心搏骤停称为继发性心搏骤停,主要见于缺氧、电解质紊乱、中枢神经损害,以及意外情况如中毒、电击、淹溺等。

猝死与心搏骤停密切相关,是心搏骤停的多数结果。猝死的定义是平时身体健康或似乎健康的人在出乎预料的较短时间内,因自然疾病而突然死亡。顾名思义,猝死就是患者因病猝然而死,无论患者本人还是他(她)的家人都将始料不及。

了解心搏骤停的病因和发病机制十分重要,它有助于帮助我们在院前急救中针对患者的原发病进行治疗,以提高复苏的成功率。多数文献将导致心搏骤停的原因分为两大类:心源性心搏骤停和非心源性心搏骤停,前者是由于心脏本身的原因,而后者是由于心脏以外的原因导致的心脏突然停搏。其中心源性心搏骤停猝死者占绝大多数,在24h以内的猝死患者中,心脏性猝死占75%,而其他疾病如呼吸系统疾病、脑血管病、消化系统疾病仅占25%,在心脏性猝死的患者中,冠状动脉粥样硬化性心脏病占绝大多数,为其总数的70%~80%。

一、心血管突发事件

在发病后1h猝死的患者中,心血管事件占80%~90%,故心血管突发事件是导致心搏骤停和猝死的主要原因。大规模回顾性研究的结果显示,在院外发生的心脏性猝死患者中,10%为室性心动过速,65%~85%为心室颤动,20%~30%为心动过缓和心脏停搏。可以导致心搏骤停的心血管突发事件有以下几种。

1. 冠状动脉病变　急性冠脉综合征(包括冠状动脉痉挛、心绞痛、急性心肌梗死或再梗死,以及梗死后的心力衰竭、心脏破裂、心脏压塞)、梅毒性冠状动脉炎。

2. 心肌病变　病毒性心肌病、风湿性心肌病、白喉性心肌病、放射性心肌炎、肥厚梗阻型心肌病、扩张型心肌病、克山病、心肌结节病等。

3. 心肌电活动紊乱　原发性Q-T间期延长综合征、预激综合征、Bugada综合征、病态窦房结综合征、房室传导阻滞;酸碱平衡紊乱(如严重的酸中毒)、高钙血、高钾血、低镁血及低钾血;抗心律失常药物、锑剂、氨茶碱导致的药源性心律失常等。

4. 主动脉疾病　主动脉瘤破裂、主动脉夹层、先天性主动脉病等。

5. 瓣膜性心脏病　主动脉狭窄及关闭不全、二尖瓣脱垂等。

6. 呼吸系统相关心血管病　肺源性心脏病及肺动脉高压、肺动脉栓塞、肺梗死等。

7. 其他情况　高血压心脏病(常合并急性左心衰竭)、先天性心脏病、心肌桥、心脏肿瘤及原因不明等。

二、非心血管突发事件

1. 急性脑血管病　脑实质出血、蛛网膜下腔出血、脑血栓形成、脑栓塞等。
2. 意外事件　严重创伤、出血、雷击、电击伤、溺水、窒息、自缢、高温、低温等。
3. 中毒　一氧化碳、有机磷、安眠药、灭鼠药及其他化学物质造成的中毒。
4. 医源性意外事件　麻醉、手术、导管及其他医疗操作意外。
5. 其他非心脏疾病　急性出血坏死型胰腺炎、羊水栓塞、严重的支气管哮喘、大咯血、张力性气胸、婴儿猝死综合征、癫痫、脑炎、睡眠呼吸暂停综合征、各种原因导致的休克及原因不明等。

三、猝死的分型

根据病因将猝死分为心脏性猝死和非心脏性猝死。由原发性心搏骤停所导致的猝死称为心脏性猝死。目前多数人接受的有关心脏性猝死的概念是："由于心脏原因所致的非预见性的自然死亡,患者既往可以患有心脏病或无心脏病史,从发病到死亡的时间一般在瞬间至1h之内。"心脏性猝死在全部猝死患者中占75%。还有专家认为,从症状出现到死亡的时间在1h以内的患者,其死因80%～90%属于心脏性猝死。根据病理生理改变将心脏性猝死分为以下2种类型。

1. 心律失常型猝死　心律失常型猝死又称心电衰竭型猝死,临床上该型猝死占心脏性猝死的80%～90%。病理生理学家认为,该型心脏性猝死是在心脏异常的基础上发生一时性的功能障碍,由于局部心肌细胞膜的完整性和稳定性遭到破坏,从而引发致命性心律失常。也就是说,患者的心脏虽然有较广泛的累及2支以上的冠状动脉硬化狭窄,但发病时其心脏并未出现严重组织结构上的直观改变,而多由于局部心肌缺血导致可逆性的心电活动紊乱,在心电图上主要表现为室性心动过速和心室颤动。

导致心室颤动的最常见原因是心电不稳定,可能与下述因素有关。

(1)急性冠脉综合征导致的心脏局部供血障碍:血栓形成和冠状动脉痉挛。

(2)缺氧导致的一系列病理生理改变,如交感神经兴奋、无氧代谢造成乳酸等大量代谢产物增加及心肌细胞代谢异常如细胞内钙离子、钠离子超负荷蓄积及钾离子丢失等。

(3)再灌注产生的超氧自由基大量增加,细胞膜离子泵活性改变和局部电生理紊乱。

(4)缺血心肌组织和非缺血心肌组织之间明显的代谢差异。

(5)心肌的基础状态:以往有慢性心肌损伤、心肌肥厚、低血钾、长Q-T间期等易感状态在心肌缺血的触发下更易发生致命性心律失常。

2. 循环衰竭型猝死　循环衰竭型猝死又称机械衰竭型猝死,该型猝死只占全部心脏性猝死的10%~20%。患者的心脏发生了结构学、形态学、组织学上的严重病变,如大面积心肌梗死、严重的心肌炎和心肌病、心室破裂、心脏压塞、心内机械性梗阻及主动脉夹层等,在心电图上主要表现为心室停搏和无脉电活动,有时也可见到一过性的心室颤动。

心律失常型猝死与循环衰竭型猝死有本质上的不同。

四、院前判断要点

1. 危险因素和诱因　有无危险因素和发病诱因对心搏骤停的病因诊断十分重要,其主要参考项目如下。

(1)冠状动脉粥样硬化性心脏病危险因素:由于冠状动脉粥样硬化性心脏病是导致心搏骤停的主要原因,有无冠状动脉粥样硬化性心脏病危险因素就具有较重要的参考价值,主要包括以下内容。

1)性别和年龄:男性发病率高于女性,男性心搏骤停的发病率是女性的3~4倍,多见于冠状动脉粥样硬化性心脏病,女性则多见于瓣膜性心脏病和心肌病。心搏骤停的发病率随年龄的增长而增加,年龄45~75岁是发病高峰。

2)吸烟:吸烟可加快心率、升高血压、增加血小板黏附力、降低血氧含量、诱发冠状动脉痉挛、促进儿茶酚胺释放并降低心室颤动阈。文献报道,每天吸烟20支以上的冠状动脉粥样硬化性心脏病患者心脏性猝死的年发病率为31‰,而非吸烟者为13‰。

3)高血压、高血脂和高血糖:有上述"三高"因素者心搏骤停的发病率较无该因素者高18倍。

4)遗传因素:根据1999年Jouven的报道,猝死与家族史有一定的关系,与无猝死病史的家族相比,父母之一有猝死者,其子女猝死危险性高1倍,父母均有猝死者,其子女猝死危险性高9倍。

(2)其他临床高危因素:下述情况是可能导致心电不稳定人群的基础高危因素。

1)有原发性心室颤动病史的患者,据统计在心脏复苏后1年内,约30%的患者复发心室颤动而猝死。

2)严重电解质紊乱,特别是低钾血症、低镁血症。细胞内缺钾引起心肌细胞复极延迟,造成心肌应激性增高,增加心搏骤停的可能性。

3)平素心脏明显增大和显著左心室功能减退者。

4)Lown室性期前收缩分级在3级以上的急性冠脉综合征患者,此分级法仅适用于冠心病而不适用于其他心脏病及无器质性心脏病的室性心律失常。

5)冠状动脉粥样硬化性心脏病伴Q-T间期延长者。

6)陈旧性心肌梗死伴有室壁瘤形成者和自主神经张力异常者。

2. 先兆表现　有20%～40%的心搏骤停患者可有先兆表现,在发生心搏骤停的前几分钟、前几小时甚至前一两天会出现一些不正常的感觉,下述情况出现时要引起重视。

(1)突然发生的剧烈胸闷、气短,严重时可有颜面及口唇青紫或不能平卧。

(2)突然发作的剧烈胸痛,或心绞痛患者近日心绞痛频繁发作,且疼痛程度较平时加重,持续时间长。

(3)突然严重心慌,并有脉搏增快、减慢或脉搏跳动不规则等现象。

(4)莫名其妙的恐惧感或濒死感。

(5)无原因的疲劳,感到自己极度衰弱及恶心、呕吐和出冷汗。

(6)频繁的室性期前收缩。文献报道患者如果出现>10次/时的室性期前收缩,其心脏性猝死的危险性增加2～3倍。

(7)不稳定型心绞痛频繁发作伴相关导联ST段压低≥2mm者。

上述几条可以单独出现,也可以合并存在。合并存在的情况越多,就越应提高警惕,常常是心搏骤停的先兆。

3. 发病后表现　心搏骤停的主要发病特点是发病突然,在没有任何准备的情况下患者出现以下表现是判断该病的指征。

(1)神志突然丧失,患者当即就地摔倒,对各种刺激均无反应。

(2)呼吸呈叹气样并在数十秒内停止。

(3)口唇、面色及全身皮肤青紫或苍白。

(4)大动脉搏动消失。

(5)心音消失。

(6)血压消失。

(7)双侧瞳孔散大(见于多数患者),对光反射消失。

(8)短暂(约持续数秒)的四肢抽动和大小便失禁(见于部分患者)。

4. 心电图表现　院前急救时心搏骤停的常见心电图表现大致有3种,即心室颤动、心脏静止(或称心室停顿)和无脉电活动。根据美国一组3893例心脏停搏起始心电图记录的报告,3种心搏骤停所占的比例为心室颤动占75%,心脏静止占20%,心电-机械分离占5%。下面是它们各自的特点。

(1) 心室颤动：患者的心脏丧失了整体的收缩-舒张功能，而呈不规则的颤动，因此不能泵血。心电图表现为正常的QRS波群消失，代之以形态、振幅及频率完全不规则的粗大或细小颤动波，频率为150~500次/分。振幅<0.5mV为细颤，振幅≥0.5mV为粗颤。

(2) 心脏静止：亦称心搏停止或心室停顿。患者的心脏无任何明显活动，呈静止状态，心电图表现为直线，有时偶可见到P波和细小的心室蠕动波。

(3) 无脉电活动(或称为电-机械分离及室性自搏心律)：患者的心脏仅有电活动，但无实际的机械收缩，故不能泵血。心电图显示有规律的QRS波形，可以呈任何形态，振幅可高可低，常为宽而畸形并且频率较慢的QRS波群，有时亦为较规则的QRS波群，甚至近似于室上性QRS波的形态，其频率常为20~60次/分，但患者的脉搏、血压和心音均不能测到。

5. 心搏骤停检查法

(1) 意识丧失的检查：意识丧失后患者对外界刺激无任何反应，检查时只要给予患者一定的刺激，就能做出判断。例如，可以在患者耳边反复大声呼唤并拍击其肩部，如果无反应，再采用疼痛刺激法，如采用眶上神经压迫法等，患者出现痛苦面容或肢体活动说明仍有意识或部分意识存在，若仍无反应就能断定为意识丧失。注意不要猛烈摇晃患者，尤其对于脑外伤、脑出血或脊柱损伤的患者，猛烈晃动可能带来严重后果。

(2) 呼吸的检查：正常呼吸时人的胸部及腹部都有程度不同的起伏。以胸部起伏为主的呼吸称为胸式呼吸，多见于女性。以腹部起伏为主的呼吸称为腹式呼吸，多见于男性和儿童。我们可以通过观察患者胸腹部的起伏，从而得知其呼吸情况。正规的呼吸检查方法为先用2个手指将患者的下颌托起，同时用另一只手将患者的前额下按，这样做是为了让患者的呼吸道通畅。

检查者再将自己的脸颊靠近患者的口鼻，边观察患者的胸腹部起伏情况，边用耳听呼吸的声音，同时用自己的脸颊感觉患者呼吸的气流。经仔细观察后看不到患者胸腹部起伏，说明已发生呼吸停止。有时患者呼吸十分微弱，几乎难以辨别有无胸腹起伏，可以采用如下检查方法：将一纤细物如棉花丝或细纸屑放在患者鼻孔前，如纤细物摆动，说明患者存在呼吸。环境气温较低时，可将一块玻璃(如眼镜片)放在患者鼻孔前，如果玻璃上有水汽凝结，说明患者有呼吸。

(3) 大动脉搏动检查：颈动脉也称为颈总动脉，有左、右2条，位于气管两侧，与气管并行，从胸腔向上延伸到头部。它是头面部血液供应的重要通道。检查方法：采用单手触摸法，检查者首先把示指和中指放在患者喉结上，然后向一侧滑动并稍稍加压，即可在喉结的边缘与颈部的凹陷处感受到颈动脉搏动。如果触不到搏动,可再稍加施压,仍然感受不到搏动时,就能断定患者已经发生心搏停止。检查时要注意:首先不要同时按压双侧颈动脉,因为这样做会导致脑缺氧;其次,在触摸时不要突然用力,也不要用力过猛,以免发生不适。此外,急救人员检查脉搏不应超过10s(Class Ⅱa)。如果在10s内没有脉搏,那么就应立即开始胸外心脏按压。

由于脉搏检查的敏感性差(初级救助者确认患者无脉搏的正确率只有10%)、特异性也差(在有脉搏的患者中有40%被认为无脉搏),即使是专业急救人员也需要太长时间检查脉搏,在检查脉搏是否存在时也有困难。故在2000年的美国心脏协会(American Heart Association,AHA)/心血管急救(Emergency Cardiovascular care,ECC)指南中,删去了初级救助者脉搏检查的培训,而在医务人员的培训中也不再强调。2005年的指南仍然维持这种做法。

6. 诊断　院前急救时对心搏骤停的诊断要点:只要患者突然发生意识丧失,对各种刺激无反应,同时伴有呼吸停止及口唇、皮肤青紫,即可诊为心搏骤停。2005年指南规定,诊断时间应在10s以内(Class Ⅱa),一旦确诊,马上展开抢救。

要重视原发病的诊断,即心搏骤停的病因诊断,这将对下一步的复苏产生重要影响,特别是电解质紊乱、过敏、药物中毒、哮喘等情况。例如,威胁生命的高钾血症和应用致死剂量的三环类抗抑郁药,这2种情况均可影响心搏骤停复苏时的药物治疗;对支气管哮喘导致的心搏骤停,进行紧急气管插管和气囊人工呼吸,改善或纠正患者的缺氧状态则是复苏的关键所在。

每一个专业院前急救人员都必须意识到时间就是患者的生命,抢救心搏骤停时间单位是以秒来计算的,到达现场后一经确诊就必须以最快的速度展开复苏,任何一种不必要的检查和其他动作(如观察瞳孔、测量脉搏及血压、心音听诊、全导联心电图检查及掐按人中穴等)都必须坚决舍去!

第三节　心肺复苏

心搏骤停的生存率很低,根据不同的情况,其生存率在5%~60%。心搏骤停发生后,大部分患者将在4~6min开始发生不可逆的脑损害,随后经过数分钟过渡到生物学死亡。心肺复苏(cardiopulmonary resuscitation,CPR)的成功率与抢救是否及时、有效有关,心搏骤停发生后应立即实施心肺复苏和尽早除颤,以提高复苏成功率。

一、基础生命支持

基础生命支持(basic life support,BLS)又称初期复苏或现场急救。根据《2010美国心脏协会心肺复苏及心血管急救指南》的要求,其主要内容包括循环支持(circulation,C)、开放气道(airway,A)和人工呼吸(breathing,B),简称为CAB。基础生命支持的适应证是呼吸骤停和心搏骤停,心搏骤停多发生在医院之外,需要在第一时间通知急救医疗系统。

1. 循环支持　根据《2015美国心脏协会心肺复苏及心血管急救指南》要求,取消"看、听和感觉呼吸",首先进行胸外按压,按压速率为每分钟100~120次。

(1)胸外按压:①固定恰当的按压位置,用手指按压靠近你一侧的胸廓下缘。②手指向中线滑动,找到肋骨与胸骨连接处。③将手掌贴在患者胸骨的下半部,另一手掌重叠放在这只手背上,手掌根部长轴与胸骨长轴确保一致,保证手掌全力压在胸骨上,可避免发生肋骨骨折,不要按压剑突。④无论手指是伸直,还是交叉在一起,都不应离开胸壁。

1)有效按压的标准:①肘关节伸直,上肢呈一直线,双肩正对双手,以保证每次按压的方向与胸骨垂直。如果按压时用力方向不垂直,有可能造成身体滚动,影响按压效果。②对正常体形的患者,按压幅度为5~6cm。③每次按压后,放松使胸骨恢复到按压前的位置,血液在此期间可回流到胸腔,放松时双手不要离开胸壁,一方面使双手位置保持固定,另一方面减少直接对胸骨本身的冲击力,以免发生骨折,按压频率为100~120次/分。④按压与放松间隔比为1:1,可产生有效的脑和冠状动脉灌注压。⑤按压周期内,保持双手位置固定,不要改变手的位置,也不要将手从胸壁上移开,每次按压后,使胸廓重新恢复到原来的位置。

2)按压及人工呼吸的频率:单人CPR,按压/通气比率要求为30:2。双人CPR,要求第1个抢救者进行胸外按压的同时,第2个抢救者施行开放气道。在开始做人工呼吸时,第1个30次胸外按压结束,按压/通气比率要求也为30:2。按压速率要求为100~120次/分。

(2)单人CPR:①评价,确定患者是否无反应(拍或轻摇晃患者并大声呼唤)。②根据当地实际情况,及时呼救。③循环,快速检查循环及呼吸的体征,无循环征象者,立即开始胸外按压。适当固定按压位置,以100~120次/分的频率连续按压30次,按压幅度为5~6cm,每次按压后,手不离开原来位置,使胸廓恢复至按压前的状态;开放气道后,缓慢吹气2次,再行胸外按压30次,完成5个30:2的按压/通气周期。④呼吸,将患者安放在适当的位置,采用仰头抬颏法或托颌法开放气道。评价呼吸以确定是否无呼吸,还是通气不足。如果患者无反应,但有呼吸,又无脊椎损伤时,将患者置于恢复体位,保持气道通畅。如果患者无反应,也无呼吸,即开始人工呼吸,如人工呼吸无效,则应重新尝试。非专业人员应开始做胸外按压,按压/通气比率为30:2。

开放气道通气时,应查找咽部是否有异物,如果有异物立即清除。每次通气时确保见到患者胸廓起伏,一经实施有效通气后,即判断循环状况。⑤重新评价,行4个按压/通气周期后,再检查循环体征,如仍无循环体征,应重新行CPR。已有循环体征,要检查有无呼吸;若有呼吸,将患者置于恢复体位,监护呼吸和循环状态;若仍无呼吸,但有循环体征,则继续以10~12次/分频率行人工呼吸,每隔几分钟检测1次循环;若无循环体征,继续按30∶2的按压/通气比率行CPR,无特殊情况,不得中断CPR。如果恢复充分的自主呼吸,循环体征也存在,则将患者置于恢复体位。⑥复苏人员的替换,现场有另一名急救人员时,可先呼救,而在第1名急救人员疲劳时,可替换第一人继续行CPR,但应尽可能缩短CPR的中断时间,当第2名急救人员到达时,第1名应检查患者的反应、呼吸和循环体征,再决定是否继续CPR。

(3)双人CPR:双人CPR时,一人位于患者身旁,按压胸部,另一人仍位于患者头旁侧,保持气道通畅,监测颈动脉搏动,评价按压效果,并进行人工通气,按压频率为100~120次/分,按压/通气比率为30∶2。

双人CPR中的再评价:急救人员必须监护患者的情况,以评价急救效果,进行通气的急救人员负责监护呼吸和循环体征。为评价胸外按压的效果,第1名急救人员做胸外按压期间,另一名急救人员负责检查脉搏,为确定患者是否恢复自主呼吸和循环。先行2min按压/通气后,停止按压进行检查,时间为5~10s,以后,每2分钟再次判断脉搏。

2. 开放气道　患者无反应或无意识时,肌张力下降,舌体和会厌可能把咽喉部阻塞,舌又是造成呼吸道阻塞最常见的原因,因为舌附在下颌上,故把下颌向上抬,使舌离开咽喉部,气道打开。有自主呼吸,吸气时气道内呈负压,也可将舌、会厌或两者同时吸附到咽后壁,产生气道阻塞。如果无颈部创伤,就可以采用仰头抬颏法开放气道,用指套或指缠纱布清除口腔中的液体分泌物;清除固体异物时,一手按压开下颌,另一手示指抠出异物。

(1)仰头举颏法:为完成仰头动作,抢救者应把一手放在患者前额,用手掌把额头用力向后推,使头部后仰,另一手的手指放在下颌骨处,向上抬颏,使牙关紧闭,下颌向上抬动,勿用力压迫下颌部软组织,否则有可能造成气道梗阻。避免用拇指抬下颌。开放气道后有助于患者自主呼吸,也便于CPR时口对口呼吸。如果患者义齿松动,应取下,以防脱落阻塞气道。

(2)托颌法:抢救者把手放置在患者头部两侧,肘部支撑在患者躺的平面上,握紧下颌角,用力向上托下颌,如患者紧闭双唇,可用拇指把口唇分开。如果需要行口对口呼吸,则将下颌持续上托,用面颊贴紧患者的鼻孔。此法效果肯定,但费力,有一定技术难度。对于怀疑有头、颈部创伤患者,此法更安全,不会因颈部动作而加重颈部损伤。

3. 人工呼吸　开放气道后,观察患者胸部有无起伏动作,判断及评价时间控制在 5～10s。

大多数呼吸或心搏骤停患者均无呼吸,偶有患者出现异常或不规则呼吸,或有明显气道阻塞征的呼吸困难,这类患者开放气道后即可恢复有效呼吸。开放气道后发现无呼吸或呼吸异常时,应立即实施人工通气,如果不能确定通气是否异常,也应立即进行人工通气。

(1) 口对口呼吸:是一种快捷有效的通气方法,呼出气体中的氧气足以满足患者需求。人工呼吸时,要确保气道通畅,捏住患者的鼻孔,防止漏气,急救者用口唇把患者的口全罩住,呈密封状,缓慢吹气,每次吹气应持续 2s 以上,确保呼吸时胸廓起伏,若急救者只人工呼吸,那么通气频率应为 10～12 次/分。开始人工通气次数拟为 2～5 次。

(2) 口对鼻呼吸:在对患者不能经口呼吸时应推荐采用口对鼻呼吸,如牙关紧闭不能开口、口唇创伤、口对口呼吸难以实施。救治溺水者最好应用口对鼻呼吸方法,只要患者头一露出水面即可行口对鼻呼吸。口对鼻呼吸时,抢救者将一手置于患者前额后推,另一手抬下颌,使口唇紧闭。用口封罩住患者鼻子,深吹气后口离开鼻子,让呼气自动排出。必要时,间断使患者口开放或用拇指分开患者口唇,这对有部分鼻腔阻塞的患者呼气非常重要。

(3) 口对通气防护装置呼吸:在工作场所,推荐使用有防护装置的通气,以防疾病相互传播。目前有 2 类装置,即口对面罩和面部防护板。口对面罩是单向阀门,故患者呼出气进不到急救者的口中;面部防护板没有呼吸阀门,患者呼出气位于患者面部的防护板之间,通气装置气流阻力要低,以免影响患者呼气。

(4) 球囊面罩通气:球囊面罩可提供正压通气,一般球囊充气容量约为 1000ml,足以使肺充分膨胀,但急救中挤压气囊难保不漏气,单人复苏时易出现通气不足,双人复苏时效果较好。双人操作时,一人压紧面罩,另一人挤压皮囊通气。

(5) 环状软骨压迫法:用力压迫患者的环状软骨,向环状韧带压迫,使气管后移向后压住食管开口,以减轻胃胀气、胃内容物反流和误吸的危险,只有在患者意识丧失时才能应用此法。而且,只有双人或 3 人 CPR 时才能用此法,即一人通气,一人胸外按压,另一人按压环状软骨。环状软骨压迫法技术操作如下:①示指寻找并固定甲状腺韧带(喉结)。②示指沿甲状腺韧带茎部下滑并触及环状软骨下缘。③拇指和示指用中等力量把环状韧带向后压,无胸外按压的人工通气,每分钟 10～12 次。

(6)恢复体位:如果在复苏中或之后患者恢复呼吸和循环体征(脉搏、正常呼吸、咳嗽或活动),应继续维持呼吸道通畅,此时,患者应处于恢复体位。

对无反应,但已有呼吸和循环体征的患者,也应采取恢复体位。因为若患者继续取仰卧位,患者的舌、黏液、呕吐物有可能梗阻气道,采取侧卧位后可预防此类情况,没有哪一种体位能适用于所有患者,决定采取何种体位,可按以下6条原则:①患者尽量取正侧位,头部侧位便于引流。②体位应稳定。③避免胸部受压,以免影响呼吸。④需侧卧时尽可能侧向易恢复仰卧位侧,并估计颈部脊髓损伤的可能。⑤应易于观察通气情况,便于气道管理。⑥体位本身不应造成患者进一步损伤。

特别强调,因不当地转动体位可进一步加重患者的损伤,如有创伤或怀疑创伤,只有在气道难以维持通畅时才转动患者体位开放气道。对肢端血流受损的患者,要密切监护,若患者恢复体位超过30min,要把患者转动到另一侧,以免造成肢体压伤。

二、脑复苏

1. 复苏时限 以往认为心脏停搏4min以上,脑细胞即发生不可逆转的损害。现在证明脑缺血、缺氧长达20min仍可能恢复,提示人们不应放弃而应积极抢救患者。但是时间越长,脑组织继发性损害越严重,恢复的概率越小。

2. 亚低温脑复苏 降温可降低脑代谢和氧耗量,减少氧自由基清除剂的消耗,抑制脂质过氧化酶的产生,抑制兴奋剂神经递质的合成和释放,从而保护和改善神经系统功能,降低神经系统病残率。有研究表明,CPR同时或自主循环恢复后立即给予亚低温(肛温34~36℃)治疗,可明显改善神经功能,但在低于33℃的低温情况下,则会抑制脑功能,降低心排血量,抑制机体反射功能,故必须控制好温度。

3. 体外循环用于脑复苏 体外循环本身使心搏骤停期间心脏的泵血功能得以功能上的恢复,有利于神经功能的恢复。但其价格昂贵、技术要求高及其并发症的发生限制了体外循环的使用。

4. 糖、平衡液和皮质激素治疗脑水肿的问题 无论是颅脑损伤还是循环骤停后所致的脑水肿,常使用高渗葡萄糖溶液来治疗,而平衡液或生理盐水则被视为禁忌治疗。但多年大量的实验和临床研究证明,上述观点是错误的。现在认为,脑水肿的早期应首选平衡液,不宜使用5%或10%葡萄糖注射液,禁忌使用50%葡萄糖注射液,因为输入葡萄糖注射液会增加脑组织内乳酸堆积,加重脑水肿和神经元损伤,并且也不主张大剂量使用激素。

三、体外自动除颤

心搏骤停时最常见的心律失常是心室颤动,而终止心室颤动最有效的方法就是电除颤,成功除颤的机会转瞬即逝,不进行除颤数分钟后就可能转为心搏骤停。如果能在发生心搏骤停后 6～10min 行电除颤,许多成年患者可无神经系统损害,若除颤后立即进行 CPR,复苏成功率更高。及时的 CPR 虽可以维持脑和心脏功能,可延长心室颤动持续时间,但 CPR 却不能将心室颤动转为正常心律。所以除颤的时机是治疗心室颤动的关键,每延迟除颤 1min,复苏成功率下降 7%～10%。

1. 体外自动除颤(automated external defibrillator,AED)的操作 使用体外自动除颤操作前,必须首先判断是否有特殊情况,包括:患者在水中,为 8 岁以下或体重＜25kg 的儿童,敷有外用药,以及患者置有起搏器或埋藏式自动心脏除颤仪。患者仰卧,将体外自动除颤仪放在患者左侧进行除颤操作,这样方便安放电极,同时可另有人在患者右侧实施 CPR。AED 的 4 步操作法如下。

(1)接通电源:打开电源开关,方法是按下电源开关或掀开显示器的盖子,仪器发出语音提示,指导操作者进行以下步骤。

(2)安放电极:迅速把电极片粘贴在患者的胸部,一个电极放在患者右上胸壁(锁骨下方),另一个放在左乳头外侧,上缘距腋窝 7cm 左右,在粘贴电极片前停止 CPR。若患者出汗较多,应事先用衣服或毛巾擦干皮肤。若患者胸毛较多,会妨碍电极与皮肤的有效接触,可用力压紧电极,若无效,应剔除胸毛后再粘贴电极。

(3)分析心律:急救人员和旁观者应确保不与患者接触,避免影响仪器分析心律。心律分析需要 5～15s。如果患者发生心室颤动,仪器会通过声音报警或图形报警提示。

(4)电击除颤:按"电击"键前必须确定已无人接触患者或大声宣布"离开"。当分析有需除颤的心律时,AED 往往会自动充电,并有声音或指示灯提示。第 1 次电击后,立即开始 CPR。每 2 分钟后 AED 会再次自动分析心律,若心律仍为心室颤动,AED 发出提示并自动充电,再次进行除颤。《2010 美国心脏协会心肺复苏及心血管急救指南》支持进行单次电击之后进行心肺复苏,而不是连续电击。

2. 电击指征 重新出现心室颤动,患者的循环仍未恢复,复苏者应立即实施 2min 的 CPR,若心律仍为心室颤动,则再行电除颤,然后再行 2min 的 CPR,直至仪器出现"无电击指征"信息或行高级生命支持。

3. 无除颤指征

(1)无循环体征:AED 仪提示"无除颤指征"信息,要检查患者的循环体征,如循环仍未恢复,继续行 CPR。3 个"无除颤指征"信息提示成功除颤的可能性很小。因此,行 2min 的 CPR 后,须再次行心律分析。心律分析时,停止 CPR。

(2)循环体征恢复:如果循环体征恢复,检查患者呼吸,若无自主呼吸,即给予人工通气,每分钟10~12次;若有呼吸,将患者置于恢复体位,除颤器仍应连接在患者身体上,如果再出现心室颤动,AED仪会发出提示并自动充电,再次行电除颤。

4. 除颤波形和能量水平　除颤器释放的电流应是能够终止心室颤动的最低能量。能量和电流过低则无法终止心律失常,能量和电流过高则会导致心肌损害。目前AED仪包括2类除颤波形,即单相波和双相波。不同的波形对能量的需求有所不同,一般建议双相波形电除颤。

5. CPR和AED仪联合应用　患者发生心搏骤停,急救人员应立即联合实施CPR和AED的操作。大部分情况下,心搏骤停复苏时常需要2名或更多的急救人员。一般包括以下3项:①启动急救医疗组织系统(EMS)。②实施CPR。③实施AED操作。

电除颤成功使呼吸和循环恢复后,应将患者置于恢复体位,并继续连接AED的操作行连续监测,密切观察患者的呼吸和循环体征。

四、心肺复苏新进展

1.《2005美国心脏协会心肺复苏及心血管急救指南》摘要　2005年,国际复苏联盟(ILCOR)和美国心脏协会(AHA)重新修订了《国际心肺复苏(CRP)及心血管急救(ECC)指南》,以使心搏骤停患者生存率得到提高。2005年指南中的主要变化如下。

(1)有效的心脏按压:心脏停搏时要求急救人员要"用力而快速地按压",按压频率达100次/分,且按压后要使胸廓完全恢复到正常位置,按压/放松时间大致相等。同时尽量减少中断胸外按压时间。为了快速确定按压位置,可采取两乳头连线中点的办法,此点在中未着重强调。

(2)CPR按压/通气比:建议从婴儿至成年人,所有单人CPR时,按压/通气比均为30∶2。而《2000美国心脏协会心肺复苏及心血管急救指南》中建议成年人CPR按压/通气比为15∶2,而婴儿和儿童CPR时,按压/通气比为5∶1。

(3)人工呼吸:每次人工呼吸应为1s以上,急救人员应见到胸部起伏,为避免过度吹气或过度用力,在吹气前不要深吸一口气。而《2000美国心脏协会心肺复苏及心血管急救指南》中,仅建议有氧或无氧人工呼吸,每次吹起1s或1~2s。

(4)现场电除颤:需电除颤时,只给1次电击,而后即进行CPR,应在给过5组30∶2的CRP(约2min)后,再次检查患者的心律。2000年指南中对需要"电击"的心搏骤停患者给予连续3次电击,其间不进行CPR,并在电击前后都要检查心律。

(5)建议使用AED:可用于1岁以上的儿童,但尚证据不足以建议或反对AED用于1岁以下的儿童。

2.《2010美国心脏协会心肺复苏及心血管急救指南》摘要 《2005美国心脏协会心肺复苏及心血管急救指南》中强调高质量胸外按压的重要性,但是相关研究表明:①尽管实施《2005美国心脏协会心肺复苏及心血管急救指南》后心肺复苏质量已提高且存活率已上升,但胸外按压的质量仍需要提高。②各个急救系统(EMS)中的院外心搏骤停存活率相差较大。③对于大多数院外心搏骤停患者,均没有任何旁观者对其进行心肺复苏。为此,《2010美国心脏协会心肺复苏及心血管急救指南》主要是针对所有施救者(医务人员或非专业施救者)的基础生命支持(BLS)问题做出了一些更改建议,以尝试解决这些问题,同时也提出了有关重视心搏骤停后治疗的新建议,以提高心搏骤停的存活率。《2010美国心脏协会心肺复苏及心血管急救指南》继续强调实施高质量心肺复苏,更改要点如下。

(1)强调胸外按压:对于经过培训及未经过培训的施救者,都需要强调胸外按压。如果一名旁观者未接受过心肺复苏培训,则该旁观者应该为突然倒下的成年人进行单纯性胸外按压的心肺复苏(仅按压),即强调在胸部中央用力快速按压,或按照急救调度员的指令操作。施救者应继续实施单纯胸外按压的心肺复苏,直至AED到达且可供使用,或急救人员已接管患者。

(2)心肺复苏程序变化:在通气之前开始胸外按压,C-A-B代替A-B-C。

(3)取消"看、听和感觉呼吸":在进行30次胸外按压后,单人施救者开放患者的气道并进行2次人工呼吸。

(4)胸外按压速率:要求至少100次/分。

(5)胸外按压幅度:应将成年人胸骨按压至少5cm。

第四节 脑出血护理

一、评估

1. 高血压脑出血是非创伤性颅内出血最常见的原因,是高血压伴发脑动脉病变,血压骤升使动脉破裂出血所致。脑出血其他病因有脑动脉粥样硬化、凝血异常的血液病、动脉瘤、脑转移瘤、硬膜静脉窦血栓形成、抗凝血或溶栓治疗等。

2. 患者表现为理解能力下降或记忆力减退;意识障碍;语言障碍,说话不清或说不出话;视觉障碍,单眼视物不清,眼球转动不灵活,瞳孔不等大,或瞳孔针尖样或两侧瞳孔扩大;肢体无力或麻木,平衡功能失调,站立不稳。严重时患者突然昏迷,血压明显升高达180/100mmHg以上,呕吐不止、鼾声大作,高热或大汗,呼吸微弱、断续,出现间断呼吸。

二、急救

1. 保持镇静、防止再出血　患者平卧，避免震动和不必要的搬动或刺激。患者躁动不安时，遵医嘱适当应用镇静药。

2. 保持呼吸道通畅、防止脑缺氧加重　持续吸氧，维持动脉血氧饱和度在90%以上。抬高头部30°，意识障碍者取侧卧位，头偏向一侧，以保持呼吸道通畅。及时清除口腔、气道分泌物和呕吐物，必要时行气管插管或气管切开。

3. 严密监测患者生命体征的变化　尤其注意意识、瞳孔、血压等改变，做好24h出入量的观察和记录。

4. 控制高血压、改善微循环　急性脑出血时，血压升高是颅内压增高情况下保持脑正常血流量的脑血管自动调节机制。降压可影响脑血流量，造成脑组织低灌注或脑梗死，降压过快可导致心、肾缺血性梗死，但持续性高血压可使脑水肿恶化。因此，应恰当地调整、稳定血压，一般选用作用快、不良反应小的降压药，从小剂量开始，逐渐加量，使舒张压降至约100mmHg水平较合理。急性期后可常规用药控制血压。

5. 脱水降颅压、消除脑水肿　控制脑水肿是脑出血急性期治疗的重要环节。抬高头部30°，及时应用高渗脱水药。目前临床首选20%甘露醇，要求在30min内滴完。使用甘露醇期间注意观察心率、脉搏、血压、尿量等变化，定期监测电解质、肝功能、肾功能，以免发生水、电解质紊乱及脏器衰竭。

6. 早期应用止血药和激素　高血压脑出血多数因为动脉硬化血管破裂导致，此时应用止血药可起到止血作用，并防止并发应激性溃疡导致的消化道出血。

7. 必要时做好手术准备。

8. 保证营养和维持水、电解质平衡　记录24h出入量，发病48h内禁食，以静脉补液维持必要的水分。定期检查血液生化，及时纠正酸碱平衡失调。

9. 加强基础护理　预防肺部感染、泌尿系统感染、压力性损伤等并发症。

第五节　急性呼吸窘迫综合征护理

急性呼吸窘迫综合征是一种继发的、以急性呼吸窘迫和低氧血症为特征的综合征，是由多种病因导致肺血管阻力增高、肺顺应性降低、肺泡萎陷、分流量增多、低氧血症等为特点的一种急性进行性呼吸衰竭。其病因常与创伤、休克、感染、误吸、氧中毒等因素引起的肺损害有关，是急性呼吸衰竭中较为严重、处理棘手、病死率最高的临床综合征。

一、临床表现

1. 症状和体征

(1)症状:除原发病如外伤、感染、中毒等相应症状外,主要表现为进行性呼吸窘迫、气促、发绀,常伴有烦躁、焦虑、出汗等。其呼吸窘迫的特点是呼吸深快、用力,呼吸频率>28次/分,伴明显的发绀,用一般氧疗法不能改善。

(2)体征:除原发病如外伤、感染、中毒等相应体征外,早期体征可无异常或仅闻及双肺少量细湿啰音。后期多可闻及水泡音,可有管状呼吸音。

2. 辅助检查

(1)胸部X线片:早期可无异常或是轻度间质性改变,表现为肺纹理增多,边缘模糊,斑片状或大片阴影等间质性肺泡性改变。

(2)动脉血气分析:提示不同程度的低氧血症,PaO_2<8kPa(60 mmHg),氧合指数 PaO_2/FiO_2<26.7kPa(200mmHg)。

二、急救措施

1. 迅速纠正缺氧　高浓度(>50%)氧疗有利于萎陷的肺泡扩张,使 PaO_2 升至较为安全的低水平(8kPa以上)。神志清醒者可用面罩给氧,昏迷者可行气管插管或气管切开,给予呼吸机辅助呼吸,重症急性呼吸窘迫综合征(ARDS)患者需要用呼气终末正压呼吸(positive end expiratory presure,PEEP)。

2. 治疗肺间质水肿　限制入水量,控制输液。应用利尿药,促进水肿消退。在ARDS后期输入血浆蛋白,可提高胶体渗透压,有利间质水肿的回收。

3. 纠正微循环障碍、减轻损伤　主要用α受体阻断药或其他血管扩张药、糖皮质激素及抗血小板凝聚药等。

4. 病因治疗　积极治疗原发病。

5. 急救　呼吸、心搏骤停者即行心肺复苏术。

三、护理措施

1. 病情允许时采取端坐位,以利膈肌下降、胸廓扩张,从而增大呼吸量。

2. 严密观察体温、脉搏、呼吸、血压、24h出入量等。

3. 吸氧,保持呼吸道通畅,必要时行气管插管或气管切开,给予呼吸机辅助呼吸。注意气道护理,并做好呼吸机的管理及消毒工作。

4. 做好口腔及皮肤护理,注意更换体位,预防压力性损伤。

5. 给予易消化、富营养、高热量流质或半流质饮食。

6. 防治并发症　积极防治多器官衰竭、脑栓塞、自发性气胸、纵隔气肿、上消化道出血、心律失常、败血症、弥散性血管内凝血等并发症。

第六节　大咯血护理

一、评估

1. 症状和体征　患者咳嗽伴咯血,咯血量＞500ml/24h 或一次咯血量≥300ml 为大咯血。肺部听诊出血侧呼吸音减弱和(或)出现啰音,对侧肺野呼吸音良好。病情危急,咯血后窒息是患者死亡原因之一。

2. 进行必要的辅助检查　胸部 X 线检查可见肺部不规则环状透光阴影或蜂窝状影,或可见浸润性病灶、伴空洞或团块。还可进行胸部 CT、纤维支气管镜检查。

二、急救

1. 绝对卧床休息　若患部明确,则患者取患侧卧位,头偏向一侧;若患部不明确,则取平卧位或头低足高位,头偏向一侧,防止体位不当而导致咯血窒息的发生。

2. 开放气道　嘱患者勿强行憋气,尽量将口腔和气管内的积血咯出。若发现患者喉头作响、烦躁不安、呼吸浅速,应及时叩背,尽快清除口、咽、鼻内积血,保持呼吸道通畅,必要时行气管插管,将吸痰管插入气管内吸出血液,缓解窒息。

3. 咯血窒息的预防和抢救　咯血患者可因大量咯血、血块阻塞气道,患者虚弱、无力咳出积血,患者极度紧张,诱发喉头痉挛等原因导致窒息。若患者咯血突然中断并出现呼吸骤停、口中有积血、发绀、烦躁不安、极度紧张等,提示有窒息,应立即抢救。具体操作:立即将患者取头低足高 45°俯卧位,头偏向一侧,迅速用手或吸痰管清除口腔积血;立即行气管插管或纤维支气管镜下吸引,吸出血液解除呼吸道阻塞;立即给予高流量吸氧,必要时予以机械通气;发生呼吸骤停时,应立即行心肺复苏术。

4. 吸氧　给予高流量吸氧,流量为 4～6L/min。

5. 补液输血　迅速建立 2 条静脉通道,及时补充血容量,纠正休克;立即抽血查血型和交叉配血备用。

6. 止血　遵医嘱尽快使用止血药物,注意观察药物的不良反应。

(1)垂体后叶素 6～12U 加生理盐水 20～40ml 缓慢静脉注射,而后再以 12～24U

加 5%葡萄糖溶液 250～500ml 中缓慢静脉滴注维持。垂体后叶素是大咯血的首选药物,其作用是收缩小动脉,减少肺内出血。用药中应注意观察患者有无面色苍白、心悸、腹痛和便意感。

(2)注射用血凝酶 1000U 肌内注射或静脉注射。

(3)酚妥拉明 10～20mg 加入 5%葡萄糖溶液 500ml 中缓慢静脉滴注,注意监测血压、心律和心率的变化。

7. **严密观察生命体征变化** 准确记录咯血的量、颜色及性状。

8. **心理护理** 做好患者及其家属的心理疏导,减轻患者的紧张和恐惧心理,鼓励患者在不用力咳嗽的情况下尽力将血块随时咳出,对精神过度紧张的患者在肺功能良好的情况下可给予适量的镇静药,如地西泮、苯巴比妥等。

9. **饮食护理** 患者大咯血时禁食,咯血停止后可进食高热量、高蛋白质、含丰富维生素的温凉、半流质饮食。

第七节 急性左心衰竭护理

急性左心衰竭是临床多见的急性心力衰竭类型,出现以肺水肿为主要表现的各种临床症状。

一、评估

1. **症状与体征** 患者突发严重呼吸困难,呼吸达 30～40 次/分,呈端坐呼吸,大汗淋漓,频繁咳嗽,咳粉红色泡沫状痰,严重者意识障碍。听诊两肺布满哮鸣音和湿性啰音,心尖区第一心音减弱,频率快,常>120 次/分。

2. **辅助检查** 根据医嘱做好心电图、超声心动图、血气分析等检查前准备或留取标本。

二、急救

1. **体位** 立即协助患者取端坐位,嘱患者两腿下垂,并提供倚靠物,帮助患者节省体力,同时注意保护患者,防止发生坠床。

2. **改善氧供** 立即给予高流量氧气吸入,流量为 6～8L/min,湿化瓶内加入 20%～30%乙醇或使用有机硅消泡剂,改善肺泡通气。对慢性阻塞性肺疾病(chronic obstructive pulmonary disease,COPD)患者给予面罩给氧。

3. 遵医嘱用药

(1)镇静:吗啡 5～10mg 皮下注射或肌内注射,或 3～5mg 静脉注射,5～15min 后可重复使用。对于已有呼吸抑制、昏迷、慢性阻塞性肺疾病患者禁用。

(2)利尿药:呋塞米(速尿)20～40mg 静脉注射,但对急性心肌梗死引起的急性左心衰竭患者慎用,因为其可能导致血容量不足,使梗死面积进一步扩大。

(3)血管扩张药:硝普钠从 10μg/min 开始,每 5～10 分钟可增加 5～10μg,直至发挥疗效为止,一般在 100～200μg/min 可达到满意效果,血压低者可合用多巴胺或选用硝酸甘油 0.5～1.0mg 舌下含服,每 10～15 分钟重复 1 次,也可将硝酸甘油 10mg 加入 5%葡萄糖溶液 250ml 中静脉滴注。

(4)洋地黄制剂:5%葡萄糖溶液 20ml 加毛花苷 C 0.4～0.8mg 缓慢静脉注射。病情缓解后,可给予地高辛口服维持。同时告知洋地黄中毒的各种表现,以便患者及时发现异常情况并及时报告。

(5)其他药物:对伴有支气管痉挛者可选用氨茶碱缓慢静脉注射;选用地塞米松静脉注射有助于肺水肿的控制。

4. 严密病情监测 本病变化急骤,护理人员应严密观察病情变化,特别注意患者神志、出汗、发绀、咳痰、心率、呼吸、尿量及末梢循环情况,及时发现异常,报告医师并采取处理措施。积极备好各种抢救药物。

5. 病因治疗 高血压者须紧急降血压,二尖瓣狭窄严重者必要时行二尖瓣球囊成形术,感染者积极给予抗生素治疗,严重心律失常者及时给予抗心律失常治疗。

6. 心理护理 安抚患者紧张、恐惧的情绪,使患者面对现实,积极配合治疗。

第八节 急性心肌梗死护理

急性心肌梗死的临床表现差异极大,一部分患者发病急,病情极为严重,未到医院就已猝死;一部分患者无自觉症状或症状很轻而未引起注意,没有及时到医院就诊。对于确诊或疑有急性心肌梗死的患者,发病后应就地抢救。

一、评估

1. 症状及体征 患者首发症状各异,有疼痛、急性心力衰竭、昏厥、心律失常、休克、猝死等。典型表现为心前区压榨样窒息感或烧灼样疼痛,胸骨后憋闷不适,持续时间>30min,口服硝酸甘油无效;常伴大汗和烦躁不安、恶心、呕吐。

2. 辅助检查 典型心电图可见深宽 Q 波,ST 段呈弓背向上明显抬高,T 波倒置。

心肌酶升高。

二、急救

1. 保持安静，绝对卧床休息　发病后 1~3d，患者必须绝对卧床休息，以减少心肌耗氧量，减轻心脏负荷，可平卧或半卧，由护士帮助完成日常生活照护，限制探视。

2. 及时有效镇痛　遵医嘱及时给予硝酸甘油片 0.5mg，舌下含服，待疼痛缓解后服用异山梨酯 10mg，每日 3~4 次。疼痛不能缓解者可用哌替啶 50~100mg 肌内注射。还可给予地西泮 10mg 肌内注射，消除患者焦虑和紧张情绪。

3. 吸氧　根据病情给予患者间断或持续吸氧。

4. 监测生命体征　在监护室进行心电监护，观察患者连续心电图、血压、呼吸等情况。如果发现频发室性期前收缩或多元性室性期前收缩、RonT、短暂阵发性室性过速或严重的房室传导阻滞时要警惕心室颤动或心搏停止的发生，应立即通知医师，加强病情监护，备好抢救车和除颤仪。

5. 遵医嘱给予溶栓治疗　常用的溶栓药物有尿激酶、链激酶、重组组织型纤溶酶原激活剂等。不同溶栓药物对滴注时间有不同要求，要严格遵医嘱执行。溶栓治疗最常见的并发症为出血，应注意观察皮肤黏膜有无出血倾向及呕血、便血征象，注意有无药物的不良反应或过敏反应。溶栓效果可以通过冠状动脉造影直接判断或根据以下几个方面条件判断，如心电图抬高的 ST 段于 2h 内回降 50%；胸痛 2h 内基本消失；2h 内出现再灌注性心律失常；血清 CK-MB 酶峰值提前出现（14h 内），可以间接判断血栓溶解。溶栓可发生再灌注性心律失常，因此，溶栓治疗时应持续心电监护，严密观察各种心律失常及生命体征的变化，备好各种抢救药品如利多卡因、阿托品等及抢救器械。

6. 防治并发症　做好心肌梗死并发症的观察，并及时处理。

7. 饮食与排便　疼痛剧烈时禁食。最初 1~2d 给予流质饮食，以后逐渐过渡到半流质饮食、软食和普食。食物应低脂、低胆固醇、易消化。禁止摄取过冷过热的饮料，少食多餐。嘱患者排便时勿用力，以免加重心肌缺血、缺氧，甚至猝死。

8. 心理护理　耐心向患者及其家属做好解释，明确疾病危重性，鼓励患者表达自己的想法，稳定情绪，积极配合治疗。

第九节　高血压急症护理

高血压急症指原发性高血压或继发性高血压患者，在病程过程中血压突然或显著升高，并可引起心、脑、肾等靶器官功能障碍甚至器官衰竭的临床综合征。高血压急症包括恶性高血压、高血压脑病、高血压危象,以及高血压合并急性左心衰竭、急性冠状动脉供血不全或颅内出血等。

一、评估

1. 测量血压,确定血压水平及危险因素。
2. 判断高血压的原因。
3. 评估靶器官损害及相关的临床情况。

二、急救

1. 绝对卧床休息,限制活动　协助患者采取半卧位,嘱其安静休息,避免躁动、过度焦虑、情绪激动、精神紧张等应激因素和不良影响。
2. 补液　迅速建立静脉输液通道。
3. 吸氧　依情持续或间断吸氧。
4. 监测性命体征　持续心电、呼吸、血压、血氧饱和度监护,密切观察生命体征,尤其血压的变化。
5. 遵医嘱快速降压。

(1) 降压目标:高血压急症的降压目标目前主要推荐三目标降压法。降压治疗第一目标,要求在30~60min将血压降至安全水平,依据基础血压的水平、合并的靶器官损害程度,在1~2h使平均动脉压下降不超过25%或近期血压升高值的2/3。但是在某些特殊情况(缺血性脑卒中、主动脉夹层)下例外。降压治疗第二目标是在达到第一目标后应放慢降压的速度,开始加用口服降压药物,逐步减慢静脉给药的速度。在后续的2~6h,将血压降至21.3/(13.3~14.7)kPa[160/(100~110)mmHg]。治疗第三目标,若第二目标的血压水平可耐受且临床情况稳定时,在此后的24~48h,逐步降低血压以达到正常水平。

(2) 遵医嘱使用降压药物:医师根据高血压急症类型选用药物。例如,高血压脑病选用乌拉地尔、拉贝洛尔(此两者不增加颅内压)、尼卡地平等;急性缺血性脑卒中选用尼卡地平、拉贝洛尔、艾司洛尔、乌拉地尔等;急性心力衰竭选用硝普钠、拉贝洛尔、硝酸甘油、尼卡地平等;急性冠脉综合征选用硝酸甘油、艾司洛尔等;急进型或恶性高血压选用硝普钠、拉贝洛尔、乌拉地尔等。

6. 防止靶器官损害及对症处理　高血压脑病时加用脱水药甘露醇、呋塞米等,防治脑水肿;惊厥者肌内注射苯巴比妥、地西泮或水合氯醛灌肠等以镇静止惊;合并急性左心衰竭时予以强心、利尿及扩血管治疗,选用硝普钠最为理想;合并氮质血症者,予以血液透析治疗。

7. 症状护理

(1)头晕、头痛:除因高血压疾病本身所致头痛外,部分患者在接受扩血管治疗后会产生头痛和直立性低血压的不良反应,故应指导患者,改变体位时动作要缓慢;血压不稳或症状加重时必须卧床休息并及时告知医护人员;保持环境安静。

(2)恶心、呕吐:保证充分休息;协助患者取坐位或侧卧位,头偏向一侧,避免呕吐物误入呼吸道而窒息;遵医嘱使用镇吐药物;呕吐后协助患者清洁口腔。

8. 心理护理　多与患者交谈,陪伴患者,减轻患者的焦虑情绪,使其保持健康的心理状态,有利于血压的稳定。

第十节　急性上消化道出血护理

急性上消化道出血是指屈氏韧带以上的消化道,包括食管、胃、十二指肠、空肠上段、胰腺、胆囊等部位疾病引起的急性出血。该病为常见临床急症,以呕血、黑粪为主要症状,常伴有血容量不足的临床表现。

一、评估

1. 病情严重程度　患者出现呕血、黑粪症状及头晕、面色苍白、心率增快、血压降低等周围循环衰竭征象,急性上消化道出血的初步诊断可基本成立。注意排除某些口、鼻、咽部或呼吸道病变出血被吞入食管引起的呕血,以及服用某些药物(如铁剂、铋剂等)和食物(如动物血)引起的粪便发黑。

2. 有无活动性出血　根据出血量、血及血压和心率等判断。

二、急救

1. 严密监测出血征象　患者卧床休息,保持安静。①记录呕血、黑粪和便血的频度、颜色、性质、次数和总量。②定期复查血细胞比容、血红蛋白、红细胞计数、血尿素氮等。③观察意识状态、血压、脉搏、肢体温度、皮肤和甲床色泽、周围静脉充盈情况、尿量等,意识障碍和排尿困难者需留置尿管。危重大出血者必要时进行中心静脉压、血清乳酸测定,老年患者常需心电、血氧饱和度和呼吸功能监护。

2. 遵医嘱备血、建立静脉通道,快速补液、输血　危重大出血和老年患者应建立中心静脉通道,便于快速补液、输血。一般先输液,可给予生理盐水、10%葡萄糖注射液、右旋糖酐-40、羟乙基淀粉等晶体溶液和胶体溶液。存在以下情况考虑输血:收缩压＜12.0kPa(90mmHg)，或较基础收缩压下降＞4.0kPa(30mmHg)；血红蛋白＜70g/L，血细胞比容＜25%；心率增快，＞120次/分。病情危重、紧急时，输液、输血同时进行。对高龄、伴心肺肾疾病患者，应防止输液量过多，以免引起急性肺水肿。对于急性大量出血者，应尽可能施行中心静脉压监测，以指导液体的输入量。观察有无血容量充足的指征：收缩压90~120 mmHg；脉搏＜100次/分；尿量＞40ml/h；神志清楚或好转，无明显脱水貌。

3. 通畅气道　患者取平卧位，头偏向一侧，大量呕血患者，根据病情让患者侧卧位或半坐卧位，防止血液进入气管引起窒息或吸入性肺炎。必要时给予体位引流，保持呼吸道通畅。

4. 遵医嘱配合止血

(1)药物止血：血管加压素、抑制胃酸分泌药物、生长抑素等。

(2)三腔两囊管压迫止血：用于食管胃底静脉曲张破裂出血，止血效果良好，但并发症多，患者痛苦大，目前不作为首选止血措施。

(3)纤维内镜止血：约80%的消化性溃疡出血不经处理可自行止血，余下部分患者继续出血或再出血。通过纤维内镜对活动性出血应进行镜下止血，有效的方法包括电凝、电灼、激光、热探头及硬化剂等。

5. 一般护理

(1)口腔护理：出血期禁食，需每日2次清洁口腔。呕血时应随时做好口腔护理，以保持患者口腔清洁、无味。

(2)便血护理：大便次数频繁者，每次便后应擦净，保持臀部清洁、干燥，以防发生湿疹和压力性损伤。

(3)饮食护理：出血期禁食；出血停止后可给予流食、半流质饮食或软食，少量多餐，避免过热，以防止再次出血。

(4)使用双气囊三腔管压迫治疗时，参照双气囊三腔管护理常规。

(5)使用特殊药物，如施他宁、垂体后叶素时，应严格掌握滴速不宜过快，若出现腹痛、腹泻、心律失常等不良反应时，应及时报告医师处理。

6. 指导患者及其家属　学会判断出血前驱症状及应急处理措施，若出现头晕、恶心、心悸、上腹部不适或呕血、黑粪时，患者应立即卧床休息，保持安静；呕吐时取侧卧位或平卧位，头偏向一侧，防止呕吐物误吸入气管，同时立即拨打"120"急救电话或送医院急救。

第十一节 低血糖危象护理

某些病理或生理原因使血糖下降,引起以交感神经过度兴奋和中枢神经功能异常的症状及体征,称为低血糖危象。

一、评估

1. 血糖浓度 对于疑似低血糖危象的患者,应立即行血糖测定,并在整个治疗过程中动态观察血糖水平。发作时血糖<2.8mmol/L。

2. 低血糖原因 ①饥饿、重度营养不良、消化道疾病、单糖转换为葡萄糖不足等导致摄入不足。②剧烈运动、发热、重度腹泻、恶性肿瘤等导致消耗过多。③糖原分解与糖异生不足:肝病、糖原贮积症、升糖激素缺乏。④糖原合成或转换为非糖物质增多,或降血糖激素分泌过多,如胰岛细胞瘤、降糖药物过量等。

二、急救

1. 纠正低血糖 立即供糖,不必等待检查结果。

(1)已明确为低血糖而神志清醒者,可补充吸收快的含糖食品,如含糖饮料、糖果、饼干、点心、馒头等,量不宜多,饮料50~100ml,糖果2~3个,饼干2~3块,点心1个,馒头25~50g。低血糖时不宜喝牛奶、吃无糖巧克力、瘦肉等以蛋白质、脂肪为主的食品。

(2)神志不清者,保持呼吸道通畅,立即静脉注射50%葡萄糖溶液50~100ml,并继以10%葡萄糖溶液静脉滴注,根据病情调节葡萄糖液体量和滴速,观察数小时或数天,直至病情完全稳定。

(3)合用阿卡波糖者,宜静脉输入葡萄糖液体。

(4)必要时,可选用升糖激素,如氢化可的松、高血糖素。

2. 病因治疗 查明低血糖原因,病因明确时,针对病因做相应处理。例如,危象由皮质前叶功能减退或肾上腺皮质功能减退引起者,可适当应用氢化可的松,合并感染时及时防治感染等。

3. 严密观察病情 密切观察生命体征及神志变化。观察大小便情况,记录出入量。观察治疗前后的病情变化,评估治疗效果。患者使用胰岛素或氯磺丙脲时,可发生低血糖反应,为防止清醒后再出现低血糖反应,需观察患者12~48h。

4. 对症护理 低血糖危象患者常有脑功能障碍症状,如精神失常、异常行为等,应加以特殊保护及防护,避免发生意外。患者存在脑水肿时,应做相应检查和处理,可遵医嘱给予20%甘露醇脱水。昏迷患者按昏迷常规护理。意识恢复后应注意观察有无出汗、倦怠、意识模糊等再度低血糖状态,一经发现,及时报告医师。对口服降糖药引起的低血糖患者,神志恢复后应鼓励进食,睡前加餐,不能进食或进食量少时应静脉注射葡糖糖溶液,防止再度低血糖。

三、健康教育

帮助患者及其家属了解低血糖的危害,识别低血糖的症状掌握低血糖的自救方法及预防低血糖的措施,同时养成良好的遵医嘱行为。帮助患者识别空腹低血糖、餐后低血糖、药物引起的低血糖。饮食应少食多餐,多食低糖、高蛋白质和高纤维素饮食,可减少对胰岛素分泌的刺激。

第十二节 糖尿病酮症酸中毒护理

糖尿病酮症酸中毒(diabetic ketoacidosis,DKA)是由于胰岛素不足及升血糖激素不适当升高,引起糖、蛋白质、脂肪代谢紊乱,以致水、电解质和酸碱平衡失调,以高血糖、高血酮和代谢性酸中毒为主要表现的临床综合征。

一、评估

1. 症状和体征 原有糖尿病症状加重,极度软弱无力、烦渴、多饮、多尿、饮食减少、恶心、呕吐、腹痛、嗜睡、意识模糊、昏迷。皮肤干燥无弹性、眼球下陷等失水征,呼吸深而快(即Kussmaul呼吸),呼气有烂苹果味(酮味),血压下降、休克。

2. 迅速留取标本进行相关检查 患者血糖明显升高,多为16.7~33.3mmol/L;血酮体升高;二氧化碳结合力降低;血pH下降,呈代谢性酸中毒;血钾早期可正常或偏低,少尿时可升高,治疗后如补钾不足可下降。尿糖、尿酮体阳性。

3. 积极寻找诱因 最常见诱因是感染,其他诱因包括胰岛素治疗中断或不适当减量,出现心肌梗死、外伤、手术、妊娠分娩、精神刺激等应激状态,以及过多进食高糖类或高脂肪食物、酗酒、呕吐导致严重脱水、腹泻、高热等。

二、急救

1. 严密观察病情变化 严密观察体温、脉搏、呼吸、血压及神志变化,低血钾患者应做心电图监测,为病情判断和观察治疗反应提供客观依据。及时采血、留尿,检测尿糖、尿酮、血糖、血酮、电解质及血气分析等。准确记录24h出入量。补液时监测肺水肿的发生情况。

2. 补液　补液可迅速纠正失水，以改善循环血容量和肾功能，只有在有效组织灌注改善后，胰岛素的生物效应才能充分发挥。确诊后立即静脉输注生理盐水，补液量及补液速度需视失水程度而定，一般可按原体重的10%估计。补液宜先快后慢，最初2h内输入1000～2000ml。补液同时应注意监测患者的心功能及尿量，必须避免血糖下降过快、过低，以免发生脑水肿。对老年心血管疾病的患者，输液尤应注意不宜太多、太快，以免发生肺水肿。

3. 遵医嘱应用胰岛素　小剂量胰岛素治疗的方法较安全、有效，较少发生低血钾、脑水肿及后期低血糖等严重不良反应，常用剂量为$0.1U/(kg·h)$，即可使血液中胰岛素浓度恒定在$100～200\mu g/ml$。这一浓度胰岛素亦有抑制脂肪分解和酮体生成的最大效应。应用之前可静脉注射10～20U的负荷量，血糖下降速度一般以每小时降低3.9～6.1mmol/L为宜。

4. 纠正电解质及酸碱失衡　重症酸中毒患者，遵医嘱给予适量碳酸氢钠。酸中毒时细胞内缺钾，治疗前血钾水平不能真实反映体内缺钾程度，治疗后4～6h血钾常明显下降，故在静脉输入胰岛素及补液的同时应补钾，最好在心电监护下，结合尿量和血钾水平调整补钾量和速度。

5. 一般护理

(1)休息：症状明显或有并发症时，要卧床休息。

(2)严密监测血糖：每小时应测量1次，直至病情稳定。

(3)控制饮食：控制饮食是糖尿病治疗中不可缺少的重要措施之一。适当控制饮食，可以减轻胰岛B细胞负担，轻症糖尿病及肥胖性糖尿病患者，单纯控制饮食就能缓解症状。重症者，亦应配合药物治疗。

(4)皮肤护理：患者常有皮肤干燥及发痒，为减轻刺痒，应保持皮肤清洁，避免其他感染。

6. 健康教育　教给患者糖尿病的基础知识和治疗要求，学会正确使用便携式血糖仪测定尿糖。学会降血糖药物的注意事项。学会胰岛素的注射技巧。掌握饮食治疗的具体措施和体育运动的基本要求。

第十三节　急性肝衰竭护理

急性肝衰竭(acute liver failure, ALF)是原来无肝病者肝受损后短时间内出现凝血功能异常和不同程度神志障碍的严重临床综合征,但在我国通常包含原有肝病基础但肝功能正常而急性发作的类似症状的患者。最常见的病因是肝炎病毒感染。脑水肿是最主要的致死原因。

一、评估

1. 症状和体征　①患者体质极度虚弱、全身情况极差、高度乏力、发热。②消化道表现:恶心、呕吐、腹胀、顽固性呃逆、肠麻痹等;浓茶色尿、黄疸进行性加重、肝功能异常,肝进行性缩小。③凝血机制异常,往往发展至弥散性血管内凝血(DIC)。④肝性脑病表现:引起意识障碍、智力损害、神经肌肉功能障碍等。⑤其他:肝肾综合征、呼吸衰竭、脑水肿、门静脉高压、腹水等表现。

2. 及时留取标本进行辅助检查　①全血细胞计数:血小板减少;病毒性肝衰竭可有白细胞数目减少,合并感染时白细胞数目可以升高。②血清酶学:ALT、AST 升高,疾病高峰期可见 2 种酶正常或降低,同时伴有胆红素水平升高。③凝血酶原时间(PT)及凝血酶原活动度(PA)延长。④血清胆红素水平上升迅速和明显升高,早期以直接胆红素为主,随后直接胆红素及间接胆红素双向增高。⑤血糖一般降低,血氨升高,血支链氨基酸与芳香族氨基酸比例失调,血乳酸水平升高,电解质及酸碱平衡紊乱等。

二、急救

除少数中毒引起者可用解毒药外,目前无特效疗法。其治疗原则是在生命支持基础上进行对症治疗,预防以消化道衰竭为主的多脏器功能障碍、终止肝损伤、促进肝细胞再生。原位肝移植是目前最有效的治疗方法。

1. 监护　在监护病房内实行专医专护,定时翻身,预防交叉感染,做好生活护理。
2. 改善营养　禁高蛋白饮食,静脉输入高糖液体,补充足够的维生素、微量元素。可用葡萄糖和支链氨基酸,葡萄糖溶液可配用少量胰岛素和高血糖素,不用脂肪乳剂,限用一般的氨基酸合剂。保持大便通畅。
3. 清除肠道毒素　口服乳果糖,以每天排软便 2~3 次为度;也可灌肠。当排便次数过多时,遵医嘱给予十六角蒙脱石(思密达)加强肠道黏膜保护,防治细菌及毒素移位。给予肠道抗菌药,以减少肠内细菌,如用新霉素和甲硝唑。
4. 病因治疗　是治疗急性肝衰竭的关键。例如,病毒性肝炎遵医嘱给予肾上腺皮质激素、胸腺肽、干扰素等;应用活性炭、血液滤过等清除毒素;异烟肼中毒时采用维生素 B_6 对抗等。

5. 其他治疗

(1) 降低血氨:静脉滴注醋谷胺(乙酰谷酰胺)、谷氨酸钾、谷氨酸钠或氨酪酸。

(2) 恢复大脑功能:静脉滴注左旋多巴等。

(3) 预防及治疗出血:及时输注新鲜血及血浆,补充凝血酶原复合物及纤维蛋白原;一旦发生消化道出血应立即给予制酸、去甲肾上腺素、冰盐水、云南白药、凝血酶、胃黏膜保护药等。做好相关护理。

(4) 预防感染:对于发生的感染,选择抗生素时应考虑其敏感性、肝毒性及肾毒性等。除了要处理感染病灶,还因为肝衰竭后免疫能力降低,而且来自肠道、门静脉的细菌毒素可进入全身血流。

(5) 防治多器官功能障碍综合征(multiple organ dysfunction syndrome,MODS):如患者意识障碍并有视盘水肿时需用甘露醇等脱水药;呼吸加快、口唇发绀等可能为急性呼吸窘迫综合征(ARDS)表现,应做血气分析和增加氧吸入、使用呼吸机等;尿量过少时需用利尿药治疗。

6. 转诊　及早转诊至有监护及抢救条件的医院,并为肝移植做准备。

第十四节　急性肾衰竭护理

急性肾衰竭(aucte reral failure,ARF)是由各种原因引起的肾功能在短时间内(几小时至几周)突然下降而出现的氮质废物滞留和尿量减少综合征。肾功能下降可发生在慢性肾病患者,也可发生在原来无肾病的患者。

一、评估

1. 症状和体征　在手术、创伤、休克、出血等病因的基础上,若每小时尿量<17ml或24h内尿量<400ml;或低血压经抗休克治疗,补足血容量达3h以上,尿量仍在每小时17ml以下,甚至24h内尿量<100ml者,均可认为已出现ARF。但少数患者无少尿表现。

2. 病因　评估导致ARF的原因是肾前性、肾性还是肾后性;评估患者近期有无严重心力衰竭、心肌疾病、瓣膜疾病、心律失常及大出血、休克、呕吐、腹泻、烧伤、大汗等病史,有无大量应用利尿药或血管扩张药等情况,有无应用肾毒性药物及感染史;有无尿路结石、双侧肾盂积液、前列腺肥大等尿路梗阻因素存在。

3. 及时留取标本进行辅助检查　血红细胞减少,血尿素氮、肌酐浓度增高,血清钾升高,血钠正常或偏低,血清钙降低,血磷增高,血pH<7.35。尿液外观浑浊、尿比

重低且固定,尿蛋白(+)～(+++),尿中可出现上皮细胞及管型。

二、急救

1. 病情观察　严格记录患者24h液体出入量,定时测量生命体征、意识变化。观察水肿情况,定期测量体重、腹围等,观察患者有无胸腔积液、腹水及水中毒或稀释性低钠血症症状,观察有无感染征象,观察重要脏器功能的各项检测指标。

2. 纠正可逆的病因　积极防治休克,尽快补充血容量,使血压回升,保证肾血流量。使用升压药物时应注意,凡是引起肾血管强烈收缩的升压药物应避免应用。溶血型急性肾衰竭可静脉输注碳酸氢钠液以碱化尿液,静脉注射甘露醇以渗透性利尿等。药物中毒时应及时排除胃肠道内毒物,并使用拮抗药。可使用山莨菪碱(654-2)消除肾血管痉挛,改善肾血液循环。

3. 维持体液平衡　液体入量按照"量出为入,宁少勿多"的原则。每日需要量等于显性失水量加非显性失水量减去内生水量。少尿期严格限制入液量,控制体重每日减轻0.5 kg,血钠＞130mmol/L,中心静脉压在正常范围内。发热患者只要体重不增加可增加进液量。多尿期尿量逐渐增多,早期补液量为出量的1/2或2/3,后期要密切观察和监测补液量是否合适,注意防止脱水。

4. 高钾血症的防治　高血钾是少尿期最主要的死亡原因,应严密观察。减少含钾药物及食物的摄入,遵医嘱给予10%葡萄糖酸钙50～100ml或5%氯化钙50ml分次静脉注射或静脉滴注,注意防止药液渗漏到皮下组织,引起局部组织坏死。应用乳酸钠或碳酸氢钠溶液对抗钾离子,还可同时纠正代谢性酸中毒。高渗葡萄糖和胰岛素可使细胞外钾离子转入细胞内以减轻高钾血症。口服钙型离子交换树脂或保留灌肠,可有效降低血钾。如血钾＞6.5mmol/L,应及早进行透析治疗。

5. 血液净化　常用方式有腹膜透析(PD)、间歇性血液透析(IHD)或连续性肾替代治疗(CRRT)。当血肌酐＞442μmol/L、血钾＞6.5mmol/L、严重代谢性酸中毒、尿毒症症状加重、出现水中毒症状体征时,应及早进行血液净化。早期进行预防性透析,不但可减少心力衰竭、高钾血症和消化道大出血等并发症,而且有利于原发病的治疗和康复。透析还能简化治疗,无须严格限制饮食,可改善患者的一般状态。

6. 控制感染　感染是ARF的主要死亡原因之一。首先应预防感染,要严格无菌操作,注意口腔、皮肤、会阴部的清洁,帮助患者多翻身,对可能造成感染的导管加强护理。发生感染时根据细菌培养和药敏试验结果,遵医嘱使用对肾无毒性或毒性小的抗菌药物。尽量将患者安置在单人房间,做好病室的清洁消毒。避免不必要的检查。加强留置尿管的护理,定期进行尿液检查以确定有无尿路感染。协助卧床患者定期翻身,防止压力性损伤和肺部感染的发生。由于患者病情较重,卧床时间长,食欲差,故应协助患者做好口腔护理,保持口腔清洁、舒适,以促进食欲,防止发生口腔感染。一些因创伤引起急性肾衰竭的患者,要做好局部伤口的处理,按时换药,促使伤口早日愈合。协助患者做好全身皮肤黏膜的清洁,积极预防皮肤感染。

7. 饮食和营养　尽可能摄入足够的热能,每日所需的热量为147kJ/kg(35kcal/kg),其中葡萄糖应在150g以上。控制蛋白质的摄入,早期限制为0.5g/(kg·d),并适量补充必需氨基酸。接受透析的患者予高蛋白质饮食,血液透析患者蛋白质摄入量为1.0～1.2g/(kg·d),腹膜透析者为1.2～1.3g/(kg·d)。对于低蛋白血症的水肿患者,给予高生物效价的优质蛋白及含钠、钾量较低的食物。饮食内应含较丰富的维生素,适当地供给脂肪。必要时静脉补充营养物质。监测机体的营养改善情况,如体重、血浆白蛋白等。

8. 多尿的治疗　多尿开始时,治疗仍应维持水、电解质代谢和酸碱平衡,控制氮质血症和防止各种并发症。对实施透析的患者,应继续透析。多尿期1周左右可见血肌酐和尿素氮水平逐渐降至正常范围,饮食中蛋白质摄入量适当增加,并逐渐减少透析频率,直至停止透析。

9. 对症护理　对有恶心、呕吐的患者遵医嘱给予镇吐药,并随时做好口腔护理。观察患者有无上消化道出血的表现如呕血、黑粪等。

第十五节　呼吸衰竭护理

呼吸衰竭是指由于各种原因引起的肺通气和(或)换气功能严重障碍,以致不能进行有效的气体交换,导致缺氧和(或)二氧化碳潴留,从而引起一系列生理功能和代谢功能紊乱的临床综合征。

一、评估

1. 症状和体征　球结膜水肿,皮肤、黏膜情况;呼吸困难和辅助呼吸肌活动情况,两侧呼吸运动幅度和对称性,肺部呼吸音及啰音变化;有无心律失常、心悸;意识状态,昏迷者应检查瞳孔、肌张力、腱反射及病理反射。

2. 迅速进行必要的辅助检查　遵医嘱留取相应标本进行动脉血气分析,做好心电图、胸部X线检查及血流动力学监测。

3. 病因及诱因　了解有无导致呼吸衰竭的疾病和诱因,如肺组织和肺血管病变、胸部创伤史、脑血管意外、神经-肌肉疾病、呼吸道感染及异物等情况。

二、急救

1. **保持呼吸道通畅** 通畅的呼吸道是进行各种呼吸支持治疗的必要条件。主要措施包括正确摆放体位(仰卧位,头偏向一侧)、放置口咽通气道、气管插管、气管切开、胸部物理治疗(如背部振动叩击)、气道湿化辅助排痰等。

2. **氧疗** 根据病情合理选择氧疗途径:鼻导管、鼻塞或面罩吸氧,吸氧浓度(%) =21+4×吸入氧流量(L/min)。Ⅰ型呼吸衰竭者可用鼻导管、鼻塞、氧气面罩等,给予中、高流量吸氧,流量为 4~6L/min(FiO_2 35%~45%);Ⅱ型呼吸衰竭应予以持续低流量吸氧,流量为 1~2L/min(FiO_2<30%)。注意防止氧中毒。

3. **应用呼吸兴奋药** 呼吸兴奋药刺激呼吸中枢或周围化学感受器,通过增强呼吸中枢兴奋性,增加呼吸频率和潮气量以改善通气。对中枢抑制导致的低通气状态疗效较好,对神经传导系统和呼吸肌病变及肺水肿和肺广泛间质纤维化导致的换气功能障碍,不宜使用。

4. **机械通气** 当各种原因引起通气不足或吸氧浓度≥50%、血气分析 PaO_2 仍≤8.0kPa(60mmHg)时,应尽早给予机械通气,对 ARDS、连枷胸应选用 PEEP 和持续气道正压通气(continualy positive airway pressure,CAPA)通气模式。机械通气时注意相关并发症的防治,如气压伤、肺部感染、机械肺、低血压、腹胀等。在脱机过程中宜选用同步间歇指令通气(synchronized intermittent mandatory rentilat,SIMV)模式,尽早撤机。

5. **严密病情监测** 监测呼吸频率、节律、深度;动态监测血气,作为调整呼吸机模式和各种参数的依据,及时处理酸碱失衡;通过持续血氧饱和度监测,有助于及时发现危重患者的低氧血症,很有临床价值。

6. **病因治疗** 引起急性呼吸衰竭的病因不同,治疗也各不相同。例如,重症肺炎应根据痰培养和抗生素敏感试验结果,选用合理的抗生素;舌根后坠者使用口咽通气道;支气管痉挛者使用支气管扩张药;胸外伤致张力性气胸、血气胸时紧急减压处理和胸膜腔闭式引流;COPD 等应尽早使用机械通气。

7. **防治并发症** 治疗过程中,应监测电解质和酸碱平衡,及时纠正酸碱失衡和电解质紊乱,维持内环境稳定,针对不同原因采取不同的抗休克治疗方案,控制感染,积极防治 DIC、心力衰竭、肺性脑病、消化道出血等并发症。

8. **心理护理** 鼓励患者向医护人员及其家属表达自己的需要。各项操作前应向患者做好解释,取得患者的配合。

第十六节 内科急症常规护理

内科疾病的病因复杂,诊断较困难,大多数病程较长,疗效不明显,容易反复,而且多数有迁延性,甚至有的可成为终身的慢性病。因此,内科患者会有焦虑、恐惧、自责、烦恼、绝望等心理问题。内科护士应理解、同情患者,注意观察患者的情绪和行为的变化,耐心听取患者的诉说,了解患者的心理需要,采取相应的心理护理。

一、常规饮食护理

(一)帮助患者建立良好的饮食习惯
1. 做好健康教育,让患者了解形成良好饮食习惯的必要性。
2. 根据对患者的饮食评估,帮助患者改变不适宜的饮食习惯。
3. 给予患者合理的饮食指导,使之逐步接受。

(二)患者进食前的护理
1. 环境的准备　舒适的进食环境可使患者心情愉快,增进食欲。患者进食的环境应以清洁、整齐、空气新鲜、气氛轻松愉快为原则。

2. 患者的准备
(1)解除易造成患者食欲减退的症状,同时应减轻患者的心理压力,如抑郁和焦虑。
(2)给予营养卫生的健康教育。
(3)确定患者是否需要大小便,需要时协助其如厕或提供座便器。
(4)协助患者采取舒适的进餐姿势。
(5)取得患者同意,将治疗巾或餐巾围于患者胸前。
(6)提供患者所熟悉并喜爱的食物。

3. 患者进食时的护理
(1)核对患者及饮食单,并检查患者的饮食类型。
(2)督促和协助配餐员及时将热饭、热菜分发给每位患者。
(3)巡视病房,观察患者进食情况,鼓励患者进食。
(4)鼓励患者自行进食,并协助患者将餐具、食物放到易取处。
(5)对失明患者或双眼被遮盖的患者,除遵循上述喂食要求外,还应告知喂食内容以增加患者进食的兴趣,促进消化液的分泌。

4. 患者进食后的护理

(1)督促和协助患者洗手、漱口或做口腔护理,及时收回餐具。

(2)患者进餐后,应把餐具放回原处,并注意了解进食内容、进食量。

(3)协助患者饮水。

(4)评估患者进食量是否达到营养要求,根据需要做好出入量的记录。

(5)如果患者未进食,应了解原因,并通知其责任护士以便于改变饮食或采取其他护理措施;对暂需禁食、厌食的患者,护士应做好交接班。

二、特殊饮食护理

(一)管饲饮食

管饲是指对于胃肠功能正常的患者,通过管道(可通过鼻胃管或胃造口管)将食物、水分及药物灌入胃内,以提供营养素,是一种既安全又经济的营养支持方法。

1. 鼻饲法 是将导管经鼻腔插入胃内,从管内灌注流质食物、水分和药物以维持患者营养和治疗需要的技术。

(1)适应证:①不能经口进食者,如昏迷、口腔疾病、口腔手术后的患者。②不能张口的患者,如破伤风患者。③早产儿及病情危重的患者。④拒绝进食的患者。

(2)禁忌证:①食管胃底静脉曲张的患者。②食管癌和食管梗阻的患者。

(3)并发症:包括误吸、腹泻、便秘及管道堵塞。

(4)鼻饲的注意事项:①插管时动作应轻柔,避免损伤食管黏膜,尤其是通过食管3个狭窄部位(环状软骨水平处、平气管分叉处、食管通过膈肌裂孔处)时。②插入10~15cm(会厌部)时,若为清醒患者嘱其做吞咽动作;若为昏迷患者,左手将患者头部托起,使下颌靠近胸骨柄,以增大咽部通道的弧度,便于管端沿后壁滑行。插入过程中如果患者出现呼吸困难、呛咳、发绀等,表示胃管误入气管,应立即拔出胃管,休息片刻后重插。③每次鼻饲前应证实胃管在胃内且通畅,并用少量温水冲管后再进行喂食,鼻饲完毕后再注入少量温开水,防止鼻饲液凝结。④鼻饲液温度应保持在38~40℃,避免过冷或过热,新鲜果汁与奶液应分别注入,防止产生凝块,药片应研碎溶解后注入。⑤长期鼻饲者应每日进行2次口腔护理,并定期更换胃管,普通胃管每周更换1次,硅胶胃管每月更换1次。

2. 肠内营养泵 是一种肠内营养输注系统,是通过鼻胃管或鼻肠管连接泵管及其附件,以微型计算机精确控制其输注的速度、剂量、温度、输注总量等的一套完整、封闭、安全、方便的系统。肠内营养泵的功能包括:①可以根据要求设定输入营养液的总量、流速、温度等参数,并且在运行过程中可以调整。②根据指令,自动检测和控制营养液的流量和流速;根据所设定营养液的温度,自动检测和控制营养液的温度。③当营养液的温度、流量和流速出现异常时,发出报警信号。④动态显示已经输入营养液的数量、温度、流量和流速,便于随时查看。

(二)要素饮食

胃肠内营养是采用口服或管饲等方式经胃肠道提供能量及营养素的支持方式,其种类较多,可分为要素饮食和非要素饮食等。

要素饮食又称元素饮食,是一种化学组成明确的精制食品,含有人体所必需的易于消化、吸收的营养成分,与水混合后可形成溶液或较为稳定的悬浮液。其主要特点是无须经过消化过程即可直接被肠道消化吸收和利用,为人体提供热能及营养。用于临床营养治疗,可提高危重患者的能量及氨基酸等营养素的摄入,促进伤口愈合,改善患者营养状况,以达到辅助治疗的目的。根据其治疗用途可分为营养治疗用和特殊治疗用两大类。

1. 应用方法　包括口服、分次注入、间歇滴注和连续滴注。

2. 适应证

(1)超高代谢状态患者,如严重烧伤、严重创伤、严重化脓性感染、多发性骨折等患者。

(2)某些手术前准备或术后营养不良患者。

(3)肠炎及其他腹泻患者,消化道瘘患者,慢性胰腺功能不全及短肠综合征等消化和吸收不良的患者。

(4)肿瘤或其他消耗性疾病引起的慢性营养不良患者。

(5)其他,如脑外伤、免疫功能低下患者。

3. 禁忌证　3个月内婴儿、消化道出血患者及糖尿病患者慎用;胃切除术后患者大量使用要素饮食可以引起倾倒综合征,应慎用。

4. 并发症

(1)机械性并发症:与营养管的硬度、插入位置等有关,主要有鼻咽部和食管黏膜损伤、管道阻塞。

(2)感染性并发症:营养液误吸可导致吸入性肺炎;肠道造口患者的营养管滑入腹腔可导致急性腹膜炎。

(3)胃肠道并发症:患者可发生恶心、呕吐、腹胀、便秘、腹泻等并发症。

(4)代谢性并发症:有的患者可发生高血糖或水和电解质代谢紊乱。

5. 护理要点

(1)每一种要素饮食的具体营养成分、浓度、用量、滴入速度,应根据患者的具体病情,由临床医师、责任护士和营养师共同商议而定。应用原则一般是由低、少、慢开始,逐渐增加,待患者耐受后,再稳定配餐标准、用量和速度。

(2)配制要素饮食时,应严格执行无菌操作原则,所有配制用具均需消毒灭菌后使用;已经配制好的溶液应该放在4℃以下的冰箱内保存,于24h内用完,防止被细菌污染或时间过长而变质。

(3)要素饮食不能用高温蒸煮,但可以适当加温,其口服温度一般为37℃左右,鼻饲及经造口注入时的温度宜为41~42℃。可以置一热水袋于输液管远端或应用增温器,保持适宜的温度,防止发生腹泻、腹痛、腹胀。

(4)滴注前后都需要用温开水或生理盐水冲洗管腔,以防食物积滞管腔而腐败变质。滴注过程中经常巡视患者,若出现恶心、呕吐、腹胀、腹泻等症状,应及时查明原因,按需要调整速度、温度;反应严重者可暂停滴入。

(5)应用要素饮食期间需定期测量体重,并观察尿量、大便次数及性状,检查血糖、尿糖、血尿素氮、电解质、肝功能等指标,做好营养评估。停用时需逐渐减量,骤停易引起低血糖反应。

(6)长期使用者应补充维生素和矿物质。

(三)胃肠外营养

胃肠外营养是由胃肠道外途径供给机体营养素,使患者在不进食的状况下仍然可以维持良好的营养状态、增加体重、修复创伤等的一种营养治疗方法。若全部营养素都通过胃肠外途径补充称全胃肠外营养(total parenteral nutrition,TPN)。

1. 应用方法　可采用经周围静脉或中心静脉插管插入上腔静脉而进行静脉输入营养液的方式,若输入高渗营养液宜选用中心静脉。输注方法主要有全营养混合液输注及单瓶输注2种。

2. 适应证

(1)不能或不宜经消化道进食的患者。

(2)消化道需要休息或消化吸收不良的患者。

(3)超高代谢的患者。

(4)补充治疗。

(5)恶性肿瘤患者接受放疗、化疗期间和接受骨髓移植的患者。

(6)其他:如急性肝衰竭、急性肾衰竭、急性心力衰竭等患者。

3. 禁忌证　严重呼吸、循环衰竭患者;严重水和电解质及酸碱平衡紊乱患者。

4. 护理要点　胃肠外营养患者的护理应达到3个目标,即防止感染、维护好胃肠外营养输注系统、防止发生代谢和水及电解质平衡方面的并发症。

(1)严格执行配制营养液及静脉穿刺过程中的无菌操作。输液导管及输液袋每12~24h更换1次;导管进入静脉处的敷料每24h应更换1次。更换时严格无菌操作,注意观察局部皮肤有无异常征象。

（2）配制好的营养液储存于4℃冰箱内备用，若存放超过24h，则不宜使用。

（3）输液过程中加强巡视，注意输液是否通畅。一般成年人首日输液速度为40～60ml/h，一般在几小时或24h内达到目标速度，大多数时间会超过24h；保持输液速度恒定，不可突然大幅度改变输液速度或突然换用无糖溶液，以免发生低血糖反应。

（4）静脉营养导管严禁输入其他液体、药物及血液，也不可在此处采集血标本或监测中心静脉压。

（5）密切观察患者的临床表现，对患者进行严密的实验室监测，注意有无并发症的发生。若发现异常情况应及时与医师联系，配合处理。

（6）了解患者的饮食及胃肠道功能恢复情况，适时给予进食，以刺激胃肠道功能恢复，停用胃肠外营养时应提前在2～3d逐渐减量。

5. 常见并发症

（1）与中心静脉置管有关的并发症：常见的有气胸、血胸、空气栓塞等。

（2）感染：感染是全胃肠外营养最为严重的并发症之一，严重时可导致败血症的发生。

（3）与代谢有关的并发症：长期应用全胃肠外营养可发生一些与代谢有关的并发症，如高血糖症、低血糖症、脂肪代谢异常等。

三、排尿护理

(一)正常排尿

1. 次数和量　一般成年人白天排尿3～5次，夜间0～1次，24h的尿量1000～2000ml，平均在1500ml左右。

2. 尿液的颜色　正常新鲜尿液呈淡黄色或深黄色。

3. 透明度　正常新鲜尿液清澈透明，放置后可出现微量絮状沉淀物，系黏蛋白、核蛋白、盐类及上皮细胞凝结而成。

4. 酸碱反应　正常人尿液呈弱酸性，pH为4.5～7.5，平均为6。

5. 比重　波动于1.015～1.025。

6. 气味　尿液久置后，因尿素分解产生氨，故有氨臭味。

(二)异常排尿

1. 次数和量

（1）多尿：24h尿量＞2500ml，见于糖尿病、尿崩症、急性肾功能不全（多尿期）患者。

(2)少尿:24h尿量＜400ml或每小时尿量＞17ml,见于心、肾衰竭和休克患者。

(3)无尿或尿闭:24h尿量＜100ml,见于严重休克、急性肾衰竭患者。

2. 颜色

(1)血尿:尿液中含有红细胞,肉眼血尿呈红色或棕色,见于泌尿系统感染、结核等。

(2)血红蛋白尿:呈酱油色或浓茶色,潜血试验阳性,见于溶血性疾病。

(3)胆红素尿:呈深黄色或黄褐色,见于阻塞性黄疸等。

(4)乳糜尿:因尿液中含有淋巴液呈乳白色,见于丝虫病。

3. 透明度　尿中含有大量脓细胞、红细胞、上皮细胞、炎性渗出物时,呈浑浊状。

4. 气味　新鲜尿即有氨臭味,提示泌尿系统感染;糖尿病酮症酸中毒时,因尿中含有丙酮,呈烂苹果味。

5. 膀胱刺激征　每次尿量少,伴有尿频、尿急、尿痛。

6. 尿潴留　指尿液大量存留在膀胱内而不能自主排出。

7. 尿失禁　指排尿失去意识控制或不受意识控制,尿液不自主地流出。包括真性尿失禁、充溢性尿失禁(假性尿失禁)、压力性尿失禁。

(三)排尿异常的护理

1. 尿潴留患者的护理

(1)心理护理:安慰患者,消除其焦虑和紧张情绪。

(2)提供隐蔽的排尿环境:关闭门窗,屏风遮挡,保护自尊。

(3)调整体位和姿势:卧床患者可协助其坐起或抬高上身,尽可能使患者以习惯姿势排尿。对需要绝对卧床休息的患者,应事先训练床上排尿。

(4)利用条件反射诱导排尿:如听流水声、用温水冲洗会阴部。

(5)热敷、按摩:热敷下腹部,放松肌肉;或用手轻轻按压膀胱协助排尿。

(6)健康教育:指导患者养成定时排尿的习惯。

(7)其他:必要时遵医嘱行导尿术。

2. 尿失禁患者的护理

(1)心理护理:给予安慰和支持,保持室内空气清新。

(2)皮肤护理:及时更换看护垫、床单、衣裤,保持皮肤清洁干燥,按摩受压部位,防止压力性损伤发生。

(3)应用接尿装置引流尿液,对长期尿失禁患者可给予留置导尿管引流。

(4)帮助患者重建正常的排尿功能:可每隔2～3h给予便器,有意识地控制排尿。

(5)健康教育:嘱患者白天饮水2000～3000ml,以促进排尿反射,预防泌尿系统感染;临睡前限制饮水,以减少夜间尿量。

四、排便护理

(一)正常粪便

1. 次数　正常成年人每天排便1~3次,婴幼儿每天排便3~5次。

2. 排便量　与膳食的种类、数量、摄入的液体量、大便次数及消化器官的功能有关。正常成年人每天排便量为100~300g。

3. 性状　正常成年人的粪便柔软成形,呈黄褐色或棕黄色。婴儿的粪便呈黄色或金黄色。因摄入食物或药物种类的不同,粪便颜色可发生变化,如食用大量绿叶蔬菜,粪便呈暗绿色;摄入动物血或铁剂,粪便可呈无光样黑色。粪便中混入少量黏液。正常时粪便气味因膳食种类而异。

(二)异常粪便

1. 形状　便秘时粪便坚硬,呈栗子样;消化不良或急性肠炎时可为稀便或水样便;肠道部分梗阻或直肠狭窄,粪便常呈扁条形或带状。

2. 颜色　柏油样便提示上消化道出血;白陶土色便提示胆道梗阻;暗红色血便提示下消化道出血;果酱样便见于肠套叠、阿米巴痢疾;粪便表面有鲜红色血液见于痔疮或肛裂;白色"米泔水"样便见于霍乱、副霍乱。

3. 内容物　当消化道有感染或出血时粪便中可混有血液、脓液或肉眼可见的黏液。肠道寄生虫感染患者的粪便中可检出蛔虫、蛲虫、绦虫节片等。

4. 气味　严重腹泻患者的粪便气味极恶臭;下消化道溃疡、恶性肿瘤患者粪便呈腐败臭;上消化道出血时呈腥臭味;消化不良时呈酸败臭。

(三)排便异常

1. 便秘　指正常的排便形态改变,排便次数减少,排出过干、过硬的粪便,且排便不畅、困难。

2. 粪便嵌塞　指粪便持久滞留堆积在直肠内,坚硬不能排出,常发生于慢性便秘的患者。

3. 腹泻　指正常排便形态改变,频繁排出松散稀薄的粪便,甚至水样便。

4. 排便失禁　指肛门括约肌不受意识的控制而不自主地排便。

5. 肠胀气　指胃肠道内有过量气体积聚,不能排出。

五、排便异常的护理

(一)便秘患者的护理

1. 提供适当的排便环境。

2. 选取适宜的排便姿势。

3. 腹部环行按摩以促进排便。

4. 遵医嘱给予口服缓泻药。

5. 使用简易通便药。

6. 以上方法无效时,遵医嘱给予灌肠。

7. 健康教育:帮助患者及其家属正确认识维持正常排便习惯的意义和获得有关排便的知识。

8. 帮助患者重建正常的排便习惯。

9. 合理安排膳食,促进肠蠕动,刺激排便反射。

10. 鼓励患者适当运动,以增加肠蠕动和肌张力,促进排便。

(二)腹泻患者的护理

1. 去除原因,遵医嘱给予抗生素治疗。

2. 卧床休息,减少肠蠕动。

3. 酌情给予清淡的流质或半流质食物,严重腹泻时可暂禁食。

4. 遵医嘱给予止泻药、口服补盐液或静脉输液,防止水和电解质紊乱。

5. 注意维持皮肤完整性;密切观察病情,记录排便的性状、次数等,必要时留取标本送检。如疑为传染病按肠道隔离原则护理。

6. 心理支持及健康教育,指导患者注意饮食卫生,养成良好的卫生习惯。

第6章

内科常用护理技术

第一节 给药技术

一、药物的领取和保管

1. 药物的领取 病区备有一定的常用药物,由专人负责,定期到医院中心药房领取。贵重药、剧毒药、麻醉药凭医师处方领取。

2. 药物的保管

(1)药柜应放置于光线明亮处,不宜阳光直射,并保持整洁。

(2)药物应分类放置、先领先用,剧毒药及麻醉药要加锁保管、登记、交班。

(3)药瓶标签应明显,内服药用蓝色边,外用药用红色边,剧毒药用黑色边。药名应用中、英文对照,标明浓度和剂量,字迹清晰。

(4)凡没有标签或标签模糊,药物已过期,有变色、浑浊、发霉和沉淀的,均不可使用。

(5)分类保存:①容易氧化和遇光变质的药物,应装在有色密盖瓶中,放阴凉处,如维生素C、氨茶碱等;针剂应放盒内并用黑纸遮盖,如盐酸肾上腺素等。②容易挥发、潮解或风化的药物,须装瓶,盖紧,如乙醇、过氧乙酸、糖衣片和干酵母等。③容易被热破坏的药物,须放在冰箱内保存,如疫苗、胎盘球蛋白、抗毒血清和青霉素皮试液等。④容易燃烧的药物,应放在远离明火处,以防意外,如乙醚、环氧乙烷和乙醇等。

(6)个人专用特种药物,应单独存放,注明床号、姓名。

二、给药原则

1. 根据医嘱给药。

2. 严格执行查对制度

(1)"三查":操作前查、操作中查、操作后查。

(2)"七对":对床号、姓名、药名、浓度、剂量、方法、时间。

3. 正确实施给药。正确掌握给药剂量、浓度和时间,备好的药物及时使用,避免久置药物污染或药效降低。给药前向患者做好解释,以取得合作。

4. 观察用药后疗效和不良反应。

三、给药的途径

给药途径有舌下含化、吸入、口服、注射(皮内注射、皮下注射、肌内注射和静脉注射)、直肠给药和外敷等。

四、口服给药

1. 方法

(1)取药:固体药用药匙取药;水剂先将药水摇匀,用量杯量取,更换药液品种时,应洗净量杯;药液不足1ml须用滴管吸取计量,油剂溶液或按滴计算的药液,应先在杯中加少量冷开水,以免药液附着杯壁,影响剂量;个人专用药应单独存放,注明床号、姓名、药名、剂量。

(2)配药:先配固体药,然后配水剂,同时用几种药液,应分别放置;药物配完后,应根据服药本重新查对一次,再请别人查对一次方可发药。

(3)发药:核对床号、姓名,解释服药目的,分发药物。待患者服下后方可离开,特别是麻醉药、抗肿瘤药、催眠药,若患者不在或因故暂不能服药者,应将药物取回并交班。危重及其他不能自行服药者应喂服,鼻饲患者须将药研碎、溶解后,从胃管内灌入,再注入少量温开水冲净。

2. 注意事项

(1)因特殊检查或行手术而须禁食者,暂不发药,并做好交班。

(2)发药时,如患者提出疑问,应虚心听取,重新核对,确认无误后给予解释,再给患者服下。

(3)按药物性能,掌握服药中的注意事项:①对牙有腐蚀作用和使牙染色的药物,如酸类、铁剂,服用时为避免和牙接触,可用饮水管吸入药液,服药后漱口。服用铁剂,禁忌饮茶,因铁剂和茶叶中的鞣酸接触,易形成难溶性铁盐,妨碍吸收。②止咳糖浆对呼吸道黏膜起保护作用,服后不宜饮水,以免冲淡药物,降低疗效。同时服用多种药物,则应最后服用止咳糖浆。③磺胺类药和解热药,服后应多饮水。前者由肾排出,尿少时易析出结晶,引起肾小管堵塞;后者起发汗降温作用,多饮水可增强药物疗效。④刺激食欲的健胃药应在饭前服,因其刺激味觉感受器,使胃液大量分泌,可以增进食欲。⑤助消化药以及对胃黏膜有刺激性的药物,应在饭后服,以便使药物和食物均匀混合,有利于食物消化或减少药物对胃壁的刺激。⑥用强心苷类药物应先测量脉率(心率)及节律,如脉率<60次/分或节律异常,应停服并报告医师。

第二节　注射技术

注射法是将无菌药液注入体内,达到预防和治疗疾病的目的。

一、注射原则

1. 严格遵守无菌操作原则　注射前须洗手、戴口罩。用碘酊和乙醇消毒注射部位皮肤,以注射点为中心,螺旋式向外旋转涂搽,直径应在5cm以上,乙醇脱碘,范围要大于碘酊消毒面积。

2. 严格执行查对制度　仔细检查药液质量,若药液有变色、沉淀、浑浊及药物有效期已过或安瓿有裂痕,则不能应用。

3. 选择合适的注射器和针头　根据药液量、黏稠度和刺激性的强弱选择注射器和针头。注射器应完整无裂缝,针头要锐利、无钩、无弯曲、型号合适。注射器和针头衔接紧密。一次性注射器包装应密封,并在有效期内。

4. 选择合适的注射部位　防止损伤神经和血管。不在发炎、化脓感染、硬结、瘢痕及患皮肤病处进针。

5. 注射药物应临时抽取　药液现配现用,以防药物效价降低或污染。

6. 排空气　注射前,注射器内空气要排尽,以防空气进入血管形成空气栓子。

7. 抽回血　进针后、注射药液前,抽回血。静脉注射必须见有回血方可注入药液。皮下注射、肌内注射,若发现有回血,应拔出针头重新进针。

8. 运用无痛注射技术　解除患者思想顾虑,分散其注意力;取合适体位,使肌肉松弛,注射时做到"二快一慢",对刺激性强的药物,针头宜粗长,且进针要深,如需同时注射数种药物,要注意配伍禁忌,应先注射无刺激性或刺激性弱的药物,再注射刺激性强的药物。

二、注射前准备

1. 用物准备

(1)注射盘:内置2%碘酊、70%乙醇、砂轮、棉签等。

(2)注射器:由乳头、空筒(包含刻度线)和活塞(分活塞轴、活塞柄)组成。

(3)针头:由针尖、针梗和针柱组成。

2. 药液抽吸法

(1)自安瓿内吸取药液法:将安瓿尖端药液弹至体部,用乙醇棉球消毒颈部及砂轮后,在安瓿颈部划一锯痕,重新消毒,拭去细屑,折断安瓿。将针头斜面向下放入安瓿内的液面下,抽动活塞,进行吸药。吸药时不得用手握住活塞,只能持活塞柄。

(2)自密封瓶内吸取药液法:除去铝盖中心部分,常规消毒后,将针头插入瓶塞内,往瓶内注入所需药液等量的空气,以增加瓶内压力,避免形成负压。然后吸取药液。

(3)吸取结晶、粉剂或油剂注射剂法:用无菌生理盐水或注射用水将药物充分溶化(某些药物用专用溶媒),如为混悬液,应先摇匀后再吸药;油剂可先加温药液,易被热破坏者除外,或两手对搓药瓶后,再抽吸;油剂和混悬剂使用时应选用稍粗的针头。

三、各种注射法

1. 皮内注射法(ID)

(1)定义:将小量药液注射于表皮与真皮之间的方法。

(2)目的:皮肤试验;预防接种;局部麻醉的先驱步骤。

(3)部位:前臂掌侧下段(因该处皮肤较薄,易于注射,且肤色较淡,易于辨认);三角肌下缘(预防接种的常选部位)。

(4)操作方法:右手持注射器,示指固定针栓,针头斜面向上与皮肤成5°刺入皮内,左手拇指固定针栓,右手注入药液0.1ml形成皮丘。

(5)注意事项:若患者对需要注射的药物有过敏史,则不能做皮试。消毒皮肤忌用碘酊,注射部位不可用手按揉,以防影响结果观察。

2. 皮下注射法(H)

(1)定义:将小量药液注入皮下组织的方法。

(2)目的:需迅速达到药效和不能或不宜经口服给药时;局部供药;预防接种。

(3)部位:上臂三角肌下缘、上臂外侧、腹部、后背、股外侧方。

(4)操作方法:左手绷紧局部皮肤,右手持注射器,示指固定针栓,针头斜面向上与皮肤成30°~40°,迅速刺入针头的2/3。

(5)注意事项:针头刺入角度不宜超过45°,以免刺入肌层。对皮肤有刺激作用的药物尽量避免做皮下注射。经常注射者,应更换注射部位。少于1ml的药液,用1ml注射器抽吸药液。

3. 肌内注射法(IM或im)

(1)定义:将药液注入肌肉组织内的方法。

(2)目的:不宜或不能做静脉注射,比皮下注射更迅速发生疗效时;注射刺激性较强或药量较大的药物时。

(3)部位

1)臀大肌注射法:①"十"字法,从臀裂顶点向左侧或右侧划一水平线,然后从髂嵴最高点做一垂直平分线,将臀部分为4个象限,其外上象限并避开内角即为注射区。②连线法,取髂前上棘和尾骨连线的外上1/3处为注射部位。

2)臀中肌、臀小肌注射法:以示指尖和中指尖分别置于髂前上棘和髂嵴下缘处,注射部位在示指和中指构成的角内。髂前上棘外侧三横指处。

3)股外侧肌注射法:取股(大腿)部中段外侧,位于膝关节上10cm,髋关节下10cm,约7.5cm宽。

4)上臂三角肌注射法:上臂外侧,自肩峰下2~3指。

(4)体位:侧卧位、俯卧位(足尖相对,足跟分开)、仰卧位(用于危重患者)、坐位(便于操作)。

(5)操作方法:操作者左手绷紧注射部位皮肤,右手持注射器,如握笔姿势,以中指固定针栓,将针头与皮肤成90°,迅速刺入2.5~3.0cm(针头的2/3)。

(6)注意事项:需要2种药液同时注射,应注意配伍禁忌。2岁以下婴幼儿不宜选用臀大肌注射,因婴幼儿在未能独自走路前,其臀部肌肉发育不完善,臀大肌注射有损伤坐骨神经的危险,应选用臀中肌或臀小肌注射。

4. 静脉注射法(IV 或 iv)

(1)定义:自静脉注入药液的方法。

(2)目的:药物不宜口服、皮下注射或肌内注射,需要迅速发生药效时;做诊断性检查;用于静脉营养治疗;输液或输血。

(3)部位:贵要静脉、正中静脉、头静脉及手背、足背、踝部等处浅静脉。

(4)操作方法:在穿刺部位上方约6cm处扎紧止血带,常规皮肤消毒后,左手拇指绷紧静脉下端皮肤,右手持注射器,示指固定针栓,针头斜面向上与皮肤成20°自静脉上方或侧方刺入皮下,再沿静脉方向潜行刺入静脉。

(5)注意事项:需长期静脉给药者,应有次序地先下后上、由远端到近端选择血管,进行注射。掌握注入药物的速度,观察注射局部及病情变化。对组织有强烈刺激的药物,应备盛有生理盐水的注射器和头皮针,注射时先做穿刺,证实针头确在血管内,再取下注射器,调换抽有药液的注射器进行注射,以防药物外溢而发生组织坏死。

(6)静脉注射失败的常见原因:①针头斜面一半在血管外,可有回血,部分药液溢出至皮下。②针头刺入较深,斜面一半穿破对侧血管壁,可有回血,部分药液溢出至深层组织。③针头刺入太深,穿破对侧血管壁,没有回血,药物注入深部组织,有痛感。

5. 股静脉注射法

(1)目的:常用于急救时做加压输液、输血或采集血标本。

(2)部位:在股三角区,髂前上棘和耻骨结节之间划一连线,连线中点为股动脉定位,股动脉内侧 0.5cm 为股静脉。

(3)操作方法:患者仰卧,下肢伸直,略外展,膝关节微屈。局部皮肤常规消毒,操作者洗手后用碘酊和乙醇消毒左手示指和中指。扪及股动脉搏动。用左手手指固定,右手持注射器,针头和皮肤成 90°或 45°,在股动脉内侧 0.5cm 处刺入。

(4)注意事项:严格执行无菌操作,操作毕拔针后用无菌纱布加压止血 3~5min。若抽出鲜红色血液,提示刺入股动脉,应立即拔出针头,用无菌纱布紧压穿刺处 5~10min,直至无出血为止。

第三节 雾化吸入治疗技术

一、超声雾化吸入法

超声雾化吸入法是应用超声波声能,使药液变成细微的气雾,再由呼吸道吸入。

1. 目的 消除炎症,减轻咳嗽,稀化痰液,帮助祛痰,治疗呼吸道感染。解除支气管痉挛,改善通气功能。胸部手术前后用以预防呼吸道感染。湿化呼吸道。治疗肺癌。

2. 特点 雾量大小可以调节;雾滴小而均匀,直径 $5\mu m$ 以下药液可被吸到终末支气管及肺泡;雾化液,温暖、舒适。

3. 常用药物

(1)常用抗生素类,如庆大霉素、卡那霉素,控制呼吸道感染。

(2)氨茶碱、沙丁胺醇(舒喘灵),解除支气管痉挛。

(3)α-糜蛋白酶、乙酰半胱氨酸(易咳净),稀化痰液,帮助祛痰。

(4)地塞米松,减轻呼吸道黏膜水肿。

4. 操作步骤

(1)水槽内加冷蒸馏水约 3cm 高,要浸没透声膜。雾化罐内放入稀释的药液 30~50ml。

(2)携用物至床边,核对,解释,开电源开关,调节雾量旋钮旋至所需量,一般用中挡(2ml/min),将口含嘴放入患者口中,嘱紧闭口唇深吸气。

(3)如水槽内水温超过60℃,需换冷蒸馏水,换水时要关闭机器;如雾化液体过少,可不必关机,从盖上的小孔内注入。

(4)治疗毕,先关雾化开关,再关电源开关,否则易损坏电子管。

(5)雾化罐、螺纹管浸泡于消毒液内1h,洗净、晾干备用。

5. 注意事项

(1)晶体换能器和透声膜薄而质脆,易破碎,应轻按,不能用力过猛。

(2)水槽和雾化罐中切忌加温水或热水。

(3)连续使用时,应间歇30min。

二、氧气雾化吸入法

1. 操作步骤

(1)用蒸馏水稀释药物5ml以内,注入雾化器。

(2)携用物至床边,核对,解释。

(3)嘱患者漱口,将雾化吸入器进气管接在氧气筒的橡胶管上,调节氧流量达6~10L/min。

(4)患者手持雾化器,把喷气管放入口中,紧闭口唇,吸气时按住出气口,呼气时移开出气口。一般需10~15min。

(5)吸入毕,先取出雾化器,再关氧气开关。

(6)雾化器浸泡于消毒液中1h,清洗、擦干备用。

2. 注意事项　药液必须浸没弯管的底部。湿化瓶内勿放水,以免药液稀释。用氧时严禁接触烟火和易燃品。

第四节　药物过敏试验

一、青霉素过敏试验法

1. 青霉素过敏反应的预防

(1)使用青霉素前必须做过敏试验,对青霉素过敏的任何给药途径、任何剂量和任何类型的制剂均可发生过敏反应。使用青霉素前应询问"三史"(用药史、过敏史、家族史),还必须做过敏试验(首次用药者、停药3d以上或在用药过程中药物批号更换时);已知有青霉素过敏史者,禁止做过敏试验。

(2)正确实施药物过敏试验。

(3)试验结果阳性者禁用青霉素,同时在医疗文件上注明青霉素阳性反应,并告知患者及其家属。

(4)青霉素应现配现用,因青霉素水溶液在室温下易产生青霉烯酸的过敏物质,引起过敏反应,还可使药物效价降低,影响治疗效果。

(5)严格执行查对制度。注射前要做好急救准备工作。注射后应观察30min。

2. 青霉素皮试液剂量 以每毫升含500U青霉素G生理盐水溶液为标准,按皮内注射法在患者前臂掌侧下1/3处注入青霉素试验液0.1ml(含50U)。注射后20min观察结果。

3. 结果判断

(1)阴性:皮丘无改变,周围不红肿,无自觉症状。

(2)阳性:局部皮丘隆起,并出现红晕硬块,直径＞1cm或红晕周围有伪足、痒感。严重时可发生过敏性休克。

4. 青霉素快速过敏试验法

(1)原理:青霉素分子结构中的酸根带负电荷,在水溶液中电离后,负离子含致敏原。当直流电通过时,其负离子可通过负极透入皮下,与体内蛋白质结合变成抗原,对青霉素过敏者,在电极板下皮肤有阳性反应现象。

(2)试验液的配制:用注射用水将青霉素稀释至1ml含10 000U青霉素。

5. 过敏反应的护理 过敏性休克可发生在用药后数秒或数分钟以内。有的在30min以后发生。

(1)临床表现

1)呼吸道阻塞症状:由喉头水肿和肺水肿所致,表现为胸闷、气急伴濒危感。

2)循环衰竭症状:表现为面色苍白、冷汗、发绀、脉细弱、血压下降等。

3)中枢神经系统症状:可能由脑组织缺氧所致,表现为头晕、眼花、面部及四肢麻木、烦躁不安、意识丧失、抽搐、大小便失禁等。

4)皮肤过敏症状:有瘙痒、荨麻疹等。

5)上述症状常以呼吸道症状或皮肤瘙痒最早出现。

(2)护理:①患者平卧,以利于脑部血液供应,并注意保暖。②遵医嘱立即皮下注射0.1‰盐酸肾上腺素0.5～1.0ml。此药是抢救过敏性休克的首选药物,具有收缩血管、增加外周阻力、兴奋心肌、增加心排血量及松弛支气管平滑肌的作用。③改善缺氧症状,如实施氧气吸入;人工呼吸,肌内注射呼吸兴奋药;气管插管或气管切开等。④遵医嘱给药,地塞米松或氢化可的松有抗过敏作用,能迅速缓解症状;给予血管活性药物、纠正酸中毒和抗组胺类药物等。⑤发生心搏骤停者,立即行胸外心脏按压,同时施行人工呼吸。⑥密切观察患者的意识、体温、脉搏、呼吸、血压、尿量及其他临床变化,并做好病情动态的护理记录。

二、链霉素过敏试验法

1. 皮试液剂量　皮内试验液的剂量以 1ml 含 2500U 链霉素生理盐水溶液为标准。皮内注射链霉素试验液 0.1ml 含 250U。注射后 20min 观察结果。

2. 过敏反应的护理　其表现同青霉素过敏反应。发生过敏反应时,可遵医嘱静脉注射葡萄糖酸钙或氯化钙,因链霉素可与钙离子结合,使毒性症状减轻。其他处理同青霉素过敏反应。

三、破伤风抗血清过敏试验(TAT)皮试液剂量、结果判断及脱敏注射法

1. TAT 皮试剂量及过敏反应护理

(1)皮试液剂量:取每支 1ml 含 1500U 的破伤风抗毒素药液,抽取 0.1ml,加生理盐水稀释到 1ml 即含 150U。按皮内注射法在前臂掌侧注入破伤风抗毒素试验液 0.1ml 含 15U。注射后 20min 观察结果。

(2)结果判断:局部无红肿为阴性。阳性时,局部反应为皮丘红肿,硬结>1.5cm,红晕可超过 4cm,有时出现伪足,主诉痒感。全身过敏反应、血清病型反应同青霉素过敏反应。若试验结果不能肯定,应在对侧肢体的前臂内侧用生理盐水做对照试验。

2. 阳性脱敏注射法　破伤风抗毒素过敏试验阳性者可用脱敏注射,即多次小剂量注射药液,每隔 20min 注射 1 次,每次注射后均需密切观察。在脱敏过程中,如发现患者有全身反应,如气促、发绀、荨麻疹及过敏性休克时,应立即停止注射,并迅速处理;若反应轻微,待症状消退后,酌情将注射的次数增加,剂量减少,以达到顺利注入所需的全量。

四、普鲁卡因、细胞色素 C 皮试液剂量

普鲁卡因、细胞色素 C 皮试剂量

1. 普鲁卡因皮试液剂量　取 0.25％ 普鲁卡因液 0.1ml 做皮内注射。注射后 20min 观察结果。

2. 细胞色素 C 皮试液剂量　取细胞色素 C 试验液 0.1ml(含 0.075mg)做皮内注射。注射后 20min 观察结果。

五、碘过敏试验法

在碘造影前 1～2d 做过敏试验。

1. 皮内试验法　取碘造影剂 0.1ml 做皮内注射。20min 后观察结果。局部有红肿、硬块，直径＞1cm 为阳性。

2. 静脉注射试验法　按静脉注射法将碘造影剂 1ml 缓慢注入静脉。注射后 5～10min 观察结果。有血压、脉搏、呼吸和面色等改变者为阳性。

在静脉注射造影剂前，须先做过敏试验。

第五节　导　尿　术

一、概述

导尿术是指在严格无菌操作下，用导尿管经尿道插入膀胱引流尿液的方法。

1. 目的

(1) 为尿潴留患者引流尿液，以减轻患者痛苦。

(2) 协助临床诊断：如留取未受污染的尿标本做细菌培养；测量膀胱容量、压力及检查残余尿液；进行尿道或膀胱造影等。

(3) 为膀胱肿瘤患者进行膀胱化疗。

2. 注意事项

(1) 严格执行查对制度和无菌操作技术原则。

(2) 在操作过程中注意保护患者的隐私，并采取适当的措施防止患者着凉。

(3) 对膀胱高度膨胀且极度虚弱的患者，第一次放尿不得超过 1000ml。大量放尿可使腹腔内压急剧下降，血液大量滞留在腹腔内，导致血压下降而虚脱；另外，膀胱内压突然降低，还可使膀胱黏膜急剧充血，发生血尿。

(4) 老年女性尿道口回缩，插管时应仔细观察、辨认、避免误入阴道。

(5) 为女性患者插尿管时，若导尿管误入阴道，应另换无菌导尿管重新插管。

(6) 为避免损伤和导致泌尿系统感染，必须掌握男性尿道和女性尿道的解剖特点。

(7) 采集尿标本应注意：女性患者不宜在月经期留取尿标本，留取尿培养标本时，应注意执行无菌操作，防止标本污染，影响检验结果。

二、留置导尿管术

留置导尿管术是指在导尿后，将导尿管保留在膀胱内，引流尿液的方法。

1. 目的

(1) 抢救危重、休克患者时正确记录每小时尿量、测量尿比重，以密切观察患者的病情变化。

(2)为盆腔手术排空膀胱,使膀胱持续保持空虚状态,避免术中误伤。

(3)便于某些泌尿系统疾病手术后引流尿液和膀胱冲洗,并减轻手术切口的张力,促进切口愈合。

(4)保持尿失禁或会阴部有伤口的患者会阴部清洁干燥。

(5)为尿失禁患者行膀胱功能训练。

2. 留置导尿管患者的护理

(1)做好解释,使患者及其家属认识到预防泌尿系统感染的重要性。

(2)保持引流通畅,避免受压、扭曲、阻塞。

(3)防止逆行感染:①保持尿道口清洁。②妥善固定集尿袋,保持集尿袋始终低于膀胱水平并避免接触地面,活动或搬运患者时夹闭引流管,防止尿液逆流。保持集尿装置密闭、通畅和完整,尽量避免断开尿管与集尿袋。③及时倾倒集尿袋,准确记录尿量;更换尿管的时机应在出现临床指征或不长于产品说明书的时限;集尿袋如发生尿路感染、堵塞、密闭性破坏应及时更换。④鼓励患者多饮水或根据病情增加补液量。⑤训练膀胱反射功能,拔管前采用间歇性引流夹管方式,使膀胱定时充盈排空,促进膀胱功能恢复。

三、膀胱冲洗

膀胱冲洗是利用三通的导尿管,将溶液灌入到膀胱内,再借用虹吸原理将灌入的液体引流出来的方法。

1. 目的

(1)保持留置导尿管患者的尿液引流通畅。

(2)清洁膀胱:清除膀胱内的血凝块、黏液、细菌等异物,预防感染。

(3)治疗某些膀胱疾病,如膀胱炎,膀胱肿瘤。

2. 膀胱冲洗的常用冲洗溶液　生理盐水、0.02%呋喃西林液、3%硼酸溶液及0.1%新霉素溶液。灌入溶液温度为38～40℃。若为前列腺肥大摘除术后患者,用4℃左右的0.9%氯化钠溶液灌洗。

3. 注意事项

(1)严格执行无菌技术操作。

(2)避免用力回抽造成膀胱黏膜损伤。若引流的液体量少于灌入的液体量,应考虑是否有血块或脓液阻塞,可增加冲洗次数或更换导尿管。

(3)冲洗时嘱患者深呼吸,尽量放松,以减少疼痛。若患者出现腹痛、腹胀、膀胱剧烈收缩等情形,应暂停冲洗。

(4)冲洗后如出血较多或血压下降,应立即报告医师给予处理,并注意准确记录冲洗液量及性状。

4. 健康教育

(1)向患者及其家属解释膀胱冲洗的目的和护理方法,并鼓励其主动配合。

(2)向患者说明摄取足够水分的重要性,每天饮水量应维持在2000ml左右,以产生足够的尿量冲洗尿道,达到预防感染发生的目的。

第六节 灌 肠 法

一、大量不保留灌肠

1. 目的

(1)解除便秘、肠胀气。

(2)清洁肠道,为肠道手术、检查或分娩做准备。

(3)稀释并清除肠道内的有害物质,减轻中毒。

(4)灌入低温液体,为高热患者降温。

2. 注意事项

(1)妊娠、急腹症、严重心血管疾病等患者禁忌灌肠。

(2)伤寒患者灌肠时溶液量不得超过500ml,压力要低(液面不得超过肛门30cm)。

(3)肝性脑病患者禁用肥皂水灌肠,以减少氨的产生和吸收;充血性心力衰竭和水钠潴留患者禁用0.9%氯化钠溶液灌肠。

(4)准确掌握灌肠溶液的温度、浓度、流速、压力和溶液的量。

(5)灌肠时患者若有腹胀或便意时,应嘱患者做深呼吸,以减轻不适。

(6)灌肠过程中应随时注意观察患者的病情变化,如发现脉速、面色苍白、出冷汗、剧烈腹痛、心悸气急时,应立即停止灌肠并及时与医师联系,采取急救措施。

二、小量不保留灌肠

1. 目的

(1)软化粪便,解除便秘。

(2)排除肠道内的气体,减轻腹胀。

2. 注意事项

(1)灌肠时插管深度为 7~10cm,压力宜低,灌肠液注入的速度不宜过快。

(2)每次抽吸灌肠液时应反折肛管尾段,防止空气进入肠道,引起腹胀。

三、保留灌肠

1. 目的

(1)镇静、催眠。

(2)治疗肠道感染。

2. 注意事项

(1)保留灌肠前嘱患者排便,肠道排空有利于药液吸收。

(2)应选择稍细的肛管并且插入要深,液量不宜过多,压力要低,灌入速度宜慢,以减少刺激,使灌入的药液能保留较长时间,利于肠黏膜吸收。

(3)肛门、直肠、结肠手术的患者及大便失禁的患者,不宜做保留灌肠。

四、便标本采集

1. 便标本种类　便标本分为常规标本、细菌培养标本、隐血标本和寄生虫或虫卵标本 4 种。

2. 便标本采集的注意事项

(1)采集培养标本,若患者无便意时,可用长无菌棉签蘸 0.9% 氯化钠溶液,由肛门插入 6~7cm,顺一个方向旋转后退出,将棉签置于培养瓶内,盖紧瓶塞。

(2)采集隐血标本时,嘱患者检查前 3d 禁食肉类、动物肝、血和含铁丰富的药物和食物、绿叶蔬菜,3d 后收集标本,以免造成假阳性。

(3)采集寄生虫标本时,若患者服过驱虫药或做血吸虫孵化检查,应留取全部粪便。

(4)检查阿米巴原虫,在采集标本前几天,不应给患者服用钡剂、油质或含金属的泻药,以免金属制剂影响阿米巴虫卵或胞囊的显露。

(5)患者腹泻时的水样便应盛于容器中送检。

第七节　静脉输注技术

一、静脉输液

(一)静脉输液的目的

1. 纠正水和电解质失调,维持酸碱平衡。

2. 补充营养，供给热能。

3. 输入药物，治疗疾病。

4. 增加血容量，维持血压。

5. 利尿消肿。

(二)常用溶液和作用

1. 晶体溶液

(1)5%～10%葡萄糖溶液：供给水分和热能。

(2)0.9%氯化钠(生理盐水)溶液、5%葡萄糖氯化钠溶液、复方氯化钠溶液：供给电解质。

(3)5%碳酸氢钠、11.2%乳酸钠：调节酸碱平衡。

(4)20%甘露醇、25%山梨醇、高浓度(25%～50%)葡萄糖溶液：利尿脱水。

2. 胶体溶液

(1)右旋糖酐：右旋糖酐-70(中分子右旋糖酐)，可扩充血容量；右旋糖酐-40(低分子右旋糖酐)，可改善微循环。

(2)羧甲淀粉：增加胶体渗透压及循环血量，急性大出血时可与全血共用。

(3)浓缩白蛋白注射液：维持胶体渗透压，补充蛋白质，减轻组织水肿。

(4)水解蛋白注射液：补充蛋白质，纠正低蛋白血症，促进组织修复。

3. 其他　静脉高营养液，如氨基酸、脂肪乳剂注射液等。

(三)常用静脉输液法

1. 周围静脉输液法

(1)常用的静脉穿刺部位：上肢静脉、下肢静脉，这些静脉对患者而言，浅表而安全。

(2)穿刺部位选择的原则

1)根据注射量和输液时间：即一般注射量大、输液时间短，可选用大静脉；长期输液则由远端小静脉开始注射。

2)根据药物性质：如有刺激性、黏稠度大的药物宜选用大静脉。

3)根据患者静脉状况：一般选用平直、柔软、富有弹性的静脉，注意皮肤状况，已多次穿刺的部位应避免再次穿刺。

4)根据患者安全、活动和舒适的需要：避开关节，尽量选择患者活动限制最少的部位。

(3)密闭式输液法：用原装密封瓶或塑料瓶(袋)，直接插入一次性输液器进行静脉输液的方法。

1)排气一次成功的标志:墨菲滴管液面 1/2 或 2/3,墨菲滴管以下输液管内无气泡,液体无外溢。

2)穿刺固定:选择静脉,备胶布,常规消毒穿刺部位,距穿刺点上方 6cm 以上结扎止血带,嘱患者握拳,使静脉充盈。静脉穿刺见回血后,将针头平行再进入血管少许,放松止血带和调节器,嘱患者松拳,胶布固定。

3)调节滴速:根据年龄、病情及药物性质调节滴速,一般成年人每分钟 40～60 滴,儿童每分钟 20～40 滴;年老体弱、婴幼儿、心肺疾病患者滴入速度宜慢;脱水严重、心肺功能良好者滴入速度可快;含钾药物、高渗溶液、升压药等滴入速度要慢。

4)巡视、观察:输液过程应加强巡视,听取患者主诉,观察输液情况,及时更换输液瓶。

5)大量输液:合理安排输液顺序,合理用药。

2. 颈外静脉输液法　协助患者去枕平卧,头偏向对侧,尽量使头后仰,必要时使颈部伸展平直,便于穿刺。操作者站穿刺部位对侧或顶侧,在下颌角和锁骨上缘中点连线之上 1/3 处,颈外静脉外缘进针。常规消毒局部皮肤,助手以指按压颈静脉三角处,使颈外静脉充盈。用 1% 普鲁卡因在预定穿刺点旁 2mm 处行局部麻醉,持穿刺针成 45°进针,入皮下后成 25°沿颈外静脉方向穿刺,在距穿刺点 0.5cm 处固定硅胶管。用无菌薄膜敷贴固定。输液完毕,用稀释肝素溶液(即每毫升生理盐水含肝素 10～200U)2～5ml 注入硅胶管内。拔管动作应轻柔,避免折断硅胶管。拔管后在穿刺点加压数分钟,防止空气进入静脉。

(四)输液速度的调节

输液速度要根据患者的年龄、病情、药物性质、输液目的来调节。

1. 根据药物性质调节　临床上常规输入某些药物如抗生素、止血药等,输液速度一般为每分钟 60～80 滴。输入氯化钾时要稀释成 0.3% 的浓度,每分钟 30～40 滴。因为输液速度过快可使血清钾突然上升引起高血钾,从而抑制心肌,以使心脏停搏于舒张期状态。若需输入 10% 葡萄糖溶液,应以每分钟 60～80 滴为宜。一般情况下,输入生理盐水时速度不宜过快,输液速度为每分钟 40～48 滴,否则可使氯离子在体内迅速增多。

2. 根据病情及输液目的调节　对于有颅脑、心肺疾病的成年人患者,输液速度应慢。一般要求在每分钟 20～40 滴,有时甚至需要在每分钟 15 滴以下。血容量不足导致的休克患者,前 2h 以内输液速度应在每分钟 150 滴以上。严重脱水患者,若心肺功能良好者,输液速度一般在每分钟 120 滴左右,每日输液总量应在 6～8h 输完,可以使患者在输液完毕后得到充分休息。如果静脉输液速度过快,血容量骤然增加,心肺超负荷,可导致心力衰竭、肺水肿等。因此,在达到每分钟100滴以上的快速输液者,护理人员要监测输液前后的呼吸与脉搏,若输液后呼吸次数与脉搏比输液前快,而且伴有频繁咳嗽者,应减慢滴速,立即通知医师进行检查。

3. 特殊情况下的调节　根据治疗目的不同,输液时有的要保持恒定输液速度,有的要根据实际需要随时调节输液速度。例如,脱水患者输液时,应先快后慢;应用升压药时输液速度既要保持血压在一定水平,又不能使血压过分升高为适宜。

(五)常见输液问题和处理

1. 溶液不滴

(1)针头滑出血管外,局部有肿胀、疼痛,应另选血管重新穿刺。

(2)针头斜面紧贴血管壁,调整针头位置或适当变换肢体位置。

(3)针头阻塞,挤压近针头端的输液管,感觉有阻力,且无回血,则表示针头已阻塞,应更换针头重新穿刺。

(4)压力过低,可抬高输液瓶位置。

(5)静脉痉挛,用热水袋或热毛巾热敷注射部位上端血管。

2. 滴管内液面过高　取下输液瓶,倾斜液面,使插入瓶内的针头露于液面上,待溶液缓缓流下,直至滴管露出液面,再将输液瓶挂于输液架上,继续进行滴注。

3. 滴管内液面过低　折叠滴管下端输液管,同时挤压塑料滴管,迫使液体流入滴管,直至液面升高至滴管1/2处。

4. 滴管内液面自行下降　检查滴管上端输液管和滴管内有无漏气或裂隙,必要时更换输液器。

(六)常见输液反应及护理

1. 发热反应　多发生于输液后数分钟至1h,表现为寒战和发热。轻者体温在38.0℃左右,停止输液数小时内体温恢复正常;重者初起寒战,体温可达40.0℃以上,伴恶心、呕吐、头痛、脉速等症状。

(1)原因:与输入的溶液、药品及输液器含有致热物质有关。

(2)护理措施:①减慢滴注速度或停止输液。②对症处理。③遵医嘱给抗过敏药物或激素治疗。④保留余液和输液器,必要时送检验室做细菌培养。⑤严格检查药液质量、输液用具的包装及灭菌有效期等,防止致热物质进入体内。

2. 循环负荷过重(肺水肿)　患者突然出现呼吸困难、气促、咳嗽、咳粉红色泡沫样痰,严重时痰液从口鼻涌出,两肺可闻及湿啰音。

(1)原因:与输液速度过快、输入液量过多有关。

(2)护理措施:①立即停止输液,及时与医师联系,配合抢救,安慰患者。②为患者安置端坐位,两下肢下垂,以减少静脉回流,减轻心脏负担。③加压给氧,使肺泡内压力增高,减少肺泡内毛细血管渗出液的产生;给予20%～30%乙醇湿化吸氧,乙醇能降低肺泡内泡沫的表面张力,使泡沫破裂消散,从而改善肺部气体交换,迅速缓解缺氧症状。④遵医嘱给予镇静药、扩血管药物和强心药,如洋地黄等。⑤必要时进行四肢轮流结扎,阻断静脉血流,但动脉血流仍通畅。每隔5～10min轮流放松一侧肢体,有效地减少静脉回心血量。

3. 静脉炎　输液部位沿静脉走向出现条索状红线,局部组织发红、肿胀、灼热、疼痛,有时伴畏寒、发热等全身症状。

(1) 原因:①长期输入高浓度、刺激性较强的药液。②输液导管长时间留置。③输液过程中未严格执行无菌操作。

(2) 护理措施:①严格执行无菌操作,有计划地更换注射部位,以保护静脉;②患肢抬高并制动,局部用95%乙醇或50%硫酸镁行湿热敷。③超短波理疗。④若合并感染,根据医嘱给予抗生素治疗。

4. 空气栓塞　患者感到胸闷异常不适,随即出现呼吸困难和严重发绀,听诊心前区可闻及一个响亮的、持续的"水泡声"。

(1) 原因:与大量空气经静脉输液管进入血液循环有关。由于输液时空气未排尽;输液管连接不紧密;加压输液、输血时无人守护;连续输液添加液体不及时等原因引起。空气进入静脉,随血流经右心房到右心室,如空气量少,则被右心室压入肺动脉,并分散进入肺小动脉内,最后经毛细血管吸收,因而损害小;如空气量大,则在右心室内阻塞肺动脉口,使血液不能进入肺内,可引起严重缺氧,甚至死亡。

(2) 护理措施:①立即停止输液,积极配合抢救,安慰患者。②为患者置左侧卧位和头低足高位(头低足高位在吸气时可增加胸内压力,以减少空气进入静脉);左侧位可使肺动脉的位置低于右心室,气泡则向上飘移到右心室,避开肺动脉口。③高流量氧气吸入。

二、静脉输血

(一) 目的

1. 补充血容量,促进血液循环,用于失血、失液引起的血容量减少或休克。
2. 增加血红蛋白,促进携氧功能,用于纠正贫血。
3. 供给新鲜血,补充各种凝血因子,有助于止血,用于治疗凝血功能障碍。
4. 增加白蛋白,维持胶体渗透压,从而减轻组织渗出和水肿。
5. 补充抗体,增加机体抵抗力。

(二)血液制品的种类

1. 全血。

2. 成分血,包括红细胞悬液、白细胞浓缩悬液、血小板浓缩悬液、血浆。

3. 其他血液制品,包括白蛋白、纤维蛋白原、凝血酶原复合物等。

(三)静脉输血法

输入全血、红细胞、血小板血浆悬液前均须做血型鉴定和交叉试验。

1. 间接输血法

(1)先输入少量生理盐水。

(2)仔细进行"三查""八对",确定无误后,以手腕旋转动作轻轻将血液摇匀,开始输入速度宜慢,观察10min无不良反应,再根据病情调整滴速,成年人一般为每分钟40~60滴,儿童酌减。

(3)输入2袋以上血液时,2袋血之间须输入少量生理盐水。待血液即将输完时,继续滴入少量生理盐水,以使输血器内的余血全部输入体内。

2. 直接输血法　常用于婴幼儿少量输血或无血库条件而患者急需输血时。在无菌静脉器内抽取一定量的抗凝药(50ml血中加4%枸橼酸钠生理盐水5ml),从供血者静脉内抽出血液,用静脉注射法直接输给患者。

(四)常见输血反应及护理

1. 常见输血反应

(1)发热反应:在输血过程中或输血后1~2h发生。初起体温升至39℃以上,有的患者伴有头痛、恶心、呕吐、皮肤潮红等症状。全身麻醉患者发热反应不明显。

(2)过敏反应:大多数患者过敏反应发生在输血后期或即将结束时。轻者出现皮肤瘙痒、荨麻疹、轻度血管性水肿,表现为眼睑、口唇水肿;重者因喉头水肿出现呼吸困难,两肺闻及哮鸣音为支气管痉挛所致,甚至发生过敏性休克。

(3)溶血反应:为最严重的输血反应。一般输血10~15ml后,患者主诉头胀痛、四肢麻木、腰背部剧烈疼痛和胸闷等;继续发展出现黄疸和血红蛋白尿,同时伴有寒战、高热、呼吸急促和血压下降等症状;后期出现少尿、无尿等急性肾衰竭症状,可迅速死亡。另外,溶血反应还可伴有出血倾向。

(4)大量输血后反应:大量输血一般指在24h内紧急输血量大于或相当于患者总血容量。

1)循环负荷过重导致肺水肿。

2)出血倾向:表现为皮肤、黏膜瘀点和瘀斑,穿刺部位可见大块瘀斑或手术伤口渗血等。

3)枸橼酸钠中毒反应:患者表现为手足搐搦、出血倾向、血压下降、心率缓慢甚至心搏骤停。

2. 护理措施

(1)发热反应:①暂停输血,密切观察生命体征。②对症处理:寒战时应保暖;高热时,给予物理降温。③遵医嘱给予抗过敏药、解热药或肾上腺皮质激素。④预防:严格管理血库保养液和输血用具,有效地清除致热物质,输血过程中严格执行无菌操作,防止污染。

(2)过敏反应:①轻者减慢输血速度,继续观察,重者立即停止输血。②给予氧气吸入,如发现过敏性休克,即协助抗休克治疗。③根据医嘱给予0.1%肾上腺素0.5~1.0ml皮下注射,或用抗过敏药物如异丙嗪和激素如氢化可的松或地塞米松。④预防:勿选用有过敏史的献血员;献血员在采血前4h内不宜吃高蛋白和高脂肪食物,宜食少量清淡食物或糖水。

(3)溶血反应:①立即停止输血,保留余血。采集患者血标本重做血型鉴定和交叉配血试验。②安慰患者。③口服或静脉滴注碳酸氢钠,以碱化尿液,防止或减少血红蛋白结晶阻塞肾小管。④双侧腰部封闭,并用热水袋敷双侧肾区,防止肾血管痉挛,保护肾。⑤密切观察生命体征和尿量,并记录。⑥预防:认真做好血型鉴定和交叉配血试验,输血前仔细查对,杜绝差错。严格执行血液保存规则,不可使用变质血液制品。

(4)大量输血后反应

1)出血倾向:①密切观察。②根据医嘱间隔输入新鲜血或血小板悬液,以补充足够的血小板和凝血因子。

2)枸橼酸钠中毒反应:输入库存血1000ml以上时,须遵医嘱静脉注射10%葡萄糖酸钙或氯化钙10ml,以补充钙离子。

(5)其他:空气栓塞及因输血传染的疾病(如病毒性肝炎、疟疾、艾滋病及梅毒等)。

第7章

护理研究和护士法规

护理学是医学科学的重要组成部分,在整个生命科学中占有重要的地位。护理学需要通过大量的研究工作来促进自身发展,完善自身系统的理论体系,形成严密逻辑结构的独立学说和理论。没有科学研究的专业是没有生命力的。

第一节 护理研究概论

科学是由拉丁文 Scire 而来,意指"探讨自然现象和其间关系的知识体系"。研究过程就是对未知或未完全知道事物的认识过程,也是从感性认识到理性认识的思维过程。科学研究以系统的研究方法来探索和了解事物的现象为目的,其结果可表现为3个方面的内容,即描述事物的现状、发现事物的内在联系和本质规律、引出定律或产生理论。护理科学研究是推动护理学知识和技术发展、促进知识和技术更新的一个关键因素。

一、护理研究的概念

护理研究是指从实践中发现需要研究的护理问题,通过科学方法有系统地研究或评价该护理问题,并直接或间接地用以指导护理实践的过程。护理研究的基点在于提高护理学知识,促进护理工作,包括对健康人及患病者的护理;它被应用于提高基本技术,以使个人及家庭有能力维持其最佳功能,减少疾病的不良影响。此外,在广泛涉及健康、疾病、健康服务的提高与管理、制定有关政策及有关教育等的研究中,护士也可起到指导和(或)合作的作用。

二、护理研究的范畴

护理研究可分为基础性研究和应用性研究,目前大部分护理研究内容着重于应用性研究。凡是与护理工作有关的问题,如促进健康、预防疾病、协助康复和减轻患者痛苦等方面的问题,都属于护理研究的范畴。

(一) 基础护理研究

基础护理是指各专科护理均能得到应用的基本理论、基本技术及基本知识,是为了满足患者的生活需求,解除由疾病给生理需求造成的障碍、痛苦和威胁,为诊治创造最佳状态而采取的一系列护理措施。

(二) 临床专科护理研究

临床专科护理是与基础护理相对而言的、结合临床各专科特点进行的护理,是在基础护理的基础上所采取的进一步的护理措施。它通常针对专科护理中的某个问题进行研究,包括对各专科的护理技术、特护措施、护患关系、应用新技术、新仪器等方面的研究,其他如老年患者护理和社区护理等也都是护理研究范畴中经常考虑的问题。

(三) 护理管理研究

护理管理是以提高护理质量为主要目的的工作过程,是控制和管理护理质量的重要组织措施。它主要探讨有关护理行政管理、领导方式、护理人才流动和人力安排、工作考核及护理质量控制等方面的问题,也需要研究护理人员自身发展及如何提高护理人员的业务和心理素质及护理人员继续教育的方式和途径等问题。

(四) 护理教育研究

护理教育是根据国家卫生工作方针,通过教育培养身心健康、品德优良、掌握护理理论和技能的护理人才的实践活动。护理教育方面的研究是护理研究最早选择的课题,研究的内容有护理教学的课程设置、师资培养、教学方法、评价教学方法及护士在职教育、继续教育等多方面的问题。

(五) 护理学理论研究

研究和发展有关的护理哲理和各种护理模式及理论方面的问题。

(六) 护理学历史研究

研究有关护理学起源、变化及发展方向等内容。

三、护理研究的原则

为了使护理研究活动成功,使研究结果具有价值,护理研究就必须遵循必要性、创新性、可行性、科学性和伦理性的研究原则。

(一) 必要性原则

必要性可以理解为实际工作的需要和科学理论体系的需要2个方面,对于大多数护理工作者来说,主要是从实际工作的需要方面来考虑。确定一项科研活动是否满足实际工作的需要,要衡量研究问题是否很重要,是否有实用价值,是否有理论参考价值,是否对患者、护士或其他医务人员有益处,研究成果是否对制定护理政策或护理措施有帮助。

(二)创新性原则

科研的本质是探索未知,创新性是科研劳动的价值所在。坚持研究的创新性原则,首先要清楚此问题已取得的进展,明确科研的起点;其次,要把继承和创新结合起来。科研的创新性主要体现在以下方面。

1. 前人或他人未研究过的,填补某一领域的空白。

2. 前人或他人对某一课题虽做过研究,但现在提出新问题、新实验依据或新的理论,对前人的研究有所发展或补充,甚至提出相反的见解。

3. 国外已有研究报道,尚需结合我国实际进行创新性研究、验证,从而引进新的医学科学原理或技术,填补国内此领域的空白。

4. 将别人已完成、已发表但尚未推广应用的科技成果,通过自己的应用设计,促使成果的实用化,取得重大经济效益和社会效益。

(三)可行性原则

选题是否可行,主要体现在以下2个方面。

1. 问题必须是可以研究的　问题是否可以研究,在很大程度上取决于人们对所要研究问题的认识程度。因此,"可研究"是一个相对概念,受研究条件或认识水平的限制。有些问题在过去看来是无法研究的,随着科学的进步和对客观世界认识的加深,会逐渐成为可研究的。所以在确定研究问题时,必须注意所提出问题的可研究性,尤其是在现有水平与条件下。

2. 研究必须具备一定的条件　任何研究都要受到时间、经费、人力、技术、空间等多方面的限制,故在开始研究前必须在时间、研究对象、其他合作者、研究资源、政策和制度方面具备一定的条件。

(四)科学性原则

即选题要有科学依据。科学依据是指一定的科学理论和事实材料,只有在此基础上,借助文献资料和个人的经验体会,经过归纳、演绎、类比、分析等科学思维形成科学假说。同样,护理科研的科学性不仅体现在确定研究问题时是否有事实依据和理论依据,还体现在科研活动中,科研设计是否严密,收集、分析、整理资料是否合理,以及研究结果能否为以后的护理实践所证实,能否切实回答和解决有关的护理问题等。

(五)伦理性原则

护理研究在很多情况下是以人为研究对象的,护理人员在研究中经常会遇到有关人类权利的伦理问题或困境。因此,如何在研究中尊重人的生命、权利和尊严,尤其当科学和伦理产生冲突时,遵循伦理原则指引护理研究显得非常重要。

1. 尊重人的尊严的原则　尊重人的尊严主要包括自主决定权、隐私权、匿名权和保密权4个方面的内容。

2. 有益的原则　该原则指出研究者应使受试者免于遭受不舒适或伤害。研究者试验前应谨慎评估试验的利益和风险,并尽最大可能将风险减少到最低水平。

3. 公正的原则　是指受试者得到公平治疗的权利,其内容主要包括公平选择受试者和公平对待受试者。

4. 知情同意的原则　知情同意包含"知情"和"同意"2个方面的意思,即受试者知晓和明了与研究项目有关的必要信息(知情)和受试者自主同意参与该项研究(同意),2个方面缺一不可。

5. 其他伦理原则　真实性原则、客观性原则、平等性原则等。

四、护理研究的基本程序和内容

(一)提出问题

提出问题即选择和确立所要研究的题目,也就是发现问题、确定研究目的和内容、确定并论证科研课题的过程。选题决定着研究者的研究方向和目标,引导研究的方法和途径,关系着科研成果的大小和成败,还能培养研究人员的思维能力和独立工作的能力。因此,选题必须具有明确的目的性、充分的科学性和先进性。护理研究的选题大多从护理经验和日常工作实践中发现问题,故需要平时积累,多看资料和多思考。另外,在提出一个问题时,还应首先收集与自己的研究课题有关的信息,即查阅文献以确定此问题是否有研究价值。查阅文献应主要参考近几年发表的文献资料,通过各种文献检索工具,寻求需要的内容。

(二)形成假设

在发现和提出问题及进行文献查阅和情报调研的基础上,研究者要对所获取的资料和信息进行分析对比,找出问题的关键所在,为立题提供理论上和试验上的科学依据,并做出预期性答案,建立科学假设。假设是研究前对要研究的问题提出的预期目的,根据假设确定研究对象、方法和观察指标等,通过获得的试验结果来验证或否定假设,并对提出的问题进行解释和回答。假设是科学性和推测性的统一,常由理论推测而得,所以假设能提供研究方向、指导研究设计。不是所有的研究都需要提出明确的预期目的,如量性研究需要有研究设计,故有假设提出;而描述性研究就不一定要有假设形成;质性研究在研究开始可能没有假设和研究设计,然而在研究完成时,可能会产生研究的预期性答案。

(三)科研设计

在研究问题确定后,研究者按研究目的进行科研设计,选择和确定具体的研究方法。科研设计是科学研究中具体内容和方法的设想及计划安排,以获得有意义的资料和结果。科研设计是科研人员必备的能力,有无严谨的科研设计对是否能获得有价值的科研结果十分重要,同时与科研论文的质量也是密切相关的。任何一个缺乏严谨设计方案的科研课题,往往会白白浪费人力、物力、精力和时间,导致整个研究工作的失败或不能达到预期的目的。

科研设计的内容主要包括专业设计和统计学设计2个部分。专业设计是指根据研究目的选择适当的研究对象、研究因素、效应和测量,选择适当的研究方法、途径和评价标准等。统计学设计主要包括统计学原理和方法,充分运用对照、随机、均衡和重复原则控制各种偏倚,选择适宜的统计学分析方法。在实施科研方案前,需要请不参与课题设计的专家对设计方案提供意见,经过充分论证与改进后再予以实施。

(四)预试验

预试验又称可行性研究或试验研究,是指在科研方案正式实施之前,为保证科研工作的顺利进行,按科研设计方案先做一个小规模的试验。一般在大规模或大样本的研究设计中,在研究开始前选择做预试验。预试验之后,必须对预试验过程中发现的问题加以修正,必要时还要再次进行预试验。

(五)实施

预试验之后即进入正式实施科研方案阶段,即根据护理研究计划,在总的研究目标的指导下,按科研设计展开研究。正式试验一般对参加人员有严格的要求,需专门培训,并对研究的进度有所规定,整个研究过程要按要求进行。在这一阶段,研究人员应按照科研设计进行观察和试验,有次序地收集资料,从中发现有价值的材料,为以后的理论升华提供素材。这是研究过程中最关注的部分,是科学发现和发明创造的起源。科研资料的收集分为直接资料和间接资料2类,直接资料即研究者亲自收集而得的第一手资料,其方法主要有观察法、调查法和实验法;间接资料通常来自各种文献材料,如书籍、期刊等,常称之为第二手资料。

(六)分析总结

分析总结包括资料处理、数据分析和课题总结。

1. **资料处理** 收集到原始资料后,还必须进行科学的整理加工,首先要根据研究目的对原始资料进行科学合理的取舍。凡是与研究目的相关联的正、反两方面的资料都应当选取,而不能只选用与预期结果相符合的资料,舍弃与预期结果不符合的资料。否则,就可能出现重大的偏倚,甚至导致错误的研究结果和结论。同时,在对资料整理的过程中,应当就各种偏倚与混杂因素对研究结果的影响进行统计学分析,必要时应进行补充试验和观察。

2. 数据分析　即选用适宜的方法对资料进行统计学分析。研究问题的目的在于认识客观规律,试验虽然只在少数受试者身上(样本)进行,但是结论却要推至研究对象的全体(总体)。由于生物的变异性大,个体差异普遍存在,所以研究资料只有通过统计学方法进行分析才能找出规律性的答案,得到有意义的结论。

3. 课题总结　即对研究结果进行解释与表达,是把感性材料从感性认识升华为理性认识,从而形成新理论、新知识、新技术、新方法的过程。

(七)撰写论文

科研论文是科研工作的书面总结,也是科学的论证文章。撰写论文是科研工作的最后一个步骤,也是一个重要组成部分,没有写出论文,任何研究工作就不能称之为完成。论文撰写完成后,应尽快报道,一般选择专业性杂志发表,以尽快在护理专业推广应用,为人类的健康服务。

对某项科研活动而言,尽管分析总结成文是终点,但是科技工作并未就此结束,科研的结果一方面需要推广应用,产生实际的社会经济效益,把科学技术潜在生产力转变成为现实生产力;另一方面,科技新知识、新理论、新技术、新方法也必须接受实践检验,在实践中进一步丰富、发展和完善。在实践检验中可能又将出现深入研究探索的新课题,实践→认识→再实践→再认识,循环往复,不断深入探索研究,推进科技进步和人类文明发展。因此,分析总结成文既是一项科研活动的终点,往往又是再一次科研工作的起点。

第二节　护理论文的撰写

论文是对于创造性的研究结果,经过科学的文字处理加工,有明确的论点,能对科技发展、经济建设和社会进步起推动作用的文章。简而言之,护理科研论文是护理科研成果或临床护理经验的文字表达形式,它是护理研究的重要组成部分。通过护理论文的撰写,从大量的实践中发现规律、总结成果,从理论上阐述自己的观点,充实和发展新的护理理论,反过来再指导临床。因此,撰写护理论文的过程也就是理论与实践相结合的不断深化过程,对于完善护理体系和护理学科的发展起着十分重要的作用。

一、撰写护理论文的基本要求

(一)科学性

科学性是论文的立足点,是论文的生命力所在。没有科学性就没有存在的价值。论文的科学性,在很大程度上取决于作者本身是否具有科学态度以及科研过程的设计是否科学合理,诸如观察的方法、资料的收集等是否真实可靠。另外,写作时应注意尽量用事实、数据说话,不要凭想象或夸张的手法描述。

(二)创新性

创新是科研的灵魂,是决定论文质量高低的主要标准。创新包括多方面,如提出新概念、找出新方法、发现新现象、摸索出新的规律等。对某一结论做出补充、修正、发展,或引进消化吸收新技术过程中的认识、体会等,都应认为有创新性。

(三)实用性

论文的真正价值在于应用。论文选题应符合我国国情,并根据护理实际工作的需要,解决护理实践中发生的问题,提高护理质量。论文中的各种信息均应来源于实践,应具有可重复性。实验研究得到的预期结果,应能解决临床护理工作中的实际问题。总结出的成功经验固然可直接为他人所用,而失败的教训也同样可为他人借鉴和参考。

(四)逻辑性

所谓逻辑性就是从道理上能说得通,不能自相矛盾,主客颠倒。具体指文章概念明确,结构、层次条理清楚,判断、推理有根有据,合乎情理。

(五)文学性

要求文理通顺、语言流畅、文字生动简练,注意增加感染力和说服力。在保证论文的创新性、科学性、实用性、逻辑性的基础上,使文章做到结构严谨、层次分明、语言简练、书写工整,将丰富的科学内容和完美的表现形式统一起来,提高论文的可读性。

二、护理论文的基本结构和写作方法

(一)题目

文题是论文主要内容和中心意思的高度概括,是文章最重要的信息点。一个好的文题应该是既精练简明,能准确反映论文主题,又新颖醒目,富于吸引力,给人以深刻的印象。

1. 要求

(1)切题:要能正确反映论文的特定内容,使文章与内容符合,不要文不切题或题大文小。

(2)醒目:要求题目新颖鲜明、一目了然,具有吸引力。首先论文内容要有创新,但有创新的内容而没有醒目的题目易被人忽视,故拟题时应注意创新。

(3)言简意明:用尽量少的文字高度概括论文的中心内容,使之简洁明了。题目的字数、层次不宜过多,尽量不用副标题。

(4)规范:即用词要规范并要符合语言逻辑,不至于产生歧义。某些词采用缩写形式或代号时,一定是得到普遍公认的。

2. 命题的方法　有 3 种,分别是以对象命题、以方法命题、以结论命题。

(二)作者署名和工作单位

文章都应有作者署名,它是文责自负和拥有知识产权的标志。署名必须用真名,不得用笔名、化名或假名。文稿作者应按贡献大小依次排序,于同页底线下注明作者单位及邮编。

(三)摘要

摘要即文章的内容提要,是论文内容高度概括的简短陈述。使阅读者能够迅速和准确地了解论文的主要内容。公开发行的刊物还应有外文(一般用英文)摘要。论文摘要的内容应包括研究目的(研究的宗旨和解决的问题)、基本步骤、方法(研究对象、研究途径、应用模式、实验范围和分析方法)、主要发现(重要数据及其统计学意义)、结论(关键的论点)及经验教训等。文字在 200~300 字为宜。

摘要要求写得简练,并能准确反映全文的主要信息,具有高度概括性。内容应较完整,一般用第三人称,不分段、不列图表、不引用文献、不加评论和解释、不举例。

(四)关键词

关键词是经过精选的最能代表论文主要内容的词或词组,其目的是为了编制索引和检索系统,便于进入电脑检索,为读者查阅和编制二次文献带来很大的方便。

应尽量从《汉语主题词表》等词表中选用规范化的词,未被词表收录的新学科、新技术中的重要术语,也可作为关键词标出。一般每篇文章选 3~8 个,内容简单的文章如"个案报告"等关键词可少于 3 个。关键词写在摘要的下面,无摘要的文章可写在文末或作者署名的下方。

(五)前言

前言也称引言、序言或导言,是论文的开场白。引言应简要介绍研究的目的、意义、主要方法、适用范围、课题有关的历史背景和现状,包括问题的提出、依据、性质、范围、结果及见解等。写作时应开门见山,言简意赅,突出选题依据和本文特点,以 200 字左右为宜。注意不要与摘要雷同或成为摘要的注释,避免冗长地综述国内外文献,写成短篇综述。

(六)资料和方法

资料与方法是论文的重要部分,起着承上启下的作用。材料是摆事实,是用来说明科学性和表现主题的,应注意完整性、客观性、准确性、可比性。调查资料应以客观指标为主,实验资料应以科学性为依据,临床资料应以可靠性和完整性为基础。方法应交代清楚论文所提方法的来源、操作步骤、观察指标及统计处理的方法等。引用他人的方法应注明出处,若对他人的方法有改进,应说明改进部分。若系传统、常规的方法可一带而过,对创新的方法要详细具体叙述,使他人可依法重复验证。资料与方法的具体内容应包括以下方面。

1. 材料与研究对象　应明确介绍。

(1)对象:若为动物实验研究,应介绍动物名称、种类、数量、来源、性别、年龄、体重、健康状况、分组标准和方法(分组亦可放在方法内)。

(2)实验材料:包括实验使用的仪器、器材、药品和试剂等,要介绍其名称、产地、生产厂家和国家、牌号或规格、型号、批号和操作方法或使用浓度、剂量等。有的药品和试剂还要说明纯度、配制方法等。

2. 方法　包括实验对象分组、实验的具体方法、实施过程和操作要点、质量控制措施、观察的项目和方法及观察者、实验结果或临床疗效的判定标准、统计学方法的选用等。

临床回顾性总结的资料和方法部分往往用"临床资料"或"病案报告"作标题,包括一般资料(总例数、性别、年龄、病程、症状、体征、实验室及特殊检查、诊断、治疗及护理、转归、随访等情况)。应特别注意的是要围绕着护理特色写,不要照抄医师病历中记载的内容。

(七) 结果

结果是论文的核心和结论的客观依据,它反映了研究水平的高低及其科学价值。其内容包括客观的研究结果、观察结果、发现的成果、护理效果的差异、数据的测定及对这些现象和数据的归纳方法、统计学处理等。要求真实可靠,准确反映客观事实,忠于原始记录。即使得出的结果与预期的效果不相符合,也应如实反映。数据要做统计学处理,同时列出统计学方法和结果。应选择适当的表达方式,使结果简明扼要,关系清楚,容易理解,避免重复。常用的表达方式有文字叙述、表格、图及照片。

(八) 讨论

讨论的目的是将研究的结果进行逻辑性推理、分析和综合,并参照前人的研究成果进行对比,从而形成自己的观点、论证和假说,引出恰当的结论,并说明其应用价值。讨论的基本要求是从实验和观察的结果出发,以事实为依据进行论证,必须"持之有据,言之成理"。

讨论的内容应包括研究所得结果的理论阐述、结果和结论的理论意义、结果和结论的实践意义、国外对于类似问题的研究进展。讨论应围绕本文目的与实验结论进行,避免离题太远。

(九) 参考文献

参考文献是论文的重要组成部分。选用恰当的文献可以反映论文的科学依据,提高论文的学术价值,并体现作者尊重他人的劳动成果、严谨的科学态度和对此研究课题现状掌握的广度和深度。此外,参考文献向读者提供了原文资料,以备核查,可加深对论文的理解或为进一步研究该课题提供方便。

引用参考文献必须选用与撰写论文关系密切的最新文献,最好选用5年内的。选用的文献必须是:①经作者查阅过的原文,而不是转用他人引用的文献。②公开发表的文献,内部刊物、未发表的资料均不能作为参考文献。③引用论点必须正确,不可断章取义。④篇数限制,一般论著在10篇以下,综述在25篇以下,各条目必须按规定格式书写完整,字体规范,西文字母书写正确。⑤若作者有3人,则全部列出,超过3人者只写前3名,后加"等"。

参考文献的格式:

[期刊]序号作者名.文章题目,刊物名称.年份,卷(期):起页—迄页。

[专著和书籍]序号作者名(主编).书名.版次(第1版略).出版地:出版社,年。

第三节　护士条例

第一章　总　则

第一条　为了维护护士的合法权益,规范护理行为,促进护理事业发展,保障医疗安全和人体健康,制定本条例。

第二条　本条例所称护士,是指经执业注册取得护士执业证书,依照本条例规定从事护理活动,履行保护生命、减轻痛苦、增进健康职责的卫生技术人员。

第三条　护士人格尊严、人身安全不受侵犯。护士依法履行职责,受法律保护。全社会应当尊重护士。

第四条　国务院有关部门、县级以上地方人民政府及其有关部门以及乡(镇)人民政府应当采取措施,改善护士的工作条件,保障护士待遇,加强护士队伍建设,促进护理事业健康发展。国务院有关部门和县级以上地方人民政府应当采取措施,鼓励护士到农村、基层医疗卫生机构工作。

第五条　国务院卫生主管部门负责全国的护士监督管理工作。

县级以上地方人民政府卫生主管部门负责本行政区域的护士监督管理工作。

第六条　国务院有关部门对在护理工作中做出杰出贡献的护士,应当授予全国卫生系统先进工作者荣誉称号或者颁发白求恩奖章,受到表彰、奖励的护士享受省部级劳动模范、先进工作者待遇;对长期从事护理工作的护士应当颁发荣誉证书。具体办法由国务院有关部门制定。

县级以上地方人民政府及其有关部门对本行政区域内做出突出贡献的护士,按照省、自治区、直辖市人民政府的有关规定给予表彰、奖励。

第二章 执业注册

第七条 护士执业,应当经执业注册取得护士执业证书。

申请护士执业注册,应当具备下列条件:

(一)具有完全民事行为能力;

(二)在中等职业学校、高等学校完成国务院教育主管部门和国务院卫生主管部门规定的普通全日制3年以上的护理、助产专业课程学习,包括在教学、综合医院完成8个月以上护理临床实习,并取得相应学历证书;

(三)通过国务院卫生主管部门组织的护士执业资格考试;

(四)符合国务院卫生主管部门规定的健康标准。

护士执业注册申请,应当自通过护士执业资格考试之日起3年内提出;逾期提出申请的,除应当具备前款第(一)项、第(二)项和第(四)项规定条件外,还应当在符合国务院卫生主管部门规定条件的医疗卫生机构接受3个月临床护理培训并考核合格。

护士执业资格考试办法由国务院卫生主管部门会同国务院人事部门制定。

第八条 申请护士执业注册的,应当向拟执业地省、自治区、直辖市人民政府卫生主管部门提出申请。收到申请的卫生主管部门应当自收到申请之日起20个工作日内做出决定,对具备本条例规定条件的,准予注册,并发给护士执业证书;对不具备本条例规定条件的,不予注册,并书面说明理由。

护士执业注册有效期为5年。

第九条 护士在其执业注册有效期内变更执业地点的,应当向拟执业地省、自治区、直辖市人民政府卫生主管部门报告。收到报告的卫生主管部门应当自收到报告之日起7个工作日内为其办理变更手续。护士跨省、自治区、直辖市变更执业地点的,收到报告的卫生主管部门还应当向其原执业地省、自治区、直辖市人民政府卫生主管部门通报。

第十条 护士执业注册有效期届满需要继续执业的,应当在护士执业注册有效期届满前30日向执业地省、自治区、直辖市人民政府卫生主管部门申请延续注册。收到申请的卫生主管部门对具备本条例规定条件的,准予延续,延续执业注册有效期为5年;对不具备本条例规定条件的,不予延续,并书面说明理由。

护士有行政许可法规定的应当予以注销执业注册情形的,原注册部门应当依照行政许可法的规定注销其执业注册。

第十一条 县级以上地方人民政府卫生主管部门应当建立本行政区域的护士执业良好记录和不良记录,并将该记录记入护士执业信息系统。

护士执业良好记录包括护士受到的表彰、奖励以及完成政府指令性任务的情况等内容。护士执业不良记录包括护士因违反本条例以及其他卫生管理法律、法规、规章或者诊疗技术规范的规定受到行政处罚、处分的情况等内容。

第三章 权利和义务

第十二条 护士执业,有按照国家有关规定获取工资报酬、享受福利待遇、参加社会保险的权利。任何单位或者个人不得克扣护士工资,降低或者取消护士福利等待遇。

第十三条 护士执业,有获得与其所从事的护理工作相适应的卫生防护、医疗保健服务的权利。从事直接接触有毒有害物质、有感染传染病危险工作的护士,有依照有关法律、行政法规的规定接受职业健康监护的权利;患职业病的,有依照有关法律、行政法规的规定获得赔偿的权利。

第十四条 护士有按照国家有关规定获得与本人业务能力和学术水平相应的专业技术职务、职称的权利;有参加专业培训、从事学术研究和交流、参加行业协会和专业学术团体的权利。

第十五条 护士有获得疾病诊疗、护理相关信息的权利和其他与履行护理职责相关的权利,可以对医疗卫生机构和卫生主管部门的工作提出意见和建议。

第十六条 护士执业,应当遵守法律、法规、规章和诊疗技术规范的规定。

第十七条 护士在执业活动中,发现患者病情危急,应当立即通知医师;在紧急情况下为抢救垂危患者生命,应当先行实施必要的紧急救护。

护士发现医嘱违反法律、法规、规章或者诊疗技术规范规定的,应当及时向开具医嘱的医师提出;必要时,应当向该医师所在科室的负责人或者医疗卫生机构负责医疗服务管理的人员报告。

第十八条 护士应当尊重、关心、爱护患者,保护患者的隐私。

第十九条 护士有义务参与公共卫生和疾病预防控制工作。发生自然灾害、公共卫生事件等严重威胁公众生命健康的突发事件,护士应当服从县级以上人民政府卫生主管部门或者所在医疗卫生机构的安排,参加医疗救护。

第四章 医疗卫生机构的职责

第二十条 医疗卫生机构配备护士的数量不得低于国务院卫生主管部门规定的

护士配备标准。

第二十一条 医疗卫生机构不得允许下列人员在本机构从事诊疗技术规范规定的护理活动：

（一）未取得护士执业证书的人员；

（二）未依照本条例第九条的规定办理执业地点变更手续的护士；

（三）护士执业注册有效期届满未延续执业注册的护士。

在教学、综合医院进行护理临床实习的人员应当在护士指导下开展有关工作。

第二十二条 医疗卫生机构应当为护士提供卫生防护用品，并采取有效的卫生防护措施和医疗保健措施。

第二十三条 医疗卫生机构应当执行国家有关工资、福利待遇等规定，按照国家有关规定为在本机构从事护理工作的护士足额缴纳社会保险费用，保障护士的合法权益。

对在艰苦边远地区工作，或者从事直接接触有毒有害物质、有感染传染病危险工作的护士，所在医疗卫生机构应当按照国家有关规定给予津贴。

第二十四条 医疗卫生机构应当制定、实施本机构护士在职培训计划，并保证护士接受培训。

护士培训应当注重新知识、新技术的应用；根据临床专科护理发展和专科护理岗位的需要，开展对护士的专科护理培训。

第二十五条 医疗卫生机构应当按照国务院卫生主管部门的规定，设置专门机构或者配备专（兼）职人员负责护理管理工作。

第二十六条 医疗卫生机构应当建立护士岗位责任制并进行监督检查。

护士因不履行职责或者违反职业道德受到投诉的，其所在医疗卫生机构应当进行调查。经查证属实的，医疗卫生机构应当对护士做出处理，并将调查处理情况告知投诉人。

第五章　法律责任

第二十七条 卫生主管部门的工作人员未依照本条例规定履行职责，在护士监督管理工作中滥用职权、徇私舞弊，或者有其他失职、渎职行为的，依法给予处分；构成犯罪的，依法追究刑事责任。

第二十八条 医疗卫生机构有下列情形之一的，由县级以上地方人民政府卫生主管部门依据职责分工责令限期改正，给予警告；逾期不改正的，根据国务院卫生主管部门规定的护士配备标准和在医疗卫生机构合法执业的护士数量核减其诊疗科目，或者暂停其6个月以上1年以下执业活动：

（一）违反本条例规定，护士的配备数量低于国务院卫生主管部门规定的护士配备标准的；

（二）允许未取得护士执业证书的人员或者允许未依照本条例规定办理执业地点变更手续、延续执业注册有效期的护士在本机构从事诊疗技术规范规定的护理活动的。

第二十九条 医疗卫生机构有下列情形之一的，依照有关法律、行政法规的规定给予处罚；国家举办的医疗卫生机构有下列情形之一、情节严重的，还应当对负有责任的主管人员和其他直接责任人员依法给予处分：

（一）未执行国家有关工资、福利待遇等规定的；

（二）对在本机构从事护理工作的护士，未按照国家有关规定足额缴纳社会保险费用的；

（三）未为护士提供卫生防护用品，或者未采取有效的卫生防护措施、医疗保健措施的；

（四）对在艰苦边远地区工作，或者从事直接接触有毒有害物质、有感染传染病危险工作的护士，未按照国家有关规定给予津贴的。

第三十条 医疗卫生机构有下列情形之一的，由县级以上地方人民政府卫生主管部门依据职责分工责令限期改正，给予警告：

（一）未制定、实施本机构护士在职培训计划或者未保证护士接受培训的。

（二）未依照本条例规定履行护士管理职责的。

第三十一条 护士在执业活动中有下列情形之一的，由县级以上地方人民政府卫生主管部门依据职责分工责令改正，给予警告；情节严重的，暂停其6个月以上1年以下执业活动，直至由原发证部门吊销其护士执业证书：

（一）发现患者病情危急未立即通知医师的；

（二）发现医嘱违反法律、法规、规章或者诊疗技术规范的规定，未依照本条例第十七条的规定提出或者报告的；

（三）泄露患者隐私的；

（四）发生自然灾害、公共卫生事件等严重威胁公众生命健康的突发事件，不服从安排参加医疗救护的。

护士在执业活动中造成医疗事故的，依照医疗事故处理的有关规定承担法律责任。

第三十二条 护士被吊销执业证书的，自执业证书被吊销之日起2年内不得申请执业注册。

第三十三条 扰乱医疗秩序,阻碍护士依法开展执业活动,侮辱、威胁、殴打护士,或者有其他侵犯护士合法权益行为的,由公安机关依照治安管理处罚法的规定给予处罚;构成犯罪的,依法追究刑事责任。

第六章 附 则

第三十四条 本条例施行前按照国家有关规定已经取得护士执业证书或者护理专业技术职称、从事护理活动的人员,经执业地省、自治区、直辖市人民政府卫生主管部门审核合格,换领护士执业证书。

本条例施行前,尚未达到护士配备标准的医疗卫生机构,应当按照国务院卫生主管部门规定的实施步骤,自本条例施行之日起3年内达到护士配备标准。

第三十五条 本条例自2008年5月12日起施行。

第四节 医疗事故处理条例

第一章 总 则

第一条 为了正确处理医疗事故,保护患者和医疗机构及其医务人员的合法权益,维护医疗秩序,保障医疗安全,促进医学科学的发展,制定本条例。

第二条 本条例所称医疗事故,是指医疗机构及其医务人员在医疗活动中,违反医疗卫生管理法律、行政法规、部门规章和诊疗护理规范、常规,过失造成患者人身损害的事故。

第三条 处理医疗事故,应当遵循公开、公平、公正、及时、便民的原则,坚持实事求是的科学态度,做到事实清楚、定性准确、责任明确、处理恰当。

第四条 根据对患者人身造成的损害程度,医疗事故分为四级:

一级医疗事故:造成患者死亡、重度残疾的;

二级医疗事故:造成患者中度残疾、器官组织损伤导致严重功能障碍的;

三级医疗事故:造成患者轻度残疾、器官组织损伤导致一般功能障碍的;

四级医疗事故:造成患者明显人身损害的其他后果的。

具体分级标准由国务院卫生行政部门制定。

第二章 医疗事故的预防与处置

第五条 医疗机构及其医务人员在医疗活动中,必须严格遵守医疗卫生管理法律、行政法规、部门规章和诊疗护理规范、常规,恪守医疗服务职业道德。

第六条 医疗机构应当对其医务人员进行医疗卫生管理法律、行政法规、部门规章和诊疗护理规范、常规的培训和医疗服务职业道德教育。

第七条 医疗机构应当设置医疗服务质量监控部门或者配备专(兼)职人员,具体负责监督本医疗机构的医务人员的医疗服务工作,检查医务人员执业情况,接受患者对医疗服务的投诉,向其提供咨询服务。

第八条 医疗机构应当按照国务院卫生行政部门规定的要求,书写并妥善保管病历资料。

因抢救急危患者,未能及时书写病历的,有关医务人员应当在抢救结束后6小时内据实补记,并加以注明。

第九条 严禁涂改、伪造、隐匿、销毁或者抢夺病历资料。

第十条 患者有权复印或者复制其门诊病历、住院志、体温单、医嘱单、化验单(检验报告)、医学影像检查资料、特殊检查同意书、手术同意书、手术及麻醉记录单、病理资料、护理记录以及国务院卫生行政部门规定的其他病历资料。

患者依照前款规定要求复印或者复制病历资料的,医疗机构应当提供复印或者复制服务并在复印或者复制的病历资料上加盖证明印记。复印或者复制病历资料时,应当有患者在场。

医疗机构应患者的要求,为其复印或者复制病历资料,可以按照规定收取工本费。具体收费标准由省、自治区、直辖市人民政府价格主管部门会同同级卫生行政部门规定。

第十一条 在医疗活动中,医疗机构及其医务人员应当将患者的病情、医疗措施、医疗风险等如实告知患者,及时解答其咨询;但是,应当避免对患者产生不利后果。

第十二条 医疗机构应当制定防范、处理医疗事故的预案,预防医疗事故的发生,减轻医疗事故的损害。

第十三条 医务人员在医疗活动中发生或者发现医疗事故、可能引起医疗事故的医疗过失行为或者发生医疗事故争议的,应当立即向所在科室负责人报告,科室负责人应当及时向本医疗机构负责医疗服务质量监控的部门或者专(兼)职人员报告;负责医疗服务质量监控的部门或者专(兼)职人员接到报告后,应当立即进行调查、核实,将有关情况如实向本医疗机构的负责人报告,并向患者通报、解释。

第十四条 发生医疗事故的,医疗机构应当按照规定向所在地卫生行政部门报告。

发生下列重大医疗过失行为的,医疗机构应当在12小时内向所在地卫生行政部门报告：

（一）导致患者死亡或者可能为二级以上的医疗事故；

（二）导致3人以上人身损害后果；

（三）国务院卫生行政部门和省、自治区、直辖市人民政府卫生行政部门规定的其他情形。

第十五条 发生或者发现医疗过失行为，医疗机构及其医务人员应当立即采取有效措施，避免或者减轻对患者身体健康的损害，防止损害扩大。

第十六条 发生医疗事故争议时，死亡病例讨论记录、疑难病例讨论记录、上级医师查房记录、会诊意见、病程记录应当在医患双方在场的情况下封存和启封。封存的病历资料可以是复印件，由医疗机构保管。

第十七条 疑似输液、输血、注射、药物等引起不良后果的，医患双方应当共同对现场实物进行封存和启封，封存的现场实物由医疗机构保管；需要检验的，应当由双方共同指定的、依法具有检验资格的检验机构进行检验；双方无法共同指定时，由卫生行政部门指定。

疑似输血引起不良后果，需要对血液进行封存保留的，医疗机构应当通知提供该血液的采供血机构派员到场。

第十八条 患者死亡，医患双方当事人不能确定死因或者对死因有异议的，应当在患者死亡后48小时内进行尸检；具备尸体冻存条件的，可以延长至7日。尸检应当经死者近亲属同意并签字。

尸检应当由按照国家有关规定取得相应资格的机构和病理解剖专业技术人员进行。承担尸检任务的机构和病理解剖专业技术人员有进行尸检的义务。

医疗事故争议双方当事人可以请法医病理学人员参加尸检，也可以委派代表观察尸检过程。拒绝或者拖延尸检，超过规定时间，影响对死因判定的，由拒绝或者拖延的一方承担责任。

第十九条 患者在医疗机构内死亡的，尸体应当立即移放太平间。死者尸体存放时间一般不得超过2周。逾期不处理的尸体，经医疗机构所在地卫生行政部门批准，并报经同级公安部门备案后，由医疗机构按照规定进行处理。

第三章 医疗事故的技术鉴定

第二十条 卫生行政部门接到医疗机构关于重大医疗过失行为的报告或者医疗事故争议当事人要求处理医疗事故争议的申请后，对需要进行医疗事故技术鉴定的，应当交由负责医疗事故技术鉴定工作的医学会组织鉴定；医患双方协商解决医疗事故争议,需要进行医疗事故技术鉴定的,由双方当事人共同委托负责医疗事故技术鉴定工作的医学会组织鉴定。

第二十一条 设区的市级地方医学会和省、自治区、直辖市直接管辖的县(市)地方医学会负责组织首次医疗事故技术鉴定工作。省、自治区、直辖市地方医学会负责组织再次鉴定工作。

必要时,中华医学会可以组织疑难、复杂并在全国有重大影响的医疗事故争议的技术鉴定工作。

第二十二条 当事人对首次医疗事故技术鉴定结论不服的,可以自收到首次鉴定结论之日起15日内向医疗机构所在地卫生行政部门提出再次鉴定的申请。

第二十三条 负责组织医疗事故技术鉴定工作的医学会应当建立专家库。

专家库由具备下列条件的医疗卫生专业技术人员组成:

(一)有良好的业务素质和执业品德;

(二)受聘于医疗卫生机构或者医学教学、科研机构并担任相应专业高级技术职务3年以上。

符合前款第(一)项规定条件并具备高级技术任职资格的法医可以受聘进入专家库。

负责组织医疗事故技术鉴定工作的医学会依照本条例规定聘请医疗卫生专业技术人员和法医进入专家库,可以不受行政区域的限制。

第二十四条 医疗事故技术鉴定,由负责组织医疗事故技术鉴定工作的医学会组织专家鉴定组进行。

参加医疗事故技术鉴定的相关专业的专家,由医患双方在医学会主持下从专家库中随机抽取。在特殊情况下,医学会根据医疗事故技术鉴定工作的需要,可以组织医患双方在其他医学会建立的专家库中随机抽取相关专业的专家参加鉴定或者函件咨询。

符合本条例第二十三条规定条件的医疗卫生专业技术人员和法医有义务受聘进入专家库,并承担医疗事故技术鉴定工作。

第二十五条 专家鉴定组进行医疗事故技术鉴定,实行合议制。专家鉴定组人数为单数,涉及的主要学科的专家一般不得少于鉴定组成员的二分之一;涉及死因、伤残等级鉴定的,并应当从专家库中随机抽取法医参加专家鉴定组。

第二十六条 专家鉴定组成员有下列情形之一的,应当回避,当事人也可以以口头或者书面的方式申请其回避:

(一)是医疗事故争议当事人或者当事人的近亲属的;

（二）与医疗事故争议有利害关系的；

（三）与医疗事故争议当事人有其他关系，可能影响公正鉴定的。

第二十七条 专家鉴定组依照医疗卫生管理法律、行政法规、部门规章和诊疗护理规范、常规，运用医学科学原理和专业知识，独立进行医疗事故技术鉴定，对医疗事故进行鉴别和判定，为处理医疗事故争议提供医学依据。

任何单位或者个人不得干扰医疗事故技术鉴定工作，不得威胁、利诱、辱骂、殴打专家鉴定组成员。

专家鉴定组成员不得接受双方当事人的财物或者其他利益。

第二十八条 负责组织医疗事故技术鉴定工作的医学会应当自受理医疗事故技术鉴定之日起5日内通知医疗事故争议双方当事人提交进行医疗事故技术鉴定所需的材料。

当事人应当自收到医学会的通知之日起10日内提交有关医疗事故技术鉴定的材料、书面陈述及答辩。医疗机构提交的有关医疗事故技术鉴定的材料应当包括下列内容：

（一）住院患者的病程记录、死亡病例讨论记录、疑难病例讨论记录、会诊意见、上级医师查房记录等病历资料原件；

（二）住院患者的住院志、体温单、医嘱单、化验单（检验报告）、医学影像检查资料、特殊检查同意书、手术同意书、手术及麻醉记录单、病理资料、护理记录等病历资料原件；

（三）抢救急危患者，在规定时间内补记的病历资料原件；

（四）封存保留的输液、注射用物品和血液、药物等实物，或者依法具有检验资格的检验机构对这些物品、实物做出的检验报告；

（五）与医疗事故技术鉴定有关的其他材料。

在医疗机构建有病历档案的门诊、急诊患者，其病历资料由医疗机构提供；没有在医疗机构建立病历档案的，由患者提供。

医患双方应当依照本条例的规定提交相关材料。医疗机构无正当理由未依照本条例的规定如实提供相关材料，导致医疗事故技术鉴定不能进行的，应当承担责任。

第二十九条 负责组织医疗事故技术鉴定工作的医学会应当自接到当事人提交的有关医疗事故技术鉴定的材料、书面陈述及答辩之日起45日内组织鉴定并出具医疗事故技术鉴定书。

负责组织医疗事故技术鉴定工作的医学会可以向双方当事人调查取证。

第三十条 专家鉴定组应当认真审查双方当事人提交的材料，听取双方当事人的陈述及答辩并进行核实。

双方当事人应当按照本条例的规定如实提交进行医疗事故技术鉴定所需要的材料，并积极配合调查。当事人任何一方不予配合，影响医疗事故技术鉴定的，由不予配合的一方承担责任。

第三十一条 专家鉴定组应当在事实清楚、证据确凿的基础上，综合分析患者的病情和个体差异，做出鉴定结论，并制作医疗事故技术鉴定书。鉴定结论以专家鉴定组成员的过半数通过。鉴定过程应当如实记载。

医疗事故技术鉴定书应当包括下列主要内容：

（一）双方当事人的基本情况及要求；

（二）当事人提交的材料和负责组织医疗事故技术鉴定工作的医学会的调查材料；

（三）对鉴定过程的说明；

（四）医疗行为是否违反医疗卫生管理法律、行政法规、部门规章和诊疗护理规范、常规；

（五）医疗过失行为与人身损害后果之间是否存在因果关系；

（六）医疗过失行为在医疗事故损害后果中的责任程度；

（七）医疗事故等级；

（八）对医疗事故患者的医疗护理医学建议。

第三十二条 医疗事故技术鉴定办法由国务院卫生行政部门制定。

第三十三条 有下列情形之一的，不属于医疗事故：

（一）在紧急情况下为抢救垂危患者生命而采取紧急医学措施造成不良后果的；

（二）在医疗活动中由于患者病情异常或者患者体质特殊而发生医疗意外的；

（三）在现有医学科学技术条件下，发生无法预料或者不能防范的不良后果的；

（四）无过错输血感染造成不良后果的；

（五）因患方原因延误诊疗导致不良后果的；

（六）因不可抗力造成不良后果的。

第三十四条 医疗事故技术鉴定，可以收取鉴定费用。经鉴定，属于医疗事故的，鉴定费用由医疗机构支付；不属于医疗事故的，鉴定费用由提出医疗事故处理申请的一方支付。鉴定费用标准由省、自治区、直辖市人民政府价格主管部门会同同级财政部门、卫生行政部门规定。

第四章 医疗事故的行政处理与监督

第三十五条 卫生行政部门应当依照本条例和有关法律、行政法规、部门规章的规定,对发生医疗事故的医疗机构和医务人员做出行政处理。

第三十六条　卫生行政部门接到医疗机构关于重大医疗过失行为的报告后,除责令医疗机构及时采取必要的医疗救治措施,防止损害后果扩大外,应当组织调查,判定是否属于医疗事故;对不能判定是否属于医疗事故的,应当依照本条例的有关规定交由负责医疗事故技术鉴定工作的医学会组织鉴定。

第三十七条　发生医疗事故争议,当事人申请卫生行政部门处理的,应当提出书面申请。申请书应当载明申请人的基本情况、有关事实、具体请求及理由等。

当事人自知道或者应当知道其身体健康受到损害之日起1年内,可以向卫生行政部门提出医疗事故争议处理申请。

第三十八条　发生医疗事故争议,当事人申请卫生行政部门处理的,由医疗机构所在地的县级人民政府卫生行政部门受理。医疗机构所在地是直辖市的,由医疗机构所在地的区、县人民政府卫生行政部门受理。

有下列情形之一的,县级人民政府卫生行政部门应当自接到医疗机构的报告或者当事人提出医疗事故争议处理申请之日起7天内移送上一级人民政府卫生行政部门处理:

(一)患者死亡;

(二)可能为二级以上的医疗事故;

(三)国务院卫生行政部门和省、自治区、直辖市人民政府卫生行政部门规定的其他情形。

第三十九条　卫生行政部门应当自收到医疗事故争议处理申请之日起10日内进行审查,做出是否受理的决定。对符合本条例规定,予以受理,需要进行医疗事故技术鉴定的,应当自做出受理决定之日起5日内将有关材料交由负责医疗事故技术鉴定工作的医学会组织鉴定并书面通知申请人;对不符合本条例规定,不予受理的,应当书面通知申请人并说明理由。

当事人对首次医疗事故技术鉴定结论有异议,申请再次鉴定的,卫生行政部门应当自收到申请之日起7日内交由省、自治区、直辖市地方医学会组织再次鉴定。

第四十条　当事人既向卫生行政部门提出医疗事故争议处理申请,又向人民法院提起诉讼的,卫生行政部门不予受理;卫生行政部门已经受理的,应当终止处理。

第四十一条　卫生行政部门收到负责组织医疗事故技术鉴定工作的医学会出具的医疗事故技术鉴定书后,应当对参加鉴定的人员资格和专业类别、鉴定程序进行审核;必要时,可以组织调查,听取医疗事故争议双方当事人的意见。

第四十二条　卫生行政部门经审核,对符合本条例规定做出的医疗事故技术鉴定结论,应当作为对发生医疗事故的医疗机构和医务人员做出行政处理以及进行医疗事故赔偿调解的依据;经审核,发现医疗事故技术鉴定不符合本条例规定的,应当要求重新鉴定。

第四十三条 医疗事故争议由双方当事人自行协商解决的,医疗机构应当自协商解决之日起7日内向所在地卫生行政部门做出书面报告,并附具协议书。

第四十四条 医疗事故争议经人民法院调解或者判决解决的,医疗机构应当自收到生效的人民法院的调解书或者判决书之日起7日内向所在地卫生行政部门做出书面报告,并附具调解书或者判决书。

第四十五条 县级以上地方人民政府卫生行政部门应当按照规定逐级将当地发生的医疗事故以及依法对发生医疗事故的医疗机构和医务人员做出行政处理的情况,上报国务院卫生行政部门。

第五章 医疗事故的赔偿

第四十六条 发生医疗事故的赔偿等民事责任争议,医患双方可以协商解决;不愿意协商或者协商不成的,当事人可以向卫生行政部门提出调解申请,也可以直接向人民法院提起民事诉讼。

第四十七条 双方当事人协商解决医疗事故的赔偿等民事责任争议的,应当制作协议书。协议书应当载明双方当事人的基本情况和医疗事故的原因、双方当事人共同认定的医疗事故等级以及协商确定的赔偿数额等,并由双方当事人在协议书上签名。

第四十八条 已确定为医疗事故的,卫生行政部门应医疗事故争议双方当事人请求,可以进行医疗事故赔偿调解。调解时,应当遵循当事人双方自愿原则,并应当依据本条例的规定计算赔偿数额。

经调解,双方当事人就赔偿数额达成协议的,制作调解书,双方当事人应当履行;调解不成或者经调解达成协议后一方反悔的,卫生行政部门不再调解。

第四十九条 医疗事故赔偿,应当考虑下列因素,确定具体赔偿数额:

(一)医疗事故等级;

(二)医疗过失行为在医疗事故损害后果中的责任程度;

(三)医疗事故损害后果与患者原有疾病状况之间的关系。

不属于医疗事故的,医疗机构不承担赔偿责任。

第五十条 医疗事故赔偿,按照下列项目和标准计算:

(一)医疗费:按照医疗事故对患者造成的人身损害进行治疗所发生的医疗费用计算,凭据支付,但不包括原发病医疗费用。结案后确实需要继续治疗的,按照基本医疗费用支付。

（二）误工费：患者有固定收入的，按照本人因误工减少的固定收入计算，对收入高于医疗事故发生地上一年度职工年平均工资3倍以上的，按照3倍计算；无固定收入的，按照医疗事故发生地上一年度职工年平均工资计算。

（三）住院伙食补助费：按照医疗事故发生地国家机关一般工作人员的出差伙食补助标准计算。

（四）陪护费：患者住院期间需要专人陪护的，按照医疗事故发生地上一年度职工年平均工资计算。

（五）残疾生活补助费：根据伤残等级，按照医疗事故发生地居民年平均生活费计算，自定残之月起最长赔偿30年；但是，60周岁以上的，不超过15年；70周岁以上的，不超过5年。

（六）残疾用具费：因残疾需要配置补偿功能器具的，凭医疗机构证明，按照普及型器具的费用计算。

（七）丧葬费：按照医疗事故发生地规定的丧葬费补助标准计算。

（八）被扶养人生活费：以死者生前或者残疾者丧失劳动能力前实际扶养且没有劳动能力的人为限，按照其户籍所在地或者居所地居民最低生活保障标准计算。对不满16周岁的，扶养到16周岁。对年满16周岁但无劳动能力的，扶养20年；但是，60周岁以上的，不超过15年；70周岁以上的，不超过5年。

（九）交通费：按照患者实际必需的交通费用计算，凭据支付。

（十）住宿费：按照医疗事故发生地国家机关一般工作人员的出差住宿补助标准计算，凭据支付。

（十一）精神损害抚慰金：按照医疗事故发生地居民年平均生活费计算。造成患者死亡的，赔偿年限最长不超过6年；造成患者残疾的，赔偿年限最长不超过3年。

第五十一条 参加医疗事故处理的患者近亲属所需交通费、误工费、住宿费，参照本条例第五十条的有关规定计算，计算费用的人数不超过2人。

医疗事故造成患者死亡的，参加丧葬活动的患者的配偶和直系亲属所需交通费、误工费、住宿费，参照本条例第五十条的有关规定计算，计算费用的人数不超过2人。

第五十二条 医疗事故赔偿费用，实行一次性结算，由承担医疗事故责任的医疗机构支付。

第六章 罚 则

第五十三条 卫生行政部门的工作人员在处理医疗事故过程中违反本条例的规

定,利用职务上的便利收受他人财物或者其他利益,滥用职权,玩忽职守,或者发现违法行为不予查处,造成严重后果的,依照刑法关于受贿罪、滥用职权罪、玩忽职守罪或者其他有关罪的规定,依法追究刑事责任;尚不够刑事处罚的,依法给予降级或者撤职的行政处分。

第五十四条　卫生行政部门违反本条例的规定,有下列情形之一的,由上级卫生行政部门给予警告并责令限期改正;情节严重的,对负有责任的主管人员和其他直接责任人员依法给予行政处分:

（一）接到医疗机构关于重大医疗过失行为的报告后,未及时组织调查的;

（二）接到医疗事故争议处理申请后,未在规定时间内审查或者移送上一级人民政府卫生行政部门处理的;

（三）未将应当进行医疗事故技术鉴定的重大医疗过失行为或者医疗事故争议移交医学会组织鉴定的;

（四）未按照规定逐级将当地发生的医疗事故以及依法对发生医疗事故的医疗机构和医务人员的行政处理情况上报的;

（五）未依照本条例规定审核医疗事故技术鉴定书的。

第五十五条　医疗机构发生医疗事故的,由卫生行政部门根据医疗事故等级和情节,给予警告;情节严重的,责令限期停业整顿直至由原发证部门吊销执业许可证,对负有责任的医务人员依照刑法关于医疗事故罪的规定,依法追究刑事责任;尚不够刑事处罚的,依法给予行政处分或者纪律处分。

对发生医疗事故的有关医务人员,除依照前款处罚外,卫生行政部门并可以责令暂停6个月以上1年以下执业活动;情节严重的,吊销其执业证书。

第五十六条　医疗机构违反本条例的规定,有下列情形之一的,由卫生行政部门责令改正;情节严重的,对负有责任的主管人员和其他直接责任人员依法给予行政处分或者纪律处分:

（一）未如实告知患者病情、医疗措施和医疗风险的;

（二）没有正当理由,拒绝为患者提供复印或者复制病历资料服务的;

（三）未按照国务院卫生行政部门规定的要求书写和妥善保管病历资料的;

（四）未在规定时间内补记抢救工作病历内容的;

（五）未按照本条例的规定封存、保管和启封病历资料和实物的;

（六）未设置医疗服务质量监控部门或者配备专(兼)职人员的;

（七）未制订有关医疗事故防范和处理预案的;

（八）未在规定时间内向卫生行政部门报告重大医疗过失行为的;

(九)未按照本条例的规定向卫生行政部门报告医疗事故的；

(十)未按照规定进行尸检和保存、处理尸体的。

第五十七条 参加医疗事故技术鉴定工作的人员违反本条例的规定，接受申请鉴定双方或者一方当事人的财物或者其他利益，出具虚假医疗事故技术鉴定书，造成严重后果的，依照刑法关于受贿罪的规定，依法追究刑事责任；尚不够刑事处罚的，由原发证部门吊销其执业证书或者资格证书。

第五十八条 医疗机构或者其他有关机构违反本条例的规定，有下列情形之一的，由卫生行政部门责令改正，给予警告；对负有责任的主管人员和其他直接责任人员依法给予行政处分或者纪律处分；情节严重的，由原发证部门吊销其执业证书或者资格证书：

(一)承担尸检任务的机构没有正当理由，拒绝进行尸检的；

(二)涂改、伪造、隐匿、销毁病历资料的。

第五十九条 以医疗事故为由，寻衅滋事、抢夺病历资料，扰乱医疗机构正常医疗秩序和医疗事故技术鉴定工作，依照刑法关于扰乱社会秩序罪的规定，依法追究刑事责任；尚不够刑事处罚的，依法给予治安管理处罚。

第七章 附 则

第六十条 本条例所称医疗机构，是指依照《医疗机构管理条例》的规定取得《医疗机构执业许可证》的机构。

县级以上城市从事计划生育技术服务的机构依照《计划生育技术服务管理条例》的规定开展与计划生育有关的临床医疗服务，发生的计划生育技术服务事故，依照本条例的有关规定处理；但是，其中不属于医疗机构的县级以上城市从事计划生育技术服务的机构发生的计划生育技术服务事故，由计划生育行政部门行使依照本条例有关规定由卫生行政部门承担的受理、交由负责医疗事故技术鉴定工作的医学会组织鉴定和赔偿调解的职能；对发生计划生育技术服务事故的该机构及其有关责任人员，依法进行处理。

第六十一条 非法行医，造成患者人身损害，不属于医疗事故，触犯刑律的，依法追究刑事责任；有关赔偿，由受害人直接向人民法院提起诉讼。

第六十二条 军队医疗机构的医疗事故处理办法，由中国人民解放军卫生主管部门会同国务院卫生行政部门依据本条例制订。

第六十三条 本条例自2002年9月1日起施行。1987年6月29日国务院发布的《医疗事故处理办法》同时废止。本条例施行前已经处理结案的医疗事故争议，不再重新处理。

参 考 文 献

[1] 戴自英.实用内科学.9版.北京:人民军医出版社,1994.
[2] 尤黎明.内科护理学.北京:人民卫生出版社,2006.
[3] 周秀华.内外科护理学.北京:科学技术出版社,2000.
[4] 夏泉源.内科护理学.北京:人民卫生出版社,2004.
[5] 陈灏珠.实用内科学.12版.北京:人民卫生出版社,2005.
[6] 陆再英,钟南山.内科学.7版.北京:人民卫生出版社,2007.
[7] 吴玉斌.护理心理学.北京:高等教育出版社,2003.
[8] 全国卫生专业技术资格考试专家委员会.全国卫生专业技术资格考试指导:护理学(师).北京:人民卫生出版社,2009.
[9] 杨志寅.危重病手册.上海:科学技术出版社,2003.
[10] 刘喜文,尼春平.护理学导论.西安:第四军医大学出版社,2005.
[11] 李树贞.现代护理学.北京:人民军医出版社,2000.
[12] 邵孝铁,蒋朱明.急诊医学.2版.上海:上海科学技术出版社,1992.
[13] 中华人民共和国卫生部医政司主审.医学临床"三基"训练护士分册.3版.长沙:湖南科学技术出版社,2006.
[14] 张伟英.实用重症监护护理.上海:上海科学技术出版社,2005.
[15] 周秀华.急救护理学.北京:人民卫生出版社,2001.
[16] 席淑华.实用急诊护理.上海:上海科学技术出版社,2005.
[17] 叶任高,陆再英.内科学.6版.北京:人民卫生出版社,2003.
[18] 周秀华.急救护理学.2版.北京:科学技术出版社,2002.
[19] 沈卫峰.实用临床心血管疾病介入治疗学.上海:上海科学技术出版社,2004.
[20] 张晓萍.临床护理要点备忘录.北京:人民军医出版社,2006.
[21] 武杰.ICU患者的心理护理.实用医技杂志,2005,12(12):3695-3696.
[22] 李兆申.内科学与野战内科学.上海:第二军医大学出版社,2002.
[23] 张丽,陈桂艳,郑莉莉,等.继续护理教育在护理工作中的重要性.吉林医学,2010,31(8):1151.
[24] 郑修霞.我国本科护理教育发展的概况、面临的机遇及挑战.中华护理教育,2009,6(3):139.
[25] 胡大一.心血管内科学高级教程.北京:人民军医出版社,2009.
[26] 全国卫生专业技术资格考试专家委员会.2008全国卫生专业技术资格考试指导:护理学(师).北京:人民卫生出版社,2008.
[27] 严晓伟.心血管热点聚焦.北京:中国协和医科大学出版社,2004.
[28] 梁涛.临床护理学:氧合.北京:中国协和医科大学出版社,2002.

［29］叶任高,陆在英.内科学.北京:人民卫生出版社,2004.

［30］李春燕,刘秋云.实用呼吸内科护理及技术.北京:科学出版社,2008.

［31］王辰.临床呼吸病学.北京:科学技术文献出版社,2005.

［32］尤黎明,吴瑛.内科护理学.6版.北京:人民卫生出版社,2012.

［33］吴江.神经病学.北京:人民卫生出版社,2010.

［34］吴欣娟.神经内科护理工作指南.北京:人民卫生出版社,2016.

［35］Peng WF,Ding J,Li X,et al. Clinical risk factors for depressive symptoms in patients with epilepsy. Acta Neurol Scand,2014,129:343-349.

［36］Kanner AM. Management of psychiatric and neurological comorbidities in epilepsy. Nat Rev Neurol,2016,12:106-116.

［37］Hadden RD,Comblath DR,Hughes RA,et al. Electrophysiological classification of Guillain-barre syndrome:clinical associations and outcome. Plasma Exchange/Sandoglobulin Guillain-barre Syndrome Trial Group. Ann Neurol,1998,44(5):780-788.

国家级继续医学教育项目教材

学习培训及学分申请办法

一、《国家级继续医学教育项目教材》经国家卫生和计划生育委员会（现更名为国家卫生健康委员会）科教司、全国继续医学教育委员会批准，由全国继续医学教育委员会、中华医学会联合主办，中华医学电子音像出版社编辑出版，面向全国医学领域不同学科、不同专业的临床医生，专门用于继续医学教育培训。

二、学员学习教材后，在规定时间（自出版日期起1年）内可向本教材编委会申请继续医学教育Ⅱ类学分证书，具体办法如下：

方法一：PC激活

1. 访问"中华医学教育在线"网站 cmeonline.cma-cmc.com.cn，注册、登录。
2. 点击首页右侧"图书答题"按钮，或个人中心"线下图书"按钮。
3. 刮开本书封底防伪标涂层，输入序号激活图书。
4. 在个人中心"我的课程"栏目下，找到本书，按步骤进行考核，成绩必须合格才能申请证书。
5. 在"我的课程"—"已经完成"，或"我的学分"栏目下，申请证书。

方法二：手机激活

1. 微信扫描二维码  关注"中华医学教育在线"官方微信并注册。
2. 点开首页"图书答题"，刮开本书封底防伪标涂层，输入序号激活图书。
3. 在个人中心"我的课程"栏目下，找到本书，按步骤进行考核，成绩必须合格才能申请证书。
4. 登录PC端网站，在"我的课程"—"已经完成"，或"我的学分"栏目下，申请证书。

三、证书查询

在PC端帮助中心"证书查询"中输入证书编号进行查询。

《国家级继续医学教育项目教材》编委会